AF308555

BIBLIOTHÈQUE DU PRATICIEN MODERNE

# PRÉCIS

## DE

# THÉRAPEUTIQUE OCULAIRE

PAR

## LE Dr C. ADAM

MÉDECIN ASSISTANT DE LA PREMIÈRE CLINIQUE OPHTALMOLOGIQUE DE BERLIN

TRADUIT SUR LA DEUXIÈME ÉDITION ALLEMANDE

**Par le Dr V.-Lucien HAHN**

BIBLIOTHÉCAIRE-ADJOINT DE LA FACULTÉ DE MÉDECINE DE PARIS

### AVEC UNE PRÉFACE

**Par le Dr V. MORAX**

OPHTALMOLOGISTE DE L'HOPITAL LARIBOISIÈRE

## Avec 36 figures dans le Texte

## PARIS

## L. HORTALA & F. GITTLER

*12, Rue Jacob, 12*

1911

# PRÉFACE

---

Le petit volume de thérapeutique oculaire du D<sup>r</sup> Curt Adam s'adresse à la fois au praticien et au spécialiste. Le premier y trouvera sur les maladies des yeux dont il peut assumer la responsabilité thérapeutique toutes les indications pratiques.

Quant à l'ophtalmologiste, il y puisera d'utiles renseignements sur le diagnostic ou sur le traitement, et au besoin il pourra y rechercher une formule oubliée.

Le plan méthodique, l'exposé clair et concis expliquent le succès obtenu par ce livre et en justifient la traduction.

Paris, le 10 Mai 1910.

D<sup>r</sup> V. MORAX.

# AVANT-PROPOS DE L'AUTEUR

*Ce précis s'adresse tout spécialement au médecin praticien.*

*Il présuppose naturellement, chez le lecteur, une certaine connaissance des choses de l'ophtalmologie, mais traite du diagnostic différentiel et insiste surtout sur la thérapeutique. De plus, les maladies les plus fréquentes sont décrites très brièvement, mais avec assez de détails pour que le praticien, aidé des connaissances acquises à la Faculté de médecine, puisse les traiter avec une compétence suffisante. Les limites qui sont posées à son intervention et au delà desquelles commence le domaine du spécialiste sont nettement indiquées, et les maladies rares, celles en particulier qui ne peuvent être reconnues qu'à l'ophtalmoscope, ne sont signalées qu'en tant que l'exigent les relations qui lient l'ophtalmologie à la médecine générale. Parmi les opérations on ne trouvera décrites que celles qui sont du domaine de la petite chirurgie oculaire. En revanche, il est traité amplement des blessures, spécialement au point de vue des premiers secours à donner.*

*Quant au spécialiste, il trouvera sans doute quelque intérêt non seulement au formulaire étendu, joint à ce précis, mais aussi à la partie générale, qui renferme, présentées sous les lumières d'une critique sévère, toutes les données de la thérapeutique moderne.*

D<sup>r</sup> C. ADAM.

# TABLE DES MATIÈRES

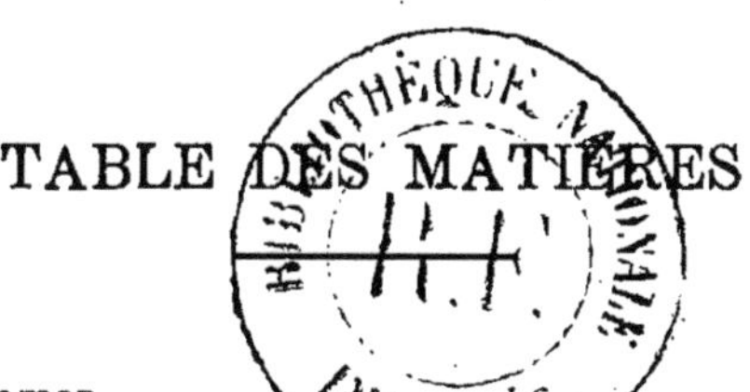

# Introduction.

## Méthodes d'Examen.

Les exigences de l'enseignement clinique, en ce qui concerne chaque spécialité, sont aujourd'hui si grandes qu'il n'est guère possible au praticien de connaitre et d'appliquer avec une égale rigueur toutes les méthodes d'examen. Il résulte de ce défaut de pratique qu'il ne sait quelle méthode mettre en œuvre de préférence à telle autre. Il en est ainsi, en particulier, de l'ophtalmologie ; il arrive même que le médecin, effrayé des prétendues difficultés d'application de l'ophtalmoscope, néglige totalement l'ophtalmologie. C'est là une tendance regrettable, car même sans se servir de l'ophtalmoscope, il lui sera possible, en employant les procédés simples décrits dans ce livre, de faire le diagnostic des maladies les plus importantes de l'œil et de les traiter. Le but de cet ouvrage est donc de ne traiter que des affections susceptibles d'être diagnostiquées sans le secours de l'ophtalmoscope. Les procédés auxquels nous venons de faire allusion sont d'une application si facile qu'il est possible de les mettre en œuvre, même d'après nos brèves descriptions. Les voici :

1º *Méthode de l'éclairage latéral.* — Elle consiste à placer une lampe obliquement au-devant du malade et à en faire converger les rayons lumineux au moyen d'une lentille convexe sur l'œil à examiner. Ainsi il ne s'agit que de répéter l'expérience que nous faisions dans notre enfance, lorsque nous nous amusions à diriger les rayons solaires à l'aide d'une loupe sur nos vêtements et à y déterminer la production d'un trou par brûlure. Remarquons simplement que la lentille doit être maintenue à la distance voulue pour que le foyer des rayons convergents coïncide exactement avec l'œil. Comme on se sert ordinairement à

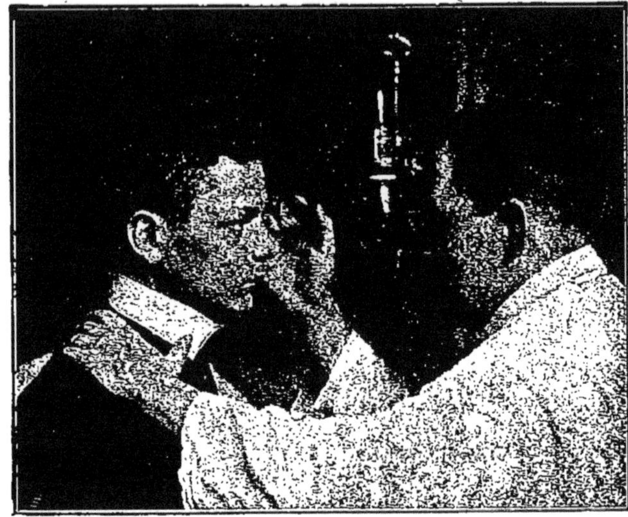

Fig. 1 — Méthode de l'éclairage latéral.

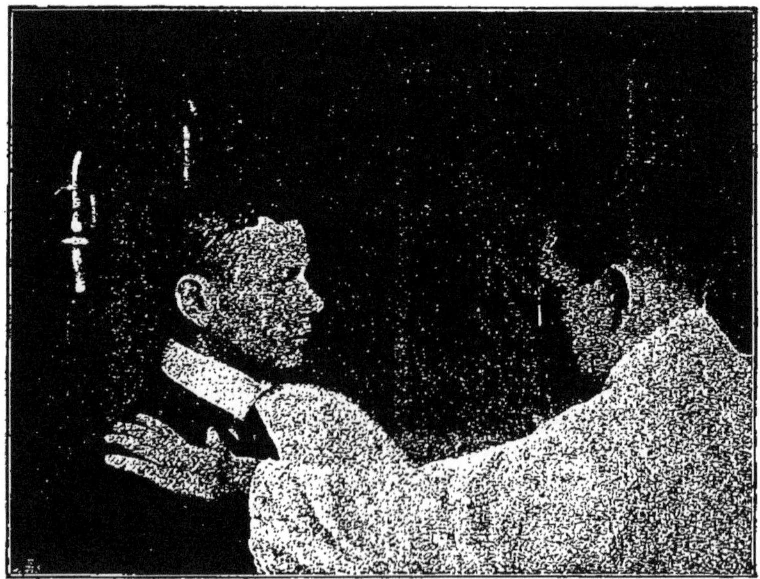

Fig. 2. — Méthode de l'éclairage par transparence.
(Examen ophtalmoscopique.)

cet effet de lentilles de 13 dioptries dont la distance focale est égale à $\frac{100}{13}$ = 7cm,7, l'œil à observer doit se trouver à une distance de 7 à 8 centimètres de la lentille.

On sera surpris de la netteté avec laquelle cette méthode permet de reconnaître les opacités de la cornée et du cristallin, les corps étrangers, les collections purulentes sur le plancher de la chambre antérieure (hypopyon), les irrégularités du bord pupillaire (synéchies), etc..., alors qu'auparavant on pouvait à peine les entrevoir (fig. 1). La petite lampe électrique de poche peut aussi servir très avantageusement à cet effet, surtout si l'on a pris la précaution de la munir par-devant d'un fort verre convexe.

2º *Examen ophtalmoscopique (Méthode de l'éclairage par transparence).* — Ici la source lumineuse sera placée latéralement derrière la tête du malade, de manière que l'œil à examiner se trouve dans l'ombre. Le médecin prendra alors l'ophtalmoscope et l'appliquera solidement par son bord supérieur sur le rebord supérieur de son orbite, de façon à pouvoir regarder commodément à travers l'ouverture du miroir. En maintenant son autre œil fermé, il y parviendra plus aisément. Il tourne le miroir de manière à recueillir les rayons lumineux et les dirige par réflexion dans l'œil du malade, ce qui a pour effet d'éclairer la pupille dans sa situation normale.

Pour obtenir un champ visuel aussi étendu que possible, on recommande au malade de regarder au loin; on peut même employer de l'homatropine (mais pas d'atropine). (Voir p. 18.)

Comme l'examen doit être pratiqué d'une distance de 30 centimètres environ, le médecin utilisera ses lunettes dans le cas où il serait presbyte.

On doit alors s'efforcer de voir de quelle manière s'éclaire la pupille, vu que les plus légers troubles des milieux réfringents (cornée, humeur aqueuse, cristallin, partie antérieure du corps vitré) y apparaissent comme des ombres variant du gris au noir sur un fond rouge clair. Si le trouble est assez intense pour couvrir entièrement la zone pupillaire, nous obtenons alors, suivant le degré d'opacité, un rouge atténué ou une absence complète d'éclairement pupillaire. Grâce à ce procédé si simple, on peut, en tenant compte des symptômes concomitants, établir le diagnostic différentiel entre la cataracte et le glaucome chronique (voir p. 156). Tandis que dans le premier cas, les troubles du cristallin apparaissent sous la forme de taches foncées et que la pupille peut être obscurcie au point de ne laisser passer aucune lumière rouge, dans le glaucome chronique au contraire, on pourra observer un éclairement brillant de la pupille (figure 2).

# Partie Générale.

# Médicaments, Pansements, etc.

## *A.* Mydriatiques.

**L'Atropine** est l'un des médicaments oculaires les plus efficaces, — la millionième partie d'un gramme d'atropine suffisant pour dilater la pupille, — mais aussi des plus difficiles à manier, de sorte qu'on ne doit l'employer qu'en prenant des précautions toutes particulières. Il faut énergiquement s'opposer à un emploi irréfléchi de l'atropine, par exemple dans l'extraction des corps étrangers. Que l'on songe qu'une goutte d'atropine dans l'œil le rend pour huit jours inapte à tout travail portant sur un objet rapproché ; que ceux qui emploient habituellement l'atropine sans indication formelle essayent de s'instiller eux-mêmes une goutte d'atropine pour en apprécier l'action ! Si l'on désire obtenir une mydriase de courte durée, par exemple pour un examen ophtalmoscopique, on doit se servir non pas de l'atropine, mais d'homatropine (voy. plus bas). De plus il ne faut pas perdre de vue que l'atropine élève la pression intra-oculaire. Aussi ne doit-on jamais employer l'atropine, surtout chez des personnes âgées, sans avoir préalablement examiné la pression intra-oculaire.

Il suffit d'avoir vu une seule fois se produire un glaucome consécutivement à une instillation d'atropine pour se rappeler qu'il ne faut pas négliger cette précaution. On ne tient pas compte de cette règle chez les malades qui viennent d'être opérés.

Un autre fait, celui de la toxicité élevée du médicament, doit être pris en considération, surtout s'il s'agit d'enfants et de personnes débiles. La sensation de sécheresse à la gorge, les nausées, la rougeur du visage, la faiblesse, l'accélération du pouls et l'agitation, sont les premiers symptômes d'un empoisonnement, nécessitant la suppression immédiate du médicament.

L'intoxication se produit en partie grâce à la pénétration de l'atropine par le conduit naso-lacrymal dans les fosses nasales où s'effectue l'absorption. Par la compression du canal lacrymal on peut diminuer, dans une certaine mesure, le danger d'empoisonnement. La compression s'opère par une forte pression exercée sur le nez dans la région du canthus interne. En présence d'une intoxication grave, une injection sous-cutanée de morphine serait indiquée à titre d'**antidote ;** dans les cas d'intoxication légère, la suppression du médicament et une tasse de café noir suffiront.

On prescrit ordinairement l'atropine sous la forme suivante :

> ℞ *Sulfate d'atropine.* . . . . . . . 0,05 à 0,1
> *Eau distillée.* . . . . . . . . . . 10
> Avec une étiquette : *Poison.*
> *Deux à trois fois par jour, instiller une goutte dans l'œil malade.*
> *Ajoutez un compte-gouttes.*

Mais il est bien préférable, pour éviter le danger qu'offrent constamment les restes du médicament, de prescrire l'atropine sous forme d'onguent :

> ℞ *Sulfate d'atropine.* . . . . . . . . . . . 0,1
> *Vaseline blanche américaine pure* . . 10
> Avec une étiquette : *Poison.*
> *Faire 2 à 3 fois par jour des onctions dans l'œil malade.*
> *Ajoutez une baguette de verre.*

Dans cet état de concentration, l'atropine agit au bout de 15 minutes environ. Elle détermine une paralysie à peu près complète du sphincter de l'iris et du muscl ciliaire ; elle produit donc une dilatation et une immobilisation de la pupille, et elle rend l'accommodation impossible. Il semble bien qu'elle exerce en outre une action irritante sur le nerf dilatateur, attendu que la mydriase provoquée par la paralysie du moteur oculaire se trouve encore augmentée par l'atropine. D'autre part la cocaïne, qui vraisemblablement agit sur la contraction des vaisseaux, vient encore renforcer l'action dilatatrice de l'atropine, de telle sorte que l'on obti nt le maximum de la mydriase en employant simultanément de l'atropine et de la cocaïne.

On ne parvient que difficilement à rétrécir par l'ésérine (quatre fois par jour deux gouttes d'ésérine) la pupille dilatée par l'atropine ; tandis qu'une ou deux gouttes d'atropine suffisent pour supprimer le myosis produit par l'ésérine. Au bout d'une heure environ, l'action de l'atropine atteint son maximum ; elle s'y maintient durant trois jours environ, et diminue ensuite petit à petit pour disparaître au bout de huit jours.

On n'a recours à l'atropine que si l'on veut obtenir une mydriase prolongée, par exemple dans les cas d'iritis ou de kératite pour empêcher les adhérences entre le bord de l'iris et la partie antérieure de la capsule du cristallin, ou encore dans les cas où l'on désire obtenir une paralysie complète de l'accommodation. En toute autre circonstance, on devra s'en abstenir.

Il ne faut pas négliger de prévenir les malades des effets de l'atropine ; elle détermine des troubles de la vue pour la vision rapprochée à cause de la paralysie de l'accommodation (et encore chez les hypermétropes la vision défectueuse des objets éloignés, puisque l'accommodation leur permet de voir à une grande distance), ainsi que des éblouissements, la dilatation pupillaire, etc... En effet, si les malades ne connaissent pas l'action de l'atropine, ils attribuent leur vision défectueuse à une aggravation de leur état et peuvent incriminer à tort le médecin. Il n'est pas discutable qu'une aggravation morbide apparente de cette nature puisse diminuer la confiance du malade en son médecin, si ce dernier n'a pas pris la précaution de le prévenir.

**Idiosyncrasie.** Certaines personnes ne supportent point l'atropine. Quelques-unes, pour des doses même minimes, éprouvent des symptômes d'empoisonnement ; d'autres, dès la première instillation, présentent une rougeur érysipélateuse et une tuméfaction de la moitié du visage correspondante ; enfin chez d'autres encore, l'on observe assez fréquemment, surtout après un usage prolongé de l'atropine, une inflammation progressive de la conjonctive avec production de follicules (catarrhe atropinique). Dans tous ces cas, il faut supprimer l'usage de l'atropine et employer des succédanés (scopolamine, euscapol, duboisine, etc...) (Voy. catarrhe atropinique, p. 95.) Contre la tuméfaction érysipélateuse, il convient d'employer une pâte salicylée (formule 2), dont on recouvre la partie malade.

La **Scopolamine,** dont l'action rappelle beaucoup celle de l'atropine, agit cinq fois plus énergiquement ; mais cette action est moins durable. Elle passe encore pour ne point élever la pression intra-oculaire. Mais on ne doit pas absolument se fier à cette assertion, car l'action du remède n'est pas constante. —

L'euscapol constitue une excellente préparation. La conjonctive en est moins affectée que par l'atropine. On la prescrit sous le nom d'euscapol ou bromhydrate de scopolamine (0,025 à 0,05 p. 10). Très toxique. (Voy. plus bas.)

La **Duboisine** a une action non moins irrégulière; et elle est également dangereuse à cause de sa puissance toxique considérable. — La toxicité de ces médicaments est parfois très élevée, à un tel point qu'il est arrivé qu'une malade d'une policlinique, à laquelle on avait administré deux gouttes de scopolamine, fut, en rentrant chez elle, saisie par la police; elle était complètement désorientée et ignorait l'endroit où elle demeurait.

Le **bromhydrate d'homatropine** (1 p. 100) est moins toxique; il provoque au bout de quinze à vingt minutes la mydriase et une paralysie incomplète de l'accommodation qui dure environ six heures. Ainsi l'homatropine constitue le mydriatique de choix à utiliser comme moyen de diagnostic. De même que pour l'atropine, on n'emploiera l'homatropine qu'après avoir fait préalablement l'examen de la pression intra-oculaire.

On attribue d'ailleurs à l'**euphtalmine** une action analogue à celle de l'homatropine; elle n'aurait aucune influence sur la pression, et troublerait moins sensiblement l'accommodation. De même l'**éphédrine** et la **mydrine** (mélange d'éphédrine : 100 et d'homatropine : 1) jouissent de propriétés semblables.

## *B.* Myotiques.

Les myotiques provoquent une contraction du sphincter de l'iris et du muscle ciliaire, c'est-à-dire que la pupille se rétrécit sous leur influence aux dimensions d'une tête d'épingle, et l'œil, sous la tension de l'accommodation, se trouve ainsi placé dans de bonnes conditions pour voir de près; il en résulte que la vision éloignée reste défectueuse.

L'**Ésérine** (encore dénommée *physostigmine*), prescrite ordinairement à la dose de 1 p. 100 sous forme de salicylate d'ésérine, met tout particulièrement en évidence cette action. Après son emploi, les malades éprouvent souvent de la pesanteur des yeux, de la céphalalgie et des nausées qui peuvent aller jusqu'au vomissement. L'ésérine, administrée d'une manière continue, détermine fréquemment du catarrhe de la conjonctive; il est préférable, si l'on veut en prolonger l'emploi, d'utiliser ce médicament sous forme d'huile, c'est-à-dire de physostol, qui ne présente pas cet inconvénient.

Sous l'influence de la lumière, de la stérilisation et des alcalis, l'ésérine rougit rapidement, sans perdre de son efficacité. Les rayons verts la modifient le moins ; aussi recommande-t-on de la conserver dans des flacons verts.

Le **Chlorhydrate de pilocarpine** (0,5 à 2 p. 100) agit bien moins énergiquement que l'ésérine; par contre, il ne présente pas les inconvénients signalés pour l'ésérine à un degré aussi élevé. Néanmoins il produit une augmentation de la réfraction, s'élevant à plusieurs dioptries, et un obscurcissement du champ visuel dû à la contraction de la pupille.

Dans la grossesse et les affections organiques du cœur, on doit observer une très grande prudence dans l'administration de ces deux remèdes, et surtout du premier.

Les myotiques et les mydriatiques agissent faiblement sur la pression d'un œil normal; mais dans le cas où cette pression tend à s'élever, l'atropine, de même que l'homatropine (pour la scopolamine, il y a doute) peuvent l'augmenter considérablement, tandis que les myotiques l'abaissent.

Comme l'ésérine s'altère facilement, on peut y ajouter un principe acide.

*℞ Salicylate d'ésé-*
*rine. . . . 0,50 à 0,1*
*Acide borique . . . 0,1*
*Acide sulfureux. . 1 goutte*
*Eau distillée . . . . 10*
*2 à 3 fois par jour, instiller deux*
*à trois gouttes dans l'œil ma-*
*lade.*

*℞ Salicylate d'ésérine. . . 0,1*
*Vaseline blanche pure 10*
*2 à 3 fois par jour, onctions*
*avec un fragment de la gros-*
*seur d'un demi-pois de cet on-*
*guent.*

*℞ Chlorhydrate de*
*pilocarpine. . . 0,05 à 0,2*
*Eau distillée . . . . . . 10*
*Instiller deux à trois gouttes par*
*jour dans l'œil malade.*

*℞ Physostol . . . . . . . . . . 5*
*(soit 1 p. 100 d'huile d'ésérine).*
*2 à 3 fois par jour, deux à trois*
*gouttes.*

## C. Anesthésiques.

La **Cocaïne** a été introduite dans la thérapeutique oculaire par Koller en 1884; on l'emploie ordinairement sous la forme de solution de chlorhydrate de cocaïne à 3-10 p. 100. Introduite

dans le cul-de-sac conjonctival, elle produit d'abord une assez
vive cuisson qui oblige souvent le patient à fermer l'œil spasmodiquement. Aussi est-il nécessaire, chez les malades récemment
opérés, de prendre certaines précautions pour son emploi. On
peut diminuer un peu la sensation de cuisson si l'on abaisse pendant une minute la paupière inférieure sous laquelle a été instillée la cocaïne.

Les effets de la cocaïne sont multiples. Le plus important consiste dans l'anesthésie de la cornée et de la conjonctive, qui se
produit en 3 à 5 minutes environ ; on remarque en même temps
que la conjonctive devient pâle et que la pupille se dilate. Si
l'on examine avec soin la cornée, on s'aperçoit que l'épithélium
a perdu son éclat et s'est détaché par places ; chez certaines personnes on peut même observer, à l'aide d'une loupe, un relà-
chement des lamelles parenchymateuses, déterminé par des granulations blanches extrêmement petites (albumine précipitée ?)
accumulées entre elles. Le battement des paupières est moins
fréquent ; la fente palpébrale s'élargit ; il se produit en outre
dans l'œil une sensation de froid et de tension, de sorte que l'on
doit faire un certain effort pour le fermer. La pression intra-oculaire est parfois augmentée, mais le plus souvent diminuée, et
en raison de la limitation de l'accommodation la vision devient
plus défectueuse.

On s'explique cette action si variée de la cocaïne par son influence sur le sympathique, dont l'excitation produit un spasme
des vaisseaux (pâleur, mydriase), du muscle orbiculaire des paupières (fente palpébrale élargie) et du dilatateur de la pupille
(pupille dilatée). D'autre part la cocaïne exerce une action para-
lysante sur les terminaisons nerveuses du trijumeau dans la cornée et dans la conjonctive. Sur l'iris son action anesthésiante
reste incomplète ; aussi, malgré l'anesthésie locale, l'iridectomie
est-elle toujours quelque peu douloureuse.

En dehors des effets que nous venons de mentionner, la cocaïne
jouit encore de propriétés nocives ; en effet, des doses élevées
peuvent déterminer des troubles persistants de la cornée ; mais
à doses thérapeutiques ces accidents ne sont point à redouter.

Parfois on voit se manifester, après la cocaïnisation, de légers
symptômes d'empoisonnement, tels que vertiges, syncopes, etc.,
mais ils disparaissent très rapidement. Comme antidote, on donnera du nitrite d'amyle (à respirer deux gouttes sur un mouchoir).

Parmi les inconvénients de la cocaïne, nous signalerons surtout ce fait qu'elle ne peut pas être stérilisée, car par l'ébullition elle se décompose. Il est prouvé que, chauffée avec de l'eau, elle se transforme en acide benzoïque ; mais cette transformation ne s'opère que très lentement, de sorte qu'une seule ébullition n'empêche pas son utilisation immédiate. Pour conserver ce médicament libre de tous germes, on recommande d'y ajouter du sublimé: 1 p. 10.000 ou de l'oxycyanure de mercure: 1 p. 5.000.

Outre son emploi comme anesthésique dans les opérations, etc., la cocaïne peut être utilisée dans les affections douloureuses de l'œil; elle diminue un peu la photophobie et le larmoiement; mais cette action est bien inférieure à son action anesthésique. De plus, elle peut servir comme mydriatique et comme moyen de diagnostic. On l'emploie comme mydriatique notamment dans les cas où l'on aurait à craindre une augmentation de la pression intra-oculaire par l'emploi d'un autre mydriatique. (Voy. aussi Anesthésie, p. 53.)

Que la cocaïne soit parfois infidèle dans son action, en raison même de la multiplicité de ses effets, voilà qui est bien évident. Aussi a-t-on souvent songé à la remplacer par des succédanés, mais ces derniers n'ont pas encore réussi à la supplanter, car elle seule agit aussi profondément sans produire de nécrose.

A titre de *succédanés*, citons en premier lieu :

La **novocaïne** (1 à 2 p. 10). En association avec la suprarénine ou l'épirénane, la novocaïne est l'anesthésique qui convient le mieux dans l'extraction des corps étrangers de la cornée, etc... Elle ne provoque presque pas de cuisson et n'engendre ni mydriase ni paralysie de l'accommodation. 2 à 3 gouttes produisent une anesthésie suffisante. La dose maxima en injection sous-cutanée est de 0,3 gr.

> ℞ *Novocaïne* . . . . . . . . . . . . . . . . *1*
> *Solution d'épirénane.* . . . . : , . . . . *1*
> *Eau distillée* . . . . . . . . . . . . . . 10
> *En flacons avec un compte-gouttes à l'émeri.*

L'action profonde de la novocaïne est très faible.

Les autres succédanés ont en partie leurs indications spéciales qui ne sont pas du ressort de la pratique courante; ainsi l'on emploie volontiers l'alypine en association avec le tartrate ammoniacal (pour rendre la transparence aux cicatrices par corrosion de la cornée),

parce que les propriétés nécrotisantes de cette substance agissent plus
en profondeur que les autres anesthésiques; l'holocaïne influe le moins
sur la pression oculaire et elle est surtout employée dans les mensura-
tions tonométriques, etc... Ci-après l'énumération de chacun de ces
médicaments :

L'**Alypine** (0,2 p. 10) a l'avantage de ne provoquer qu'une mydriase insignifiante et de ne restreindre que faiblement l'accommodation ; elle serait donc particulièrement indiquée dans l'extraction des
corps étrangers, si elle ne produisait de l'hyperémie, une cuisson
excessive et de la nécrose. On pourrait remédier au premier inconvénient par l'addition d'une préparation de capsules surrénales. Le
deuxième inconvénient, c'est qu'elle est inutilisable pour l'anesthésie
de la cornée, tandis qu'on l'emploie avec le plus grand avantage en
injection sous-cutanée. (Voy. Anesthésie locale, p. 56.) La dose maxima convenable pour les adultes est de 0,1 gr.

Le **Chlorhydrate d'eucaïne** B (l'eucaïne A est trop irritante)
(0,2 p. 10) ne produit que peu de cuisson, mais c'est un plus faible
anesthésiant que la cocaïne.

L'**Holocaïne** (0, 1 p. 10) est cinq fois plus toxique que la cocaïne.

La **Stovaïne** est un bon anesthésiant, mais elle produit, malgré
l'épirénane. une forte irritation de la conjonctive et une cuisson
intense. Avec des solutions à 5 p. 100, pour un emploi endermique,
on a observé de la gangrène des segments cutanés correspondants.

La **Tropacocaïne** (0,3 à 0,5 p. 10) produit une cuisson plus vive et
détermine en même temps de l'hyperémie.

L'**Orthoforme** (1 p. 10 de vaseline blanche pure) agit lentement,
mais provoque une anesthésie de longue durée, accompagnée d'une
violente irritation.

L'**Acoïne** (0,01 à 0,1 p. 10) brûle aussi vivement, mais produit une
anesthésie rapide et de longue durée.

La solution n'est pas facile à obtenir, car il suffit de quelques traces
d'alcali, comme il en adhère souvent aux parois des vases, pour la
troubler. Aussi doit-on préalablement rincer le verre avec des acides.
Immédiatement après l'instillation d'une goutte dans l'œil, on ne sent
presque rien ; mais, peu de temps après, il se produit une cuisson
extrêmement violente.

L'**huile d'acoïne** est recommandée comme analgésique dans les
iritis et les lésions de la cornée.

## *D.* Agents vaso-constricteurs
## et vaso-dilatateurs.

**1. Préparations de capsules surrénales.** Ces préparations
possèdent la propriété de contracter la tunique musculaire des
vaisseaux et de produire ainsi de l'anémie. Les principales préparations sont l'*adrénaline* (solution à 1 p. 1.000), l'*épirénane* et
la *suprarénine* (chlorhydrate et borate).

La préparation la plus récente, la *suprarénine synthétique,* supporte des ébullitions répétées. L'action est à peu près la même pour toutes ces préparations.

Il existe dans le commerce une solution à 1 p. 1.000. (Pour obtenir une solution à 1 p. 10.000, on verse 3 gouttes de la précédente solution dans un centimètre cube de liquide). Si l'on introduit une goutte de la solution à 1 p. 1000 dans un œil hyperémié, au bout de quelques minutes l'œil devient pâle, à la condition qu'il s'agisse d'une hyperémie superficielle de la conjonctive. L'hyperémie ciliaire, sclérale ou épisclérale, n'est pas influencée ou ne l'est que faiblement, de telle sorte que, dans certains cas, les préparations surrénales peuvent offrir quelque valeur pour le diagnostic. Par cela même qu'ils contractent les vaisseaux, les médicaments qui se diffusent dans l'organisme seront moins vite éliminés, et de cette manière l'atropine, la cocaïne, etc... agiront plus efficacement, si elles sont additionnées de préparations surrénales, que dans le cas contraire. La suprarénine en injections sous-cutanées a pour effet de diminuer considérablement les hémorragies au cours de petites ou de grandes opérations. Pour les injections sous-cutanées qui doivent agir en même temps comme anesthésiques, on recommande surtout les tablettes stérilisées d'alypine-suprarénine. (Voy. Anesthésie locale, p. 56.)

Les préparations surrénales ne doivent pas être considérées comme des remèdes proprement dits; par contre, elles sont des adjuvants précieux pour le traitement de certains symptômes. On peut encore employer la suprarénine sans inconvénient dans le glaucome, car elle passe pour abaisser la pression.

L'emploi de ces préparations est à éviter dans tous les cas où l'on veut obtenir un afflux de sang et entre autres favoriser la néoformation de vaisseaux, donc en particulier dans les ulcères en voie de cicatrisation.

Une simple ébullition ne porte aucun préjudice à l'activité du remède; sous l'influence de l'air, il se colore en rose sans rien perdre de son efficacité; les solutions brunies sont décomposées et inutilisables.

En injection sous-conjonctivale de 0,001 gr., la suprarénine provoque une mydriase maxima en même temps qu'un abaissement de pression (3 à 4 mm. Hg.), sous l'influence de la contraction des fibres musculaires du dilatateur d'une part, des vaisseaux ciliaires d'autre part; mais cette quantité dépasse déjà la dose maxima qui doit être de 0,00065 g.

La **Dionine** possède une action diamétralement opposée. Introduite sous forme de poudre ou de solution de 5 à 10 p. 100 dans le cul-de-sac conjonctival, elle provoque une forte dilatation des vaisseaux et une infiltration de sérum et de lymphe dans les tissus. Elle détermine un violent chémosis, qui peut devenir énorme, et le gonflement des paupières et du visage, accidents qui persistent deux à trois jours et peuvent jeter dans une angoisse extrême un sujet non averti.

Elle trouve son application comme analgésique dans les affections douloureuses et inflammatoires de l'œil, en solution à 2 p. 100 ; la solution indiquée plus haut s'emploie dans les exsudations et les troubles de la chambre antérieure et du cristallin, ainsi que pour rendre sa transparence à la cornée. (Voy. p. 132.)

## *D.* Autres médicaments employés en ophtalmologie.

1. Le **Nitrate d'argent.** On l'emploie fréquemment en ophtalmologie sous forme de solution de 1/4 p. 100 à 2 p. 100. Il agit en réalité en coagulant les couches superficielles de l'épithélium, qui tombe et entraîne les bactéries qu'il renferme.

Les masses épithéliales détruites occasionnent naturellement pour un temps assez prolongé la sensation d'un corps étranger dans l'œil, ce qui rend l'emploi du nitrate d'argent très désagréable pour les yeux sensibles.

Une autre action secondaire du remède, qui toutefois ne se produit qu'après un usage continu durant plusieurs semaines, c'est la manifestation de l'argyrisme. Elle est due à la pénétration de l'argent dans le tissu de la conjonctive, principalement dans les fibres élastiques sous forme d'oxyde d'argent ou d'albuminate d'argent. La conjonctive prend une coloration grise persistante, impossible à faire disparaître. Aussi doit-on recommander de ne jamais laisser une solution de nitrate d'argent à la portée du malade ; on doit l'instiller soi-même au moment même de la consultation. Quant à la question de savoir à quel moment les cautérisations pourront être répétées, on doit se rappeler qu'il ne faut pas les renouveler tant que l'on apercevra des escarres présentant l'aspect d'îlots blanc jaunâtre adhérents à la muqueuse.

En employant les solutions de nitrate d'argent concentrées, ou bien en appliquant le crayon de nitrate, on prendra garde de ne pas toucher la cornée.

La neutralisation souvent employée du nitrate d'argent au moyen du sel de cuisine est inutile si l'on se sert des solutions faiblement concentrées, et si l'on tient compte des précautions recommandées, car les larmes contiennent en elles-mêmes assez de chlorure de sodium pour produire cette neutralisation.

Comme le nitrate d'argent est assez irritant et détermine une forte cuisson, on a naturellement essayé d'employer d'autres préparations d'argent, qui ne présentent pas ces inconvénients.

Les plus utiles, parmi ces succédanées, sont : le **Protargol** (formule 123 et suiv.), le **Sophol** (form. 132) et l'**Argyrol** (form. 19), que l'on emploie en solutions de 10 à 20 p. 100. (Pour d'autres préparations : Formules 15 et 20.)

Les taches d'argent sur la peau et le linge s'enlèvent au moyen d'une solution de cyanure de potasium ou d'iodure de potassium ; les taches fraîches de protargol disparaissent après un simple lavage, et si elles sont anciennes à l'aide de l'iodure de potassium ou de thiosulfate de soude.

2. Le **Mercure** s'emploie localement et sous diverses formes ; le plus souvent sous la forme de pommade au précipité jaune (précipité jaune d'oxyde de mercure, 0,05 ; vaseline blanche pure, 10).

Comme cet onguent se décompose facilement sous l'influence de la lumière, il est nécessaire de le conserver dans des pots de grès à parois foncées et ne laissant filtrer aucune lumière.

On l'emploie dans les catarrhes eczémateux de la conjonctive et pour faire disparaître l'opacité des vieilles cicatrices de la cornée, dans ce dernier cas en adjoignant un léger massage. Le mercure est encore prescrit sous forme de sublimé pour la préparation d'un onguent au sublimé (0, 3 p. 1000) et de collyres dans les catarrhes infectieux.

Le **Calomel,** que jadis l'on prescrivait fréquemment dans les affections « phlycténulaires » de l'œil, doit être abandonné, car en présence de l'iodure de potassium employé simultanément, il présente le danger de se transformer en iodure de mercure, lequel agit comme un caustique très violent sur la conjonctive.

3. Le **Zinc** sert comme astringent en solution à 0,5 p. 100 (sulfate de zinc).

**4. L'Acétate de plomb,** à la même dose, est employé dans un but analogue.

Il est absolument contre-indiqué dans les pertes de substance de la cornée, car dans ces conditions il donne aisément naissance à des incrustations de plomb indélébiles.

**5. L'Acide borique** est principalement administré soit sous forme d'onguent boriqué à 3 p. 100, soit en lotions.

D'autres remèdes, occasionnellement employés, seront signalés à propos de la thérapeutique spéciale.

## Forme et emploi des médicaments.

Les médicaments sont administrés d'une manière très variable, par gouttes, en onguents ou pommades, sous forme d'huiles ou de poudres, en épithèmes, en injections sous-cutanées et sous-conjonctivales, etc.

C'est à l'état de **gouttes** qu'on les prescrit le plus souvent. On doit en conséquence veiller à ce que la solution prescrite soit bien stérile, ce que l'on obtient le mieux au moyen d'une ébullition peu prolongée. (Voy. Cocaïne.) La conservation en est assurée le mieux dans de petits flacons où s'engagent des compte-gouttes rodés à l'émeri (1). C'est là le meilleur moyen d'éviter des méprises et d'autre part d'économiser la liqueur.

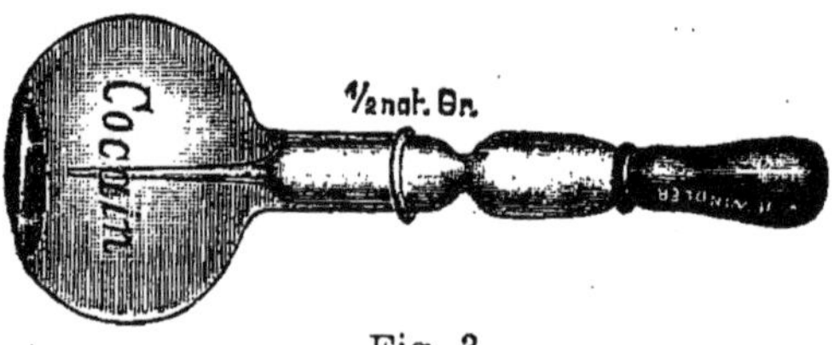


Fig. 3

Comme la chaleur peut faire éclater facilement les flacons ordinaires, on se sert de préférence des flacons de « *Stroschein* » (fig. 3); ils sont un peu plus chers, mais supportent bien mieux le feu. L'ébullition souvent renouvelée altère les solutions (ésérine, cocaïne) d'une part, et par suite de la vaporisation en augmente d'autre part la concentration.

---

(1) Les coiffes en caoutchouc des compte-gouttes seront stérilisées par immersion dans une solution de sublimé à 1 p. 1000.

Pour instiller la solution (fig. 4), on procède de la façon suivante :

On abaisse la paupière inférieure avec le pouce ou l'index de la main gauche, en priant le malade de regarder en haut ; par une pression légère sur le compte-gouttes on fait tomber une goutte (jamais davantage à la fois) sur la conjonctive de la pau-

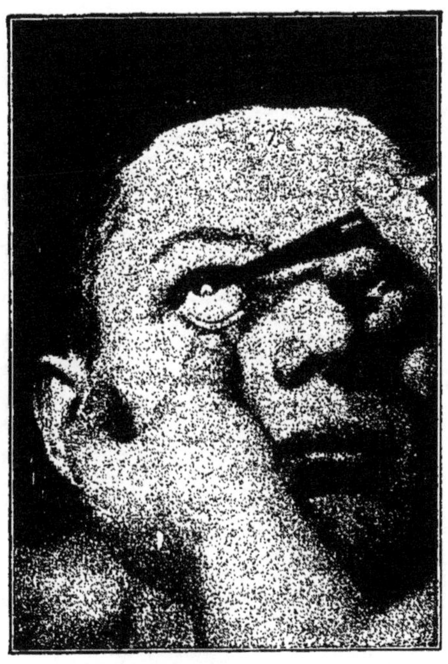

Fig. 4

pière inférieure, et sans toucher en aucune façon la paupière avec le compte-gouttes (danger d'infection !). On permet alors au malade de fermer légèrement l'œil (sans presser !) ; on lui place dans la main un tampon d'ouate humide, qu'il devra appliquer sur les paupières fermées. On ne négligera jamais de décrire au malade d'une façon précise la manière de faire l'instillation et de lui indiquer très exactement le nombre de gouttes qu'il doit instiller dans la journée ; autrement il en introduira certainement plus qu'il ne faut. On ne prescrira jamais plus de

10 gr. de liquide à la fois, ni des alcaloïdes sans une étiquette : Poison.

Les gouttes chaudes agissent plus énergiquement que les gouttes froides.

Les **Onguents** ou **Pommades** peuvent être prescrits un peu plus concentrés que les gouttes, vu que la résorption du médi-

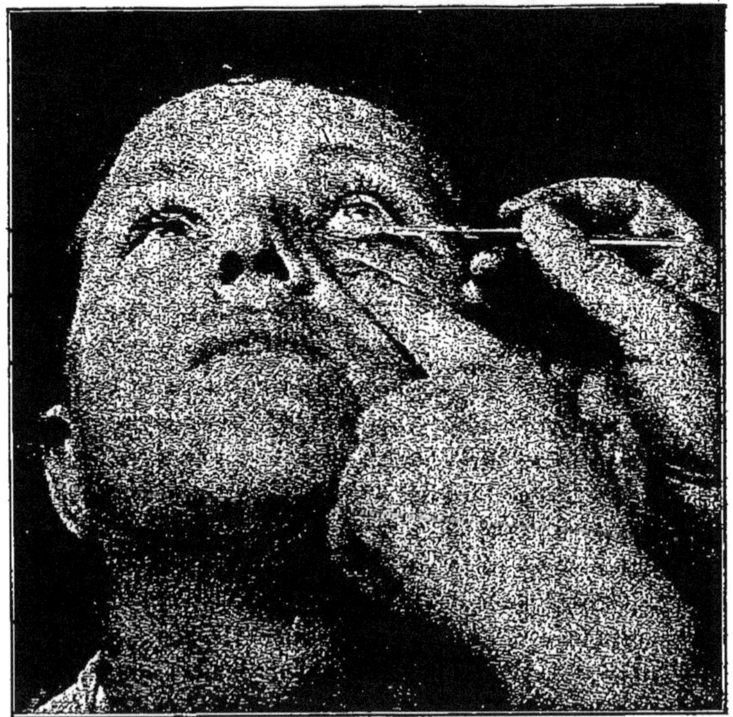

Fig. 5

cament qu'ils contiennent s'opère plus lentement. Les onguents s'appliquent de préférence dans les processus chroniques, pour lesquels il s'agit d'obtenir une action prolongée bien plutôt qu'une action énergique momentanée. En outre on utilise également les onguents pour protéger la cornée dans les cas de catarrhes infectieux.

Leur application se pratique de la façon suivante (voy. fig. 5) :

On prélève à l'aide d'une baguette de verre (voy. fig. 6 c) lisse et
arrondie (1) et préalablement bouillie, une parcelle de l'onguent
de la grosseur d'un demi-pois ; on la dépose sur la conjonctive de
la paupière inférieure abaissée (voy. Gouttes), et pendant que le
malade tient l'œil fermé, on retire avec précaution la baguette
de verre sur le côté. On doit démontrer au moins une fois cette

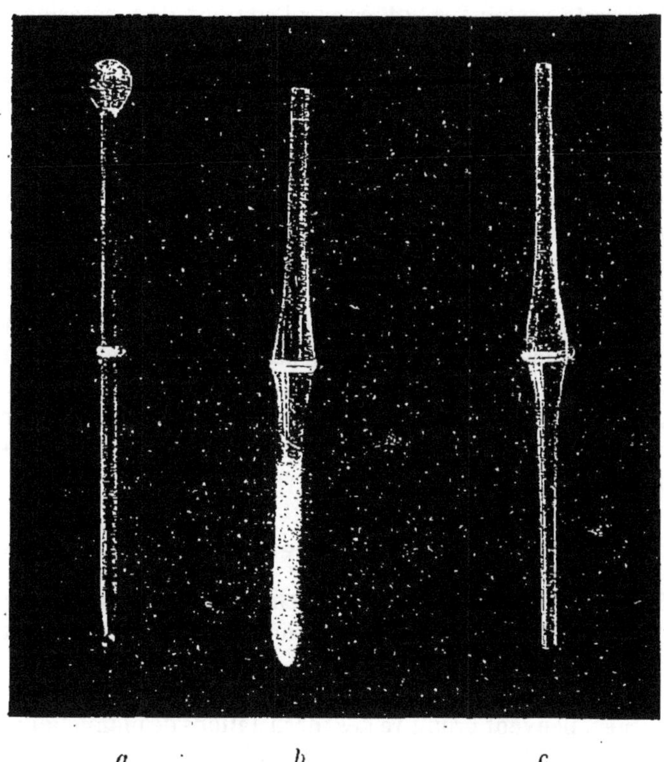

a                    b                    c

Fig. 6

manœuvre au malade, sans quoi il peut survenir un accident,
tel qu'une éraflure de la cornée, etc. ; de plus on le préviendra
que, par suite d'une irrégularité de réfraction déterminée par
l'onguent déposé sur la cornée, la vision peut être troublée pendant quelque temps.

(1) Les baguettes de verre rondes et lisses, comme dans la fig. 6 c,
sont meilleures que celles qui sont boutonnées (fig. 6 a).

Il est essentiel de se servir pour les pommades d'un véhicule parfaitement homogène ; le plus approprié, c'est la vaseline blanche américaine très pure. S'il faut employer un onguent plus consistant, destiné à séjourner plus longtemps dans le cul-de-sac conjonctival (par exemple dans la lagophtalmie, dans la blennorrhée, etc.), on se trouvera bien de l'emploi de l'euvaseline, c'est-à-dire de la vaseline solidifiée par l'addition de « cérésine ».

Les **Huiles** offrent également l'avantage d'une résorption plus lente. Elles ne portent point autant préjudice à la vision que les onguents, et contrairement aux gouttes peuvent être conservées stériles pendant des mois, n'irritent pas la conjonctive et agissent plus énergiquement et d'une manière plus durable. On prescrira plus particulièrement sous forme d'huile la physostigmine-ésérine (Physostol, formule 118). (Prendre la précaution de s'assurer que l'huile n'est pas rance !) Le dosage est le même que pour les gouttes.

Les **poudres médicamenteuses** devraient être totalement évitées. Si elles paraissent indispensables, par exemple dans le cas de blessures infectées, on emploiera de l'iodoforme ou une poudre analogue. On saupoudre la vaseline boriquée avec cette substance et on l'introduit sous cette forme dans le cul-de-sac conjonctival.

## Epithèmes, Pansements, etc...

*Epithèmes humides.* — M. von Michel ne recommande pas les épithèmes humides, car ils occasionnent souvent de l'eczéma. On doit surtout éviter les remèdes domestiques en vogue tels que les épithèmes à l'eau de Saturne, qui, dans les affections de la cornée, peuvent produire des incrustations de plomb, qu'aucun agent médicamenteux ne peut plus faire disparaître ; de même les épithèmes de glace ne sont pas non plus sans danger, car ils provoquent des irritations et des gonflements de la conjonctive, et dans certains cas même de la gangrène de la paupière. Lorsque la chaleur humide paraît indispensable, on graisse la peau qui environne l'œil avec de la vaseline boriquée et l'on applique le pansement humide (voy. p. 32).

*Conserves et valves protectrices.* — Elles sont absolument inutiles dans les cataractes infectieuses ; en effet, après avoir été portées un jour durant, on peut les considérer comme infectées, et elles sont alors susceptibles de réinfecter constamment la conjonctive en voie de cicatrisation. M. von Michel s'exprime à cet égard ainsi : « Les valves de protection sont des valves d'infection. »

Dans les cas où l'œil doit être recouvert, il faut appliquer un pansement aseptique. Quant aux lunettes protectrices, nous discuterons leur emploi dans la partie spéciale de ce livre. Sous ce

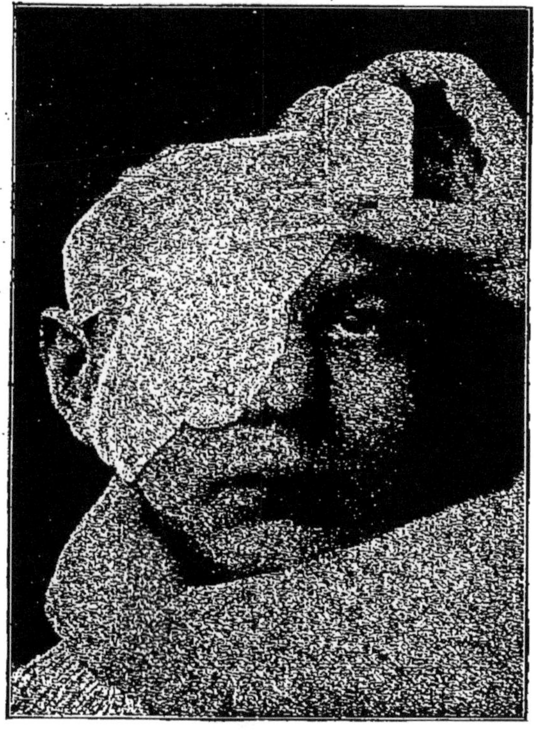

Fig. 7

rapport, les lunettes à verres creux fumés conviennent le mieux.

Les pansements doivent aussi être évités dans les catarrhes infectieux, car, sous leur influence, le cul-de-sac conjonctival se transforme en une chambre humide, constituant un milieu favorable au développement de la flore bactérienne. Que l'on songe aussi que le battement des paupières qui se trouve empêché par les pansements, contribue dans une mesure extraordinaire, concurremment avec la sécrétion lacrymale, à la détersion et par suite à la disparition des germes pathogènes.

*Pansements secs.* — Les pansements secs sont indiqués dans le cas d'ulcères de la cornée, de décollement de la rétine et après les opérations ; ils sont contre-indiqués dans les catarrhes humides.

*Pansements humides.* — Les pansements humides doivent être

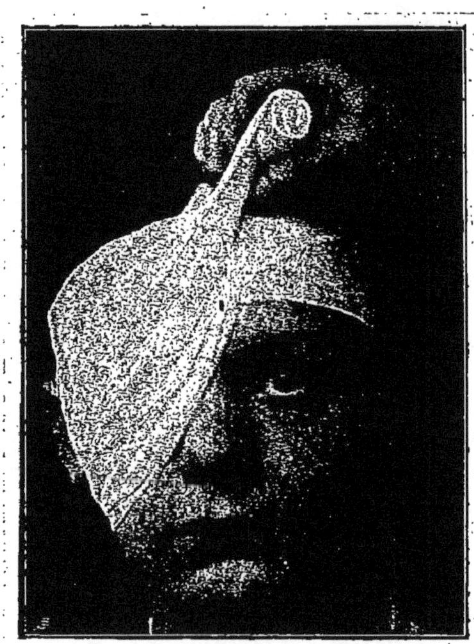

Fig. 8

employés dans les inflammations des paupières, l'orgelet, les abcès en formation, la dacryocystite, comme procédé de maturation, contre l'accroissement de la pression intra-oculaire et pour combattre la douleur dans l'iritis intense ; ils sont contre-indiqués dans l'eczéma.

Les *pansements à onguents,* c'est-à-dire les cataplasmes dans lesquels le petit morceau de lint appliqué sur l'œil est enduit de vaseline boriquée, seront appliqués dans les cas de fermeture

# Traitement Général.
## Méthodes modernes de Traitement etc.

Comme toute une série de maladies des yeux ne sont que l'expression de maladies générales, le traitement général occupera naturellement aussi une place importante dans la thérapeutique de ces affections.

Si je devais relater ici le traitement de toutes ces formes morbides (tuberculose, syphilis, néphrite, rhumatisme, maladies du sang et des vaisseaux, etc.), je ne ferais que répéter des notions courantes et allonger inutilement l'étendue de ce livre. Je me limiterai donc aux méthodes de traitement nouvelles ou qui présentent un intérêt spécial pour l'ophtalmologie.

Si à ce propos je viens à m'étendre parfois sur des questions de diagnostic, je crois devoir m'en excuser en raison du puissant intérêt que nous offre cette étude à notre époque.

L'ophtalmologie, elle aussi, a pris une grande part dans les récents progrès du diagnostic et de la thérapeutique spécifiques. Il me semble donc intéressant d'en présenter ici un rapide exposé.

## Syphilis.

### *a*) Diagnostic.

**1. Recherche des spirochètes.** — Le spirochète pallida est si universellement reconnu comme l'agent causal de la syphilis, que l'on est tenu de songer à sa présence dans tous les cas douteux d'ulcération des paupières.

On obtient des préparations de la manière suivante : On déterge avec de l'éther la partie sclérosée, on racle avec la lame d'un couteau l'enduit purulent et fibrineux, mais avec beaucoup de circonspection et en évitant de produire une hémorragie (au besoin tamponner). Ensuite on prélève un peu de sérum que l'on étend avec l'arête fraîchement aiguisée d'un porte-objet sur un autre porte-objet, tout en s'arrangeant de manière à pouvoir inspecter en des points suffisamment nombreux, sur une surface aussi propre que possible, les globules rouges isolés et non déformés. On fait passer rapidement la préparation trois fois à travers une flamme d'alcool ou de bec de Bunsen (ne fumant pas), en prenant soin de maintenir sa surface en haut, et l'on verse, à l'aide d'un verre à réactif rempli d'eau distillée aux 2/3 et pour l'autre tiers d'une solution colorante de Giemsa, sur le porte-objet, autant de liquide que celui-ci peut en recevoir. Alors on maintient la préparation à une distance de 5 cm. au-dessus de la flamme jusqu'à ce qu'il se produise des vapeurs; on décante, on reverse de la liqueur sur le porte-objet, on chauffe de nouveau, etc., et l'on continue ainsi jusqu'à ce que le verre à réactif soit vide. On passe ensuite la préparation dans deux coupes remplies d'eau, une fois dans chacune d'elles, et on la sèche entre des feuilles de papier à filtrer. Les globules rouges apparaissent alors avec des colorations allant du rose clair jusqu'au rose foncé; le spirochète prend les mêmes teintes. Si les globules rouges du sang sont trop pâles, il faut colorer encore une fois! Le spirochète devient alors déjà visible à l'aide d'un fort microscope sans immersion. On cherche les endroits où l'on pourrait voir les globules rouges isolés, avec leur contenu intact, et sur une surface aussi propre que possible. Si l'on ne trouve que des spirochètes répondant généralement au type connu du *pallida* (coloration pâle, 6 à 20 sinuosités basses et à pic), il s'agit de syphilis. Si en cas de résultat négatif, on a des raisons sérieuses pour penser malgré tout à la syphilis, on fera une ponction ganglionnaire et on traitera le sérum de la manière décrite ci-dessus.

A propos de la valeur de l'illumination sur champ obscur, au point de vue du diagnostic clinique de la syphilis, voy. BEER, *Münchener med. Wochenschr.*, 1907; 39.

2. **Séro-diagnostic de la syphilis**. — Ce procédé, dit de Wassermann, est également bien fondé. Il consiste à déceler les anticorps syphilitiques dans la circulation sanguine. Comme ces derniers peuvent se trouver à une phase de latence, etc., le processus ne s'étant pas encore généralisé, le résultat négatif de la réaction ne prouve rien; le résultat positif, par contre, constitue une preuve indiscutable.

Cette recherche demande à être faite dans un laboratoire bien installé, et par conséquent elle n'est pas à la portée du praticien. Il existe déjà à Berlin et à Paris toute une série d'instituts affectés à ces recherches.

Pour prélever du sang, on procède de la manière suivante :

On entoure le bras du sujet d'un mouchoir ou d'une bande de caoutchouc avec une force telle que le pouls de la radiale reste à peine perceptible ; on désinfecte alors la peau dans la région du pli du coude et l'on enfonce une seringue de 10 centim. cubes de capacité et bien stérilisée dans une des veines superficielles de la région ; on aspire ensuite 10 cmc. de sang, on referme la petite plaie avec un peu de collodion et un léger pansement, et l'on vide le contenu de la seringue dans un tube d'essai. On enveloppe soigneusement ce tube et on l'envoie, pourvu d'une étiquette explicative, à l'un des laboratoires.

N. B. — I. — Le déversement du sang dans le verre et le nettoyage de la seringue doivent être faits rapidement, car le sang se coagule vite et la seringue se bouche.

N. B. — II. — On peut encore recueillir le sang par une incision de la veine.

## b) **Thérapeutique.**

### 1. — **Syphilis acquise.**

Dans le **traitement,** les frictions à l'onguent mercuriel et les injections occupent le premier rang. Ajoutons seulement que l'onguent mercuriel (form. 66) est mieux supporté par la peau que l'onguent gris ordinaire.

Onguent mercuriel rouge (voy. formule 66 a).

Quant aux injections, l'opinion généralement admise tend à écarter les sels insolubles et accorde la préférence à ceux qui sont solubles, principalement au sublimé (sublimé, 0,5 ; chlorure de sodium, 1,5 ; eau distillée, 50) ou au formamide mercurique dissous (la solution commerciale est à l'état voulu de dilution). Ces solutions seront employées deux fois par semaine à la dose de 0,5 à 1 cmc. en injections intra-musculaires (en tout environ 20 seringues) ; chez les enfants par doses de 1 mg. (v. page 40).

L'injection de Hirsch répond également à ce but :

*℞ Injection de Hirsch. — Un flacon d'origine.*
*Réservé au médecin. (Injecter deux fois par semaine*
*une seringue de Pravaz.)*

Cette injection se compose d'oxycyanure de mercure à 1 p. 100 et d'acoïne 0,4 p. 100. Grâce à l'acoïne les injections sont rendues presque indolores, la sensation de tension dans les fesses très faible. Comme le sublimé et l'acide phénique sont incompatibles dans une préparation, la seringue devra être nettoyée à l'alcool. On peut aussi y faire passer de la paraffine liquide et l'y conserver.

Parmi les sels insolubles, en première ligne nous trouvons le *salicylate de mercure* : salicylate de mercure, 1 ; paraffine liquide, 10. (Tous les 4 à 6 jours, une injection.) Prendre garde de ne pas pénétrer dans une veine. Aspirer !

Pour les cas où l'usage externe du mercure n'est pas indiqué, on pourra prescrire le *mergal*, qui est très préconisé, mais qui produit fréquemment de violentes coliques intestinales. On l'administre en capsules contenant chacune : Choláte de mercure 0,05 et albuminate de tanin 0,1. On prescrit trois à six capsules par jour, après les repas ; cette médication sera continuée de 3 à 6 semaines.

℞ *Mergal*
*Suivant prescription. Capsules n° 50.*

**L'atoxyl** est de même entré récemment dans le traitement de la syphilis. Il a un inconvénient, c'est de produire des effets cumulatifs et parfois préjudiciables du côté du nerf optique. Par conséquent il est contre-indiqué dans les affections des nerfs optiques, mais par contre il peut être utilisé dans les autres affections syphilitiques de l'œil, quand l'état général ne permet pas de faire suivre un traitement mercuriel.

L'atoxyl doit être administré en injections intra-musculaires avec une solution à 10 p. 100, et à la dose de 0,4 à 0,5 g. représentant 4 à 5 c. m. c. de solution, tous les deux jours pour commencer, plus tard tous les trois jours ; en tout on injectera 5 à 6 gr. Il serait préférable de n'employer que de plus faibles doses à cause de la toxicité du remède, mais alors il n'a plus aucune action. S'il se produit après les premières doses des nausées et des maux de tête, il faut interrompre immédiatement le traitement (Lassar).

Neisser recommande l'*arsacétine*, dont il faut injecter deux fois par semaine chaque fois un gramme. Ici encore il faudra se rappeler que le nerf optique peut être lésé.

L'espoir, qu'on avait fondé sur la découverte du spirochéte, de faire le diagnostic précoce de l'affection, et par suite de la guérir radicalement par l'excision du chancre induré, ne s'est malheureusement pas réalisé. L'excision est presque toujours suivie de l'apparition de phénomènes généraux.

On recommande, parmi les nouvelles **préparations iodées,** les suivantes :

*La sajodine (en tubes d'origine avec 20 tablettes de 0,5 g.)*
*Trois fois par jour 1 à 2 tablettes.*
*L'iodoglidine (en tubes d'origine de 25 tablettes à 0,5 g.)*
*Aux mêmes doses.*

Ces préparations offrent l'avantage, notamment la dernière, d'être mieux supportées par l'appareil gastro-intestinal que l'iodure de potassium. D'ailleurs, la proportion d'iode contenue est plus faible (1 gr. d'iodure de potassium équivaut à 3 **gr.** de ces préparations).

On préconise également l'*iodipine*, qui est une combinaison d'iode et d'huile de sésame (2 à 3 cuillerées à thé d'une préparation à 10 p. 100 (d'un goût exécrable), ou tous les 8 jours en injection de 10 c. m. c. dans les musclesfessiers), parce que l'iode s'en dégage très lentement. Ce dégagement est donc plus durable, et pour cette raison ne détermine aucun phénomène d'intoxication. (1 gr. d'iodure de potassium équivaut à 7,7 g. d'iodipine à 10 p. 100 ou à 3,5 gr. d'iodipine à 25 p. 100.)

L'*iothion* s'emploie de préférence ; il ne provoque pas d'iodisme, même après un usage prolongé plusieurs mois (Cf. ZIMMERMANN, *Ophth. Klin.* ; 1908).

On prescrit : ou bien *Iothion* . . . . . . . . *10*
*Vaseline blanche* . . . *50*
*(Pour frictions avec un fragment du volume d'une noisette).*
ou bien *Iothion* <br> *Vasogène* } *āā 2.*
*A employer à l'instar des frictions mercurielles.*

On l'emploie de même avec succès dans les affections scrofuleuses.

P. S. — Contre l'iodisme (coryza, irritation du pharynx, etc.), l'administration répétée de bicarbonate de soude (par pointes de couteau) est d'un grand secours.

Avertissement : Ne pas employer l'iode à l'intérieur et le calomel sur l'œil.

N. B. — L'iodure de potassium, chez les enfants, est ordonné à la dose de 0,1 g. par jour et par année d'âge.

### 2. — Syphilis héréditaire.

℞  *Sublimé* . . . . . . . . . . . . . . . . . . 0,02
*Solution de chlorure de sodium.* . . 0,2 p. 10
*1/2 seringue par jour ou tous les deux jours dans les muscles
de la fesse pour les enfants âgés de plus de six ans.*

℞  *Mercure colloïdal* . . . . . . . . . 1 à 10
*Lanoline* . . . . . . . . . . . . . . 30
*Diviser en 10 paquets.*
*Chaque jour un paquet pour frictions.*

Onctions : Enfants de 1 à 6 mois : 0,1 à 0,5 par jour ; plus âgés : 1 à 1,5 g.; avec de l'onguent gris ou du mercure colloïdal, ou bien un emplâtre mercuriel en bandes imbriquées sur le tronc et les extrémités. Laisser l'emplâtre en place durant trois jours ; il ne doit pas couvrir plus du tiers de la surface du corps.

Les *bains au sublimé* renferment 1 à 5 gr. de sublimé. Deux fois par semaine un bain chaud dans une baignoire en bois ou en émail pendant une demi-heure.

℞  *Sublimé* . . . . . . . . . . . . . . . 4 à 6 gr.
*Eau distillée* . . . . . . . . . . . 200
*Avec une étiquette :* Poison. *Usage externe.*
*Le quart pour un bain de nourrisson.*

Traitement par le *calomel* : Enfants de 1 à 3 mois : 0,005 deux fois par jour ; plus âgés : 0,01, trois à quatre fois par jour (aux enfants plus avancés en âge proportionnellement davantage), sous forme de poudre avec l'aliment artificiel. Comme le calomel provoque facilement la diarrhée, Heubner recommande :

℞  *Iodure jaune de mercure* . . . . . 0,01
*Sucre* . . . . . . . . . . . . . . . . . . 0,3
*Diviser en doses n° 10.*
*Deux fois par jour 1/2 à 1 dose entière (nourrissons).*

Chez le nourrisson, la stomatite est moins à redouter que l'apparition de l'entérite due au sublimé (selles sanglantes). Le traitement doit être interrompu pendant quelque temps.

Le traitement mercuriel sera continué encore quinze jours après la disparition de tous les phénomènes. La cure atteint ainsi une durée d'environ six semaines (SALGE, *Guide thérap. des mal. de l'enfance*).

*Chez les enfants plus âgés :*

℞   *Iodure de sodium* . . . . . . . . . . . 10
    *Extrait de belladone.* . . . . . . . . 0,1
    *Eau distillée* . . . . . . . . . . . . . 200
       *3 fois par jour une cuillerée à thé.*

℞   *Sirop d'iodure de fer* . . . . . . . . 10
    *Sirop simple* . . . . . . . . . . . . . 90
       *3 fois par jour une cuillerée à thé.*

℞   *Liqueur de Fowler* . . . . . . . . . . 1 à 2,5
    *Eau de menthe poivrée* . . . . . . . 80
    *Sirop simple* . . . . . . . . . . . . . 100
       *3 fois par jour une demi-cuillerée à soupe.*

On peut encore ordonner de l'eau de la Bourboule, du Mont-Dore, de Roncegno ou de Levico.

Le mieux, c'est de faire alterner l'administration de ces remèdes avec les cures mercurielles.

*Alimentation.* — Nourrissons : la mère les nourrit, si elle ne présente aucun signe de syphilis. Mettre un enfant syphilitique au sein d'une nourrice saine n'est pas permis. Pour des enfants plus âgés, alimentation mixte très fortifiante ; grand air, soleil, bains, frictions. Eventuellement Tœlz (Haute-Bavière) ou Hall (Haute-Autriche).

## Tuberculose.

### Diagnostic.

1. *Injection d'épreuve avec l'ancienne tuberculine de Koch.* — Auparavant, pendant trois jours, prendre la température exacte, attendu que les températures dépassant 37°,3 contre-indiquent les injections, et que les variations de température doivent être connues. On administre le matin 1 milligr. de la solution (correspondant à 1 degré de l'échelle de la solution) de l'ancienne tuberculine de Koch, 0,1 p. 10 (chez les personnes faibles ou chez les enfants, encore moins), en injections intra-musculaires, de préférence entre les omoplates. Dans l'espace de 5 à 10 heures (prendre la température toutes les heures ou toutes les deux heures), rarement plus tard, la réaction se produit ; elle se manifeste par une élévation de température et par des symptô-

mes particuliers (apparition ou augmentation des phénomènes inflammatoires, hyperémie ciliaire, injection des anciens foyers gris de sclérose, coagulations, tubercules dans l'iris ou la choroïde, hyphéma.) Si ces phénomènes n'apparaissent point, on fait une deuxième injection de 3 à 6 milligr. deux jours après, et une autre de 5 à 10 milligr. trois jours après. Si c'est nécessaire, répéter deux fois ces mêmes doses.

2. *Réaction locale.* — L'injection de 0,001 gr. ou même moindre de l'ancienné tuberculine produit, chez les tuberculeux, à l'endroit même de la piqûre, une réaction qui devient très sensible et peut être un élément fort important de diagnostic, dans le cas où cette réaction se manifeste nettement au moins pendant 4 à 5 jours.

3. *Cuti-réaction de von Pirquet.* — Après avoir aseptisé avec de l'éther la peau de l'avant-bras, on y laisse tomber, avec un compte-gouttes quelconque, deux gouttes de l'ancienne tuberculine, qui doivent être déposées à une distance d'environ 6 centim. l'une de l'autre. On prend alors une lancette à vaccin (c'est-à-dire un instrument en forme de ciseau) et on l'applique sur la peau à égale distance de ces deux gouttes. Pendant qu'avec le manche de l'instrument on lui communique à l'aide des doigts un mouvement de rotation, tout en exerçant une légère pression, il se produit à cet endroit une érosion artificielle, qui servira plus tard au contrôle des deux applications ultérieures de la lancette. Celles-ci seront faites au milieu des deux gouttes de tuberculine et de telle façon que les érosions déterminées de la sorte soient recouvertes de tuberculine d'une manière permanente ; après quoi l'on recouvre les deux points touchés par la tuberculine d'une minime quantité d'ouate que l'on pourra enlever au bout de quelques minutes. Tout pansement est inutile.

Dans le cas de tuberculose, il se produit au point d'application, généralement 24 heures après, des sortes de papules dont le diamètre varie de 5 à 20 millim. Toute différence notable entre la plaie de contrôle et les plaies d'inoculation peut être considérée comme un résultat positif. Si la réaction est douteuse, on pourra recommencer au bout de trois jours.

Le début des manifestations peut dépasser vingt-quatre heures. Les réactions qui apparaissent tardivement (réactions torpides) paraissent déceler une tuberculose latente inerte.

Tandis que chez les enfants la réaction de v. Pirquet constitue la méthode de choix, en raison de son innocuité et de son application aisée, chez les adultes elle n'a guère qu'une valeur restreinte; en effet, tous les adultes réagissent d'une façon positive.

4. *Réaction conjonctivale* d'après *Wolff-Eisner et Calmette.* Il est préférable de ne pas l'employer dans les affections oculaires, puisque, surtout dans la kératite et la sclérite tuberculeuses, elle peut engendrer des lésions graves du côté de l'œil; de même il vaut mieux l'éviter chez les enfants.

On la détermine par le procédé suivant : on introduit dans le cul-de-sac conjonctival une goutte à 1 p. 100 (dans les affections des yeux, Wolff-Eisner recommande une solution à 1 p. 100.000 de la tuberculine de Ruete-Enoch). Au bout d'environ douze heures, on remarque, dans le cas d'un résultat positif, que la caroncule lacrymale est fortement enflée et la conjonctive injectée et en voie de sécrétion.

5. *La réaction à l'onguent tuberculiné* d'après *Morro* est un procédé inoffensif, élégant et très pratique. Pour l'appliquer, on pratique des frictions sur le thorax ou sur l'abdomen avec une parcelle du volume d'un pois d'une pommade composée de parties égales d'ancienne tuberculine et de lanoline anhydre. La friction doit être faite avec le doigt pendant 1/2 à 1 minute, avec une pression modérée, et sur une surface d'environ 5 centim. de diamètre. On laisse la place à découvert durant dix minutes, sans aucun pansement. En cas de résultat positif, il apparaît quelques petits nodules rouges disséminés (2 à 10, réaction faible, ou jusqu'à 100 et plus, réaction forte), sans élévation de température ni phénomènes généraux.

6. *Expériences sur les animaux..* — On introduit dans la chambre antérieure de l'œil d'un lapin, ouverte au moyen d'une lancette, la substance d'épreuve, en se servant d'une seringue de Pravaz si elle est liquide, d'une pince à godet si elle est solide. S'il ne se produit aucune suppuration (infection mixte) du globe oculaire, la substance vaccinale se trouvera englobée par la fibrine et disparaîtra peu à peu presque complétement, ainsi que les phénomènes inflammatoires. Au bout de 20 à 30 jours d'incubation, dans le cas d'un résultat positif, il se développe de petits tubercules gris dans l'iris.

## Traitement spécifique.

a) *Tuberculine de Koch.*

### Coup d'œil sur les préparations.

1. L'*ancienne tuberculine* est obtenue par l'évaporation des cultures tuberculeuses et la séparation des bacilles par filtration. On l'emploie surtout comme moyen de diagnostic (voy. p. 41); on la dilue avec une solution phéniquée à 0,5 p. 100.

2. La *nouvelle tuberculine* T. R. — Pour l'obtenir, on emploiera des bacilles tuberculeux finement triturés avec de l'eau distillée; la partie soluble (T. O.) sera décantée, et le résidu (T. R) sera soumis à un traitement ultérieur et dilué de façon que 1/10 de c. m. c. du liquide d'origine corresponde à 1 milligr. de substance sèche. Comme liquide de dilution, on prend pour T. R. une solution glycérinée à 20 p. 100.

3. *Émulsion bacillaire.* — Elle s'obtient en délayant des bacilles tuberculeux pulvérisés dans de l'eau avec addition d'une partie égale de glycérine. Les dilutions seront faites avec des solutions de chlorure de sodium à 0,8 p. 100, ou si elles doivent être conservées pendant plusieurs jours, avec une solution de NaCl à 0,8 p. 100 et une solution de phénol à 0,5 p. 100.

APPLICATIONS.

1. L'*ancienne tuberculine*, ainsi que nous l'avons dit, n'est plus employée dans aucun traitement spécifique.

2. La *nouvelle tuberculine* T. R. — Après un examen de la température de 3 jours, on commence à pratiquer les injections. On fait préparer à la pharmacie la solution suivante :

Solution I :

> *Nouvelle tuberculose Koch* (T. R.)  0,02
> *Glycérine* . . . . . . . . . . . . . . . .  2
> *Eau distillée stérilisée.* . . . . . . .  10
> *A livrer dans un flacon complètement stérilisé.*

Une division équivaut à 0,0002 c. m. c. de tuberculine, soit 1/500 de la substance bacillaire.

On utilise pour les injections une seringue en verre de 1 c. m. c. de contenance, facile à stériliser par ébullition; elle devra être stérilisée avec la canule chaque fois avant de s'en servir. Comme lieu d'injection, le mieux est de choisir la peau située entre les omoplates; on la désinfecte préalablement avec de l'éther, et après l'injection, on la recouvrira d'un morceau de sparadrap.

On injectera de cette solution le premier jour une division (soit 1/10 c. m. c.), le 3e jour deux divisions, et l'on augmentera ainsi de suite, chaque fois de 1 division de deux en deux jours, en contrôlant exactement la température, l'état général et l'état local. S'il se produit une élévation de température (au-dessus de 38°) ou une perturbation de l'état général, ou bien si les phénomènes oculaires locaux sont très violents, on continuera les injections aux doses ci-dessus indiquées ou inférieures, jusqu'à ce qu'elles ne provoquent plus de réaction. Une réaction modérée du côté de l'œil (hyperémie ciliaire légère, faible augmentation du nombre ou des dimensions des tubercules, etc.), ne signifie rien; elle est même désirable. Dans les fortes réactions seulement (hyperémie ciliaire accentuée, ulcérations de la cornée, augmentation considérable des coagulations, fort abaissement ou élévation du tonus, etc.), on diminuera les doses.

Si en augmentant peu à peu les doses, on arrive à injecter la seringue entière, on fera préparer une nouvelle solution : ,

Solution II :

    *Nouvelle tuberculine Koch* (T. R.)    0,2
    *Glycérine.* . . . . . . . . . . . . . . . . .    2
    *Eau distillée stérilisée.* . . . . . . .    10
       *A livrer dans un flacon stérilisé.*

1 division équivaut à 0,002 c.m.c. de tuberculine, soit 1/50 mg. de substance bacillaire.

Et l'on continue de nouveau à élever les doses, en observant toujours les mêmes précautions et en laissant des intervalles d'un jour, pour arriver à en injecter une seringue entière. Enfin on fait préparer une troisième solution :

Solution III :

    *Nouvelle tuberculine Koch* (T. R.)    1
    *Glycérine* . . . . . . . . . . . . . . . . .    2
    *Eau distillée stérilisée* . . . . . . . .    10
       *A livrer dans un flacon complètement stérilisé.*

1 division équivaut à 0,01 c. m. c. de tuberculine, soit 1/10 de substance bacillaire.

On l'utilise de la même manière.

La solution III, suivant les circonstances, doit être renouvelée une à deux fois, pour pouvoir continuer pendant un certain temps l'usage de seringues entières ( = 1 milligr. de la substance sèche). On compte en moyenne pour un traitement 50 injections, de telle façon qu'il dure environ trois mois.

### 3. **Nouvelle Tuberculine**. — **Émulsion bacillaire.**

Cette tuberculine jouit actuellement d'une plus grande renommée que la précédente. Le mode d'emploi est le même; les solutions sont les suivantes :

Solution I :

*Nouvelle tuberculine (émulsion de bacilles)*    0,02
*Chlorure de sodium* . . . . . . . . . . . . . . .    0,08
*Acide phénique* . . . . . . . . . . . . . . . . .    0,05
*Eau distillée stérilisée.* . . . . . . . . . . . .    10
     *A livrer dans un flacon complètement stérilisé.*

(1 division équivaut à 0,0002 c. m. c. d'émulsion, soit 1/500 m. g. de substance bacillaire.)

Solution II :

*Nouvelle tuberculine (émulsion de bacilles)*    0, 2
*Chlorure de sodium* . . . . . . . . . . . . . . .    0,08
*Acide phénique..* . . . . . . . . . . . . . . . .    0,05
*Eau distillée stérilisée.* . . . . . . . . . . . .    10
     *A livrer dans un flacon complètement stérilisé.*

(1 division équivaut à 0,002 c. m. c. d'émulsion, soit 1/50 m. g. de substance bacillaire.)

Solution III :

*Nouvelle tuberculine (émulsion de bacilles)*    1
*Chlorure de sodium.* . . . . . . . . . . . . . .    0,08
*Acide phénique.* . . . . . . . . . . . . . . . .    0,05
*Eau distillée stérilisée* . . . . . . . . . . . .    10
     *A livrer dans un flacon complètement stérilisé.*

(1 division équivaut à 0,01 c. m. c. d'émulsion, soit 1/10 m. g. de substance bacillaire.)

N. -B. — L'émulsion bacillaire est sensiblement meilleur marché que la tuberculine T. R.

*Traitement par la tulase* (d'après v. Behring). Nous avons ici deux préparations :

1º La **Tulaselactine** conférerait, comme toute préparation bactérienne activement immunisante, une immunisation active; le développement de ses propriétés immunisantes exige parfois un temps prolongé, mais assure par contre une immunité de plus longue durée contre une nouvelle infection.

2· **L'Antitulase,** au contraire, est un sérum définitif, préparé avec du sérum activement immunisant qui, peu de temps après son introduction dans la circulation sanguine, est censé agir d'une manière spécifique sur les bacilles tuberculeux dans le sens d'une bactériolyse; il s'agit là d'une sorte de méthode d'immunisation passive, d'un traitement sérothérapique de la tuberculose (COLLIN, *Münch. med. Woch*, 1907, n° 36).

1. *Tulaselactine.* Avec celle-ci, on commence par une dose de 1/100 de milligr. qu'on double journellement, même en cas de réaction locale ou générale, et cela pendant 9 jours, de façon qu'au dixième jour on injecte 5 à 10 m. g. Après cette décade, selon l'énergie de la réaction (diminution de poids, troubles de l'appétit, inflammation locale, plus rarement élévation de température), on laisse reposer le malade pendant deux à six semaines, pour faire une nouvelle cure ou d'autres cures à des intervalles correspondants.

2. *Antitulase.* On l'injecte à des doses notablement plus élevées. D'ordinaire, on commence par 100 m. g., et l'on augmente en doublant journellement jusqu'à 2.000 m. g., quantité qui termine la première cure. La réaction locale, plus marquée, laisse la réaction générale à l'arrière-plan.

3. *Méthode combinée.* Elle s'efforce d'agir spécifiquement sur le foyer de la maladie, localement, par une cure unique d'antitulase, et, après la disparition du processus tuberculeux de l'œil, de protéger le corps contre une nouvelle infection par de nombreuses cures de tulaselactine.

## Autres traitements spécifiques.

Le **Sérum antipneumococcique** dans l'ulcère serpigineux de la cornée. Rœmer est parti de cette idée, que dans une infection pneumococcique de l'œil, par suite de la petitesse de l'organe atteint, il ne se forme pas assez d'anticorps dans le sang de l'organisme atteint, et qu'il y a lieu, en conséquence, de lui fournir des sérums immunisants en quantité suffisante. On emploie le sérum comme il suit : une injection sous-cutanée (dans les cas graves, deux à trois injections sous-cutanées) de 10 c. m. c. dans le dos; et en même temps instillations de sérum sur l'ulcération et dans le cul-de-sac conjonctival (HELBRON, *Berlin. klin. Woch.*, 1906, n° 21).

Pour obtenir une immunisation plus efficace, Rœmer a employé aussi la méthode active au moyen de cultures mortes, et ultérieurement une combinaison des deux méthodes, la méthode dite simultanée, consistant à faire le soir une injection intramusculaire de la culture (1 c. m. c.), et le jour suivant une injection sous-cutanée.

Ce traitement amène la guérison dans les cas bénins; dans les cas graves, il ne dispense point de l'usage du thermocautère.

**Sérum de levure** (selon DEUTSCHMANN, *Münch. med. Woch.*, 1907, n° 19). On l'obtient en faisant ingérer à des animaux des doses croissantes de levure; « il en résulte la production, dans le sang des animaux, d'une accumulation de substances de défense et de protection. » Si l'on soustrait du sang à ces animaux, on en retire un sérum, qui serait d'un grand secours pour un organisme en lutte contre une infection. Nous l'avons utilisé dans les ulcérations de la cornée, les abcès, les phlegmons de l'orbite, etc..., sans succès appréciable. On injecte 2 à 4 c. m. c. sous la peau ou dans les muscles et, si c'est nécessaire, on fait une seconde injection le jour suivant. (NAPP, *Zeitschr. f. Augenheilk.*, 1908, juillet.)

**Sérum antidiphtérique.** Lorsque les phénomènes généraux sont faibles : 1.500 I. E. (1) injectées au moyen d'une seringue stérilisée sur le côté externe de la cuisse ou sous la peau de l'abdomen. Avec le sérum 400 fois plus fort : 3,75 c. m. c. Dans les phénomènes généraux graves, 3.000 I. E. Ne pas masser. Suivant les cas, une injection encore.

**Opsonines.** Wright et Douglas donnent ce nom aux substances protectrices du sérum sanguin, en l'absence desquelles les leucocytes ne peuvent exercer la phagocytose qu'à un très faible degré. Or. comme l'immunité vis-à-vis des infections bactériennes dépend dans une large mesure de la phagocytose, les opsonines jouent un grand rôle dans l'établissement de l'immunité. L'indice opsonique indique le degré du pouvoir phagocytaire, que l'on obtient dans un échantillon pur de leucocytes, avec du sérum d'un individu suspect, comparativement au pouvoir phagocytaire du sérum d'un individu sain. Le vaccin est une culture bactérienne morte, qui se trouve en suspension dans une solution salée et stérilisée normale, additionnée de 1/4 p. 100 de lysol ou de 1/2 p. 100 d'acide phénique, et qui, injectée, en tenant compte de l'indice opsonique, est capable de produire un accroissement dans la formation des substances protectrices.

---

(1) I. E. = unité de mesure du pouvoir antitoxique ou unité d'Ehrlich. (Note du traducteur.)

**Sérum antistreptococcique** de Marmorek. On s'en est servi dans les conjonctivites streptococciques, l'érysipèle, le phlegmon de l'orbite, la panophtalmie, sans grand succès. On l'injecte par la voie rectale, plusieurs fois si c'est nécessaire (enfants, 1 à 5 c. m. c. ; adultes, 5 à 15 c.m. c.).

*Traitement de la cataracte*, suivant Rœmer. Ce procédé consiste à prescrire au malade, atteint d'une cataracte sénile au début, des tablettes préparées avec des cristallins d'animaux conservés. D'après Schirmer et Kœnigshœfer, celles-ci sont inactives. (*Heidelberger ophthalm. Ges.*, 1908.)

## Méthode de Bier.

**L'hyperémie par stase,** d'après Bier, s'obtient au moyen d'une bande de caoutchouc (de la largeur d'une jarretière ordinaire), que l'on applique autour du cou du sujet, de telle sorte que non serrée elle soit plus courte de 1 c. m. que la circonférence du cou. On maintient la tête ainsi hyperémiée durant 2 à 4 semaines, 22 heures par jour.

**Pour l'hyperémie par succion,** on se sert d'un appareil en verre analogue à une ventouse, portant un ballon de caoutchouc au bout d'un tuyau de 30 c. m. de long. Il est utile de munir l'appareil d'un manomètre, attendu qu'une diminution de pression de 100 mm. de mercure produit déjà des hémorragies de la conjonctive ou une augmentation notable de la pression intra-oculaire. La différence de pression convenable est de 20 mm.

On applique la succion deux fois par jour, une demi-heure chaque fois.

Les recherches expérimentales ont conduit Wessely à formuler les conclusions suivantes dans ses « Recherches expérimentales sur la pression oculaire. » (*Experimentelle Untersuchungen über den Augendruck.* Wiesbaden, Bergmann, 1908) :

« Nous pouvons dire que la stase produite par la bande trouvera peut-être son emploi dans les affections de l'orbite ; elle est obtenue par la succion dans les maladies des paupières, de la conjonctive et de la cornée ; mais par contre, pour produire une hyperémie interne de l'œil, le premier procédé n'est pas approprié, et le second présente un réel danger. Car il en résulte une élévation de tension assez considérable, suivie d'une diminution, et même on peut dire que vraisemblablement l'hyperémie ne se produit guère avant que l'œil ne subisse la pression en question. »

## Injections sous-conjonctivales.

On les pratique de la façon suivante :

Comme seringue, on se servira d'une seringue de Pravaz ordinaire avec une aiguille légèrement courbée, en platine iridié, qu'on flambe avant de l'employer. Les solutions doivent être naturellement rendues stériles et, si la température extérieure est basse, être chauffées à 32°-36° C.

> ℞ *Chlorure de sodium* . . . . . . *0,8*
> *Acoïne* . . . . . . . . . . . . . *0,03*
> *Eau distillée* . . . . . . . . . *20*

Le malade, après instillation de 2 à 3 gouttes de novocaïne-adrénaline (formule 110), doit regarder avec force en bas et en dedans ; avec la paume de la main gauche on soulève un peu la paupière supérieure de façon à découvrir la partie supéro-externe du globe oculaire. L'aiguille sera éloignée le plus possible du bord de la cornée et enfoncée tangentiellement à la surface du globe oculaire, de manière à passer par l'équateur. On veillera à ce que le liquide ne rejaillisse pas sur le limbe (à la limite entre la cornée et la sclérotique), où, en agissant sur le réseau vasculaire marginal, il peut produire des troubles trophiques de la cornée. La circonspection s'impose surtout lorsqu'on doit injecter tout un centimètre cube. On enfoncera donc l'aiguille à la plus grande profondeur possible et on la vide au-delà de l'équateur dans les tissus de l'orbite.

Si l'on utilise pour l'injection le pli de passage inférieur, on demandera au malade de regarder en haut, on soulèvera avec une pince un pli de la conjonctive et l'on videra la seringue en la tenant parallèlement au bord de la paupière, aussi loin que possible des bords de la cornée.

Les injections sous-conjonctivales sont surtout recommandées dans les choroïdites chroniques, puis dans les ulcérations de la cornée, les kératites parenchymateuses torpides et certaines formes de l'iritis, qui ne s'accompagnent pas d'une stase veineuse trop accentuée, et dans les affections syphilitiques (1 p. 1000 de solution de cyanure de mercure, 0,7 et 1 p. 100 de solution d'acoïne 0,3).

Les injections sont contre-indiquées dans les troubles vasculaires péricornéens et le glaucome.

Sous l'influence des injections sous-conjonctivales, la teneur en albumine s'élève dans le liquide de la chambre antérieure, ainsi que son contenu en anticorps, hémolysines et opsonines, en même temps que s'élève la pression intra-oculaire.

Von Michel n'attribue aucune utilité à ces injections, — opinion d'ailleurs partagée par la plupart des ophtalmologistes. Aussi ne les emploie-t-on pas dans notre clinique.

## Traitement de la scrofulo-tuberculose chez les enfants, d'après Salge.

(Guide thérapeutique des maladies de l'enfance. Edition française, par L. Exchaquet. Paris, J. B. Baillière, 1909).

### Traitement général.

Alimentation : nourriture de digestion facile et de haute valeur alibile. Ne pas accorder une trop grande importance à l'albumine et aux albuminoïdes, mais donner une nourriture mixte, riche en hydrates de carbone et en graisses ; de la viande et des œufs sous des formes variées, du pain blanc, des pommes de terre, des légumineux. En outre, des légumes verts, des fruits (jus de fruits, jus d'oranges, jus de framboises, de cerises, de pommes râpées), miel, lait, beurre frais, crème, huile de foie de morue.

(Une nourriture appropriée et bon marché peut se composer de caillebotte et de fromage, de saucisson et de lard, de pain, de pommes de terre, de salade, etc.)

Chez les enfants bouffis, des bains salés, deux à trois fois par semaine (on ne les prescrira point aux enfants faibles, maigres, anémiques). On peut également recommander, à la place des bains salés, des frictions au savon noir : chaque jour ou tous les deux jours, durant 3 à 5 minutes, on frictionnera la surface postérieure du corps depuis la nuque jusqu'aux jarrets avec du savon noir (en se servant à cet effet d'un morceau de flanelle), puis on la lave avec de l'eau tiède ; on continuera pendant 6 à 8 semaines. S'il se produit de la rougeur ou de la tuméfaction de la peau, on interrompra ces frictions pendant quelques jours.

On peut aussi enduire la surface postérieure du corps depuis la nuque jusqu'aux jarrets avec du savon noir; on le laissera appliqué pendant un quart d'heure et ensuite on lavera à l'eau tiède. Si la peau est écorchée, on interrompra pendant quelques jours.

Pour les enfants faibles, maigres, il convient de commencer par des frictions sèches sur la peau et de les remplacer ensuite par des frictions à l'alcool additionné d'eau (parties égales), et plus tard par des frictions à l'eau additionnée d'une petite quantité de sel de cuisine.

*Séjours fréquents à l'air libre et dans des localités ensoleillées.* Séjours au bord de la mer ou à la montagne. *Sanatoria.*

Médicaments :

℞     *Carbonate de gaïacol.* . . . . .   *0,1 à 0,3*
        *Sucre.* . . . . . . . . . . . . . .   *0,3*
*Diviser en paquets. Pour une dose n° XXX. 3 fois par jour*
*un paquet.*

℞     *Carbonate de gaïacol.* . . . . .   *3*
        *Huile de foie de morue.* . . .   *200*
*Agiter. Deux fois par jour une cuillerée à soupe.*

℞     *Créosotal* . . . . . . . . . . .   *20*
*Trois fois par jour, 6 à 8 gouttes dans du lait ou dans*
*de l'huile de foie de morue.*

℞     *Siroline.*
        *Trois à cinq cuillerées à thé par jour.*

℞     *Iodoferratose.*
        *Trois à cinq cuillerées à thé par jour.*

℞     *Sirop d'iodure de fer* . . . . . }
        *Sirop simple* . . . . . . . . . }   *āā 10*
*Trois fois par jour, 5 à 20 gouttes dans du lait ou*
*dans de l'huile de foie de morue.*

℞     *Saccharate d'iodure de fer* . . . .   *1*
        *Poudre de rhubarbe.* . . . . . . . .   *0,4*
        *Sucre.* . . . . . . . . . . . . . . . .   *2*
*Diviser en paquets. Pour une dose n° XII.*
*Trois fois par jour un paquet.*

Tous ces médicaments doivent être pris après les repas.

# Anesthésie.
# Préparatifs pour une opération.

## Anesthésie générale.

L'emploi du chloroforme et de l'éther est bien connu. L'ivresse éthérée convient parfaitement pour les opérations de courte durée. On verse dans le masque ordinaire à éther 30 à 40 c. m. c. d'éther, et l'on fait respirer profondément. Aussitôt que la première période d'ivresse est apparue, par conséquent avant le stade d'excitation (chez les enfants, dès qu'ils ont cessé de crier), on opère. Les sujets gardent leur connaissance, tout en restant insensibles et dans l'immobilité. Une précaution à prendre : Dans l'emploi du thermocautère, on doit éloigner le masque à éther de la table d'opération.

On emploie de même le bromure d'éthyle (3 à 5 gr.), pour obtenir des narcoses de courte durée.

En raison de l'importance relative des opérations pratiquées sur l'œil, l'anesthésie générale constitue un risque trop considérable; en outre il y a l'inconvénient du masque qui rétrécit énormément le champ opératoire; d'où il résulte que l'anesthésie locale sera toujours préférée.

## Narcose par la scopolamine
## et la morphine associées.

a) *Narcose totale suivant le procédé de Korff.*

*Préparatifs.* On surveillera très attentivement, la veille de l'opération, l'état du ventre, et l'on pratiquera un nettoyage minutieux des dents et de la bouche. De même, vingt-quatre heures avant l'opération, on ne donnera au malade qu'une nourriture liquide, facile à digérer; une heure avant le début de la narcose, un quart de litre de thé avec du lait, de café au lait ou d'un consommé (à cause de l'action desséchante de la scopolamine sur les muqueuses).

*Narcose.* On injecte le tiers d'une ampoule de 2 c. m. c. (Il existe dans le commerce des ampoules stérilisées qui renferment 0,0006 de bromhydrate de scopolamine et 0,015 de chlorhydrate de morphine pour 1 c. m. c. d'eau distillée, ou qui contiennent une double dose), deux heures et demie à trois heures avant l'opération; le second tiers une heure et demie, enfin le troisième tiers 3/4 d'heure avant l'opération. En cas de besoin, on maintiendra la narcose à l'aide d'instillations de cocaïne ou bien en versant goutte à goutte soit de l'éther soit du chloroforme. Après l'incision douloureuse de la peau, il suffira souvent de quelques gouttes d'un narcotique (éther ou chloroforme) pour compléter ou continuer la narcose, si toutefois c'est nécessaire. On s'efforcera, dès le début de la narcose, d'éviter tout bruit et le plus possible de causer, etc.; et l'on fera l'obscurité dans la chambre.

Quand tout sera terminé, on laissera le malade dans le calme absolu avec la sensation du bien-être procuré par la narcose. Lorsqu'il commencera à se réveiller, on lui donnera par cuillérées à thé de l'eau de Fachingen ou de Vichy-Célestins, etc.; au bout de six heures environ, une tasse de boisson ou de thé avec du lait. Il est facile de faire revenir le malade à sa connaissance, soit en l'interpellant, soit en le lotionnant à l'eau froide.

b) Pour obtenir une *demi-narcose*, avec conservation de la faculté de réaction, on donne soit la moitié d'une dose (c'est-à-dire le tiers d'une ampoule de 1 c. m. c.) ou suivant Segelken, deux fois le tiers d'une ampoule de 2 c. m. c., trois heures à une heure et demie avant l'opération. Dans l'état d'obscurcissement de la conscience qui s'ensuit, on peut, en y joignant l'anesthésie locale, pratiquer une opération sans que le sujet éprouve aucune douleur.

La narcose produite par la scopolamine et la morphine associées convient seulement aux malades demeurant à la clinique, parce qu'ils dorment d'ordinaire pendant plusieurs heures après l'opération; en général, cette variété de narcose est d'une grande utilité, en raison de l'absence de toute phase d'excitation et de vomissements post-opératoires, surtout dans les interventions prolongées (opérations plastiques) bien qu'on ne puisse se dissimuler qu'il a été signalé des cas de morts à la suite de son application, bien entendu par l'emploi de doses plus élevées que celles que nous avons mentionnées ci-dessus.

Parmi les contre-indications, les affections cardiaques arrivent en première ligne.

Comme cette variété d'anesthésie ne produit point de dilatation pupillaire, elle n'est pas contre-indiquée dans le glaucome.

Pour les sujets craintifs, cet anesthésique constitue un calmant merveilleux. Il les plonge dans un état léthargique d'indifférence, tout en ne les empêchant pas d'obéir aux recommandations de l'opérateur (par exemple de regarder en bas), de répondre à un appel, tout en ayant perdu toute anxiété et toute conscience de l'opération redoutée. Le sommeil calme postopératoire est d'une grande importance pour la première agglutination de la plaie.

## Anesthésie locale.

a) *Anesthésie par instillation.*

L'anesthésie par instillation convient dans toutes les opérations à effectuer sur le globe oculaire et ses annexes accessibles par le cul-de-sac conjonctival. On emploie la cocaïne en solution à 10 p. 100 (chlorhydrate de cocaïne, 1 ; sublimé, 0,001 ; eau distillée, 10). On peut faire chauffer une fois la solution fraîche, avant l'opération ; et ensuite introduire toutes les deux minutes 6 à 8 gouttes dans le cul-de-sac conjonctival (voy. p. 19). Après cette instillation, on recouvrira les paupières fermées d'un tampon d'ouate humide. Pour l'extraction des corps étrangers, deux gouttes suffisent.

L'emploi de la solution suivante est encore plus approprié à l'extirpation des corps étrangers (voy. p. 228 et 230) :

*Novocaïne-épirénane :* novocaïne 1; solution d'épirénane (1/1000) 1, eau distillée 10; — deux à trois gouttes.

b) *Anesthésie par infiltration.*

En raison du trajet inconstant des filets nerveux et de l'abondance des vaisseaux sanguins et lymphatiques dans le voisinage de l'œil, l'injection dans les nerfs eux-mêmes (suivant Cushing) ou bien dans la région périneurale (d'après Oberst) n'est guère indiquée; nous nous bornons à l'infiltration régionale, c'est-à-dire que nous injectons la solution anesthésiante dans la région du champ opératoire ou dans son voisinage. Les solutions de cocaïne de Schleich ne conviennent pas, parce que la quantité de liquide injecté modifie facilement les rapports topographiques (formule 127).

L'*Alypine* nous apparaît comme l'anesthésique le plus approprié, en raison de sa faible toxicité, de sa stérilisation facile et de son action anesthésique parfaite et durable. Sa propriété congestive se trouvera aisément convertie en la propriété contraire grâce à l'addition de suprarénine.

Nous employons avec de sérieux avantages les tablettes de G. Pohl. Elles contiennent 0,02 gr. d'alypine et 0,00013 de suprarénine boriquée. On s'en sert de la façon qui suit : On chauffe une seringue de Luër en verre et un verre de montre, sans addition de soude (car cette substance précipiterait l'alypine); on aspire alors dans la seringue 1 c. m. c. d'eau bouillie et on l'expulse sur la tablette que dans l'intervalle on a placée dans le verre de montre. On obtient ainsi 1 c. m. c. d'une solution absolument stérile d'alypine à 2 p. 100.

Pour l'opération indolore de l'orgelet, 1/4 de cette solution suffit.

La dose maxima d'alypine pour les adultes est de 0,2 gr.; il ne faut pas dépasser le maximum de 5 tablettes à cause de son contenu en suprarénine.

L'*Eusémine* est tout particulièrement recommandable dans la pratique; c'est un mélange de 0,75 p. 100 de cocaïne et de 0,05 p. 100 d'adrénaline. Livrée en ampoules de 1 c. m. c., elle constitue un anesthésique actif, stérile et constamment prêt à servir, dont la toxicité est presque nulle.

Nous employons ce remède principalement dans nos visites en ville, en injections sous-cutanées, tandis qu'à la clinique où l'on dispose de l'eau bouillante, les tablettes d'alypine moins chères et plus énergiques sont préférables.

Anesthésie dans l'énucléation, voy. p 248.


## Instruments. Préparatifs pour les opérations.

Les instruments, dont le médecin peut avoir à se servir dans la pratique de l'ophtalmologie, sont relativement peu nombreux.

1. Gouge ou aiguille à corps étrangers : Elles servent à l'extraction des corps étrangers fixés plus ou moins solidement dans la cornée (fig. 10).

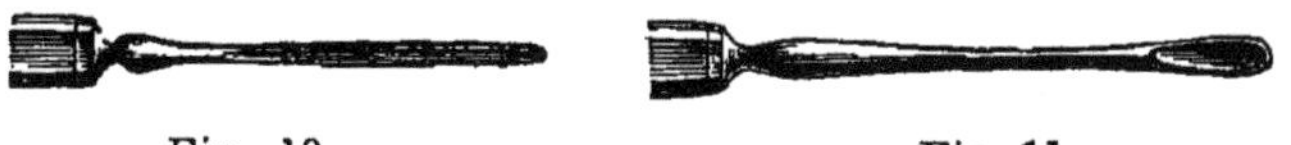

Fig. 10.                                    Fig. 11.

2. Bistouri pointu pour l'incision des chalazions, etc.

3. Petite curette tranchante, servant au même usage, ou pour le curetage de la conjonctive et de la cornée (fig. 11).

Fig. 12.

4. Sondes pour le sac lacrymal : sonde conique et sonde de Bowman, sans bouton (fig. 12).

5. Blépharostat de Desmarres (fig. 13).

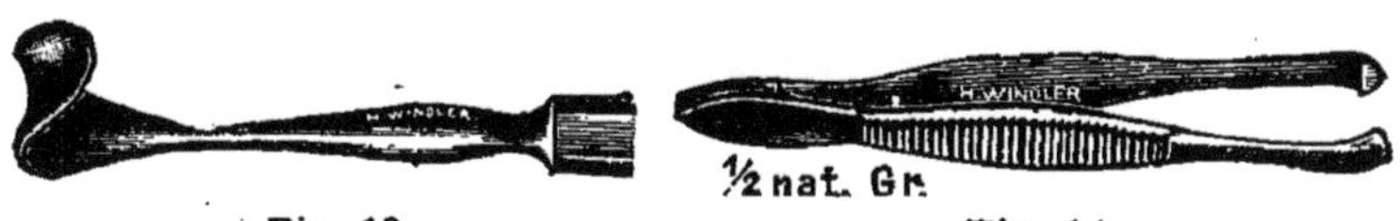

Fig. 13.                                    Fig. 14.

6. Pinces à cils ou à épilation (fig. 14).
Pour les sutures de la cornée on emploie :

7. Un releveur de la paupière (fig. 15)

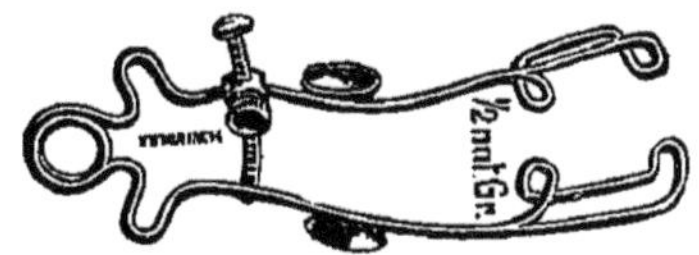

Fig. 15.

8. Une pince à fixation      } qui peuvent être remplacées
9. Une pince à iris (fig. 16) { par d'autres pinces chirurgicales

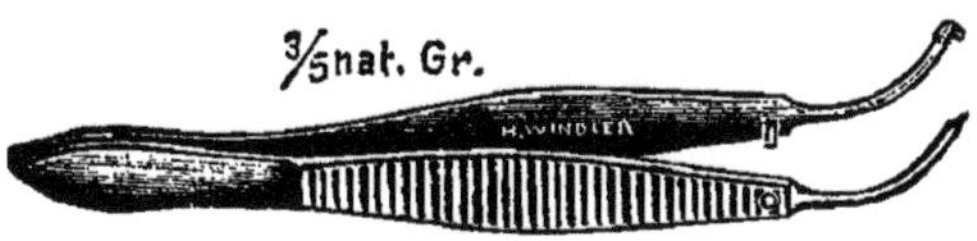

Fig. 16.

10. De petits ciseaux courbés vers le haut (fig. 17), que l'on trouve également dans la trousse chirurgicale ordinaire.

11. Un porte-aiguille (fig. 18), qui existe dans toutes les trousses.

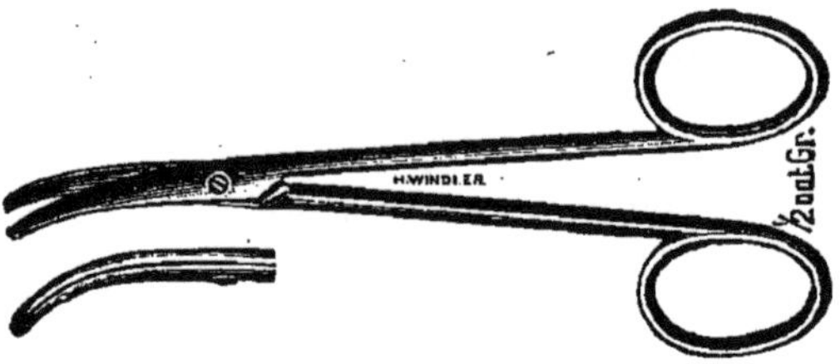

Fig. 17.

12. De petites aiguilles rondes, fortement recourbées, appelées aiguilles à suture intestinale, et des fils de soie très fins (fig. 19).

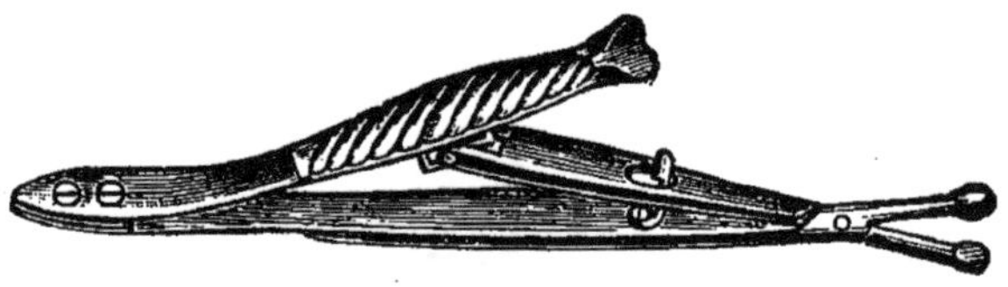

Fig. 18.

Pour le traitement du trachome :
13. Une pince étroite à roulettes de Knapp (fig. 20).
14. Une pince de Dohnberg (fig. 21).
15. Une pince à expression de Kuhnt (fig. 22).

Signalons encore :
16. Galvanocautère (fig. 23).

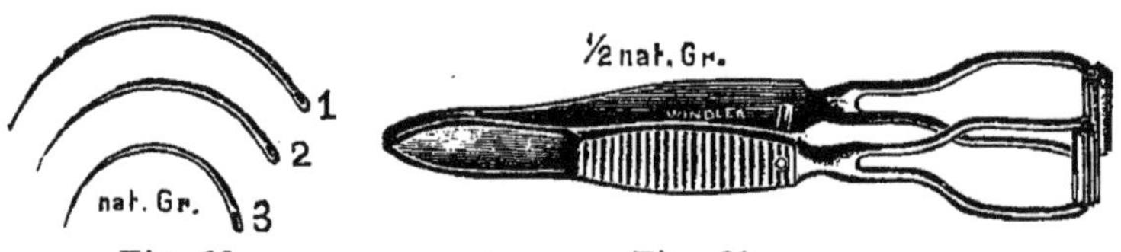

Fig. 19.

Fig. 20.

17. Aiguille à épilation.
18. Une « ondine » c'est-à-dire un réservoir de verre sphérique, muni d'une longue tubulure.

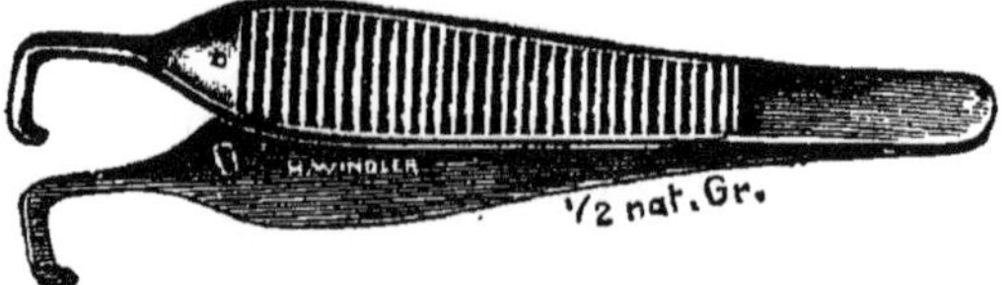

Fig. 21.

19. Une pince à dissection.
20. Des ciseaux droits.

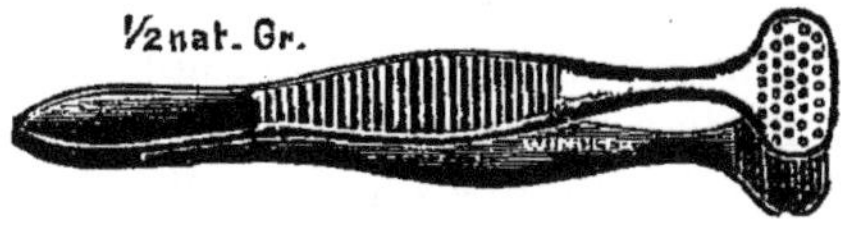


Fig. 22.

21. Une série de baguettes de verre et de compte-gouttes en verre. De la sorte, l'arsenal du praticien se trouvera au complet.

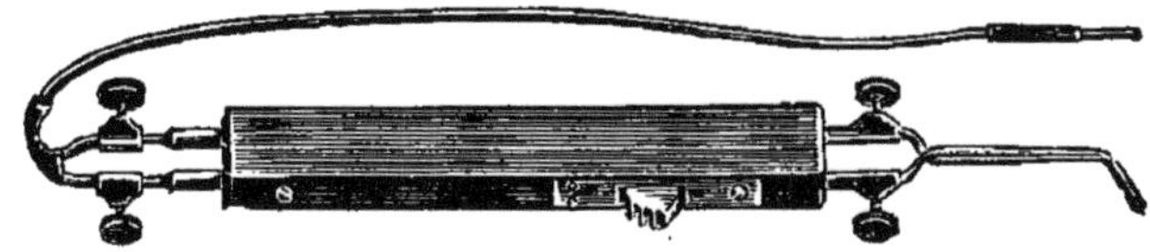

Fig. 23.

Il ne lui manque plus alors qu'une boite à lunettes et des tests et échelles pour être outillé également au point de vue optique. Il sera question plus loin des instruments servant à l'énucléation (voy. p. 246).

## Désinfection
## des instruments et du champ opératoire.

Les instruments tranchants doivent être désinfectés au moyen d'un nettoyage minutieux à l'éther alcoolisé, et conservés dans l'alcool à 70 p. 100 (pendant quinze minutes); les autres instruments seront stérilisés par l'ébullition dans une solution de soude à 1 p. 100. Dans ce but, on emploie avantageusement les pastilles de soude qui sont dosées d'avance.

Pour ce qui concerne la désinfection du champ opératoire, il ne faut pas oublier qu'aucun antiseptique ne doit pénétrer dans le cul-de-sac conjonctival. Pour nettoyer ce cul-de-sac, on se sert d'une solution chlorurée sodique (au taux physiologique ordinaire), qu'on laisse couler d'une « ondine » sur la conjonctive. La peau, par contre, pourra être désinfectée suivant les règles en usage dans la pratique chirurgicale; on coupera les cils, et même, si c'est nécessaire, les sourcils; et l'on recouvrira les cheveux d'un linge imbibé d'une solution de sublimé;

on l'enroule à la manière d'un turban tout autour de la tête.
Inutile de rappeler que les mains et le matériel de pansement
doivent être stérilisés.

En dehors de l'hémostase par compression ou par l'emploi de
la suprarénine, il n'y a pas lieu de s'arrêter à d'autres procédés
pour les opérations mentionnées dans ce livre.

# Partie Spéciale.

# Paupières.

## Eczéma.

Le traitement de cet eczéma est le même que celui de l'eczéma de la peau.

On a à distinguer un eczéma chronique et un eczéma aigu.

Le premier se rencontre le plus souvent chez les enfants ou chez les adolescents ; on doit le considérer comme une anomalie constitutionnelle, (diathèse exsudative [Czerny]). Aussi devra-t-on porter son attention sur le traitement général bien plus que pour l'eczéma aigu. Ce traitement général est surtout constitué par la nourriture qui doit être fortifiante (l'huile de foie de morue à elle seule ne suffit pas), la vie au grand air, la stimulation du métabolisme par un changement d'air (littoral maritime), les bains salés (1/2 à 1 kilogr. pour un bain d'enfant), les cures alcalines, etc...

L'eczéma aigu est surtout une affection locale ; aussi est-ce un traitement local qui lui convient le mieux.

Les pansements et les cataplasmes humides sont très préjudiciables dans l'eczéma. Très souvent ils en sont la cause déterminante.

## Traitement des facteurs étiologiques.

Traitement des catarrhes conjonctivaux, de l'ectropion, de l'iritis, etc., qui peuvent provoquer l'eczéma des paupières par une secrétion lacrymale exagérée. Pédiculose. Phtiriase. Nuisances professionnelles.

Surveiller la propreté.

Traitement médicamenteux :

Comme moyens prophylactiques, sont indiquées dans les catarrhes sécrétants, pour empêcher l'humectation des paupières, les pulvérisations de poudre d'amidon ou les onctions de vaseline boriquée.

Dans l'**eczéma récent**, on emploie le mélange suivant en onctions :

> ℞    *Acide salicylique. .        0,5*
> *Oxyde de zinc . . . }*
> *Amidon. . . . . . . }   āā 5*
> *Bol. rouge. . . . . .        0,2  (pour colorer en rose)*
> *Vaseline blanche pure. . .  10*
> *F. S. A. Une pâte. (Suivant prescription.)*
>
> *Ajouter 50 gr. d'huile d'olive, 25 gr. d'ouate, une baguette de verre.*

Ou bien :

> ℞    *Pâte salicylée*
> *Pour une Dose n° 1.*
> *(Suivant prescription.)*

Les croûtes et les escarres sont ramollies au moyen d'un tampon d'ouate imbibé d'huile, puis enlevées à l'aide d'une baguette de verre stérilisée par ébullition (les hémorragies ne sont pas à craindre). Après quoi on applique l'épaisseur d'une lame de couteau de la pâte avec une baguette de verre spatulée (fig. 6 *a*). La pâte sèche assez rapidement et peut être utilisée pour un pansement sec absorbant, permanent, avec un peu d'ouate ou avec quelques tours de mousseline très mince ; on ne changera le pansement que s'il est trempé de part en part ou s'il y a un prurit intense. On peut aussi saupoudrer l'œil d'une couche épaisse de poudre, pour obtenir un enduit sec et uni. On peut de même appliquer sur l'œil une compresse de lint enduite de pâte, la fixer au moyen d'un pansement (parfois on emploie tout un masque de lint, en ménageant une ouverture pour la bouche et le nez, dans le cas où tout le visage est atteint). Les places recouvertes de poils doivent être rasées et enduites de pâte de cinabre (voy. p. 65). Enfin, on peut utiliser l'ichthyol (formule 76). Au bout de 24 heures ou plus, la pâte doit être enlevée en même temps que les croûtes au moyen d'un tampon huileux (pas d'eau, ni de sublimé !) ; l'application doit être renouvelée jusqu'à formation d'un épiderme nouveau, parfaitement lisse. Cet épiderme devra être protégé par de la vaseline boriquée (formule 1).

Lorsque ce traitement ne réussit pas, en particulier dans l'**eczéma impétigineux,** on pourra cautériser la plaie après enlèvement des croûtes, avec une solution de nitrate d'argent à 5 p. 100, 3 à 4 fois de suite, en ayant soin de toujours sécher préalablement avec de l'ouate. Faire attention à ce que rien n'entre dans l'œil ! Sur les escarres on place un pansement de vaseline boriquée à 3 p. 100. On peut remplacer la solution de nitrate d'argent par une pommade au nitrate d'argent à 1—3 p. 100.

On emploie encore avantageusement dans l'eczéma impétigineux (dans celui du cuir chevelu spécialement) la pommade au cinabre de Lassar ; dans l'impétigo contagieux, elle agit d'une manière tout à fait spécifique.

> ℞ *Cinabre* . . . . . . . . . . . .   *1*
> *Soufre sublimé* . . . . . . . .   *24*
> *Vaseline jaune* ou
> *Lanoline Liebreich* . . . . .   *75*
> *Huile de bergamote* . . . . .   *XXX gouttes*

Cet onguent figure parmi les formules magistrales sous le nom d'onguent de cinabre. Il s'emploie comme la pâte salicylée (voy. plus haut).

Pour dessécher un **eczéma très humide,** on se sert plus avantageusement de poudre de riz ou de poudre de *Lenicet* (à base d'acétate d'alumine) pour enfants, et on fait suivre leur application du traitement aux pâtes précitées. Appliquer la poudre 1 à 2 fois par jour.

Dans l'**eczéma squameux** et fortement prurigineux :
Préparations au soufre ou au goudron (voir plus bas).

> ℞ *Goudron de hêtre.* . . . . . . .   *2*
> *Huile d'olives* . . . . . . . . . .   *20*
> *(Suivant prescription.) Ajouter 25 gr. d'ouate.*
> ℞ *Goudron de bouleau* . . . . .   *0,3 à 1*
> *Pâte de zinc* . . . . . . . . . .   *30*
> *1 à 2 fois par jour oindre les parties malades.*

On emploie aussi le goudron de hêtre, l'huile de cade, le goudron de bouleau.

L'association du goudron et du « liniment desséchant » (*linimentum exsiccans*) répond au même but ; il se forme très rapidement une pellicule solide, mais facile à décoller, qui empêche l'introduction du goudron dans le cul-de-sac conjonctival.

> ℞ *Goudron de bouleau* . . . . .   *0,5 à 2*
> *Poudre de gomme adragante.*   *1*
> *Glycérine* . . . . . . . . . . . .   *0,4*
> *Eau distillée* . . . . . . . . .   *20*
> *1 à 2 fois par jour, appliquer sur les parties malades.*

En outre :

℞   *Pâte de pithylène à 10 %. . . . . . 20*
    *(Mélange de goudron et de formaldéhyde)*
*2 fois par jour, à appliquer au moyen d'une baguette de verre.*

Les préparations goudronnées seront appliquées 1 à 2 fois par jour durant 3 à 4 jours, couche par couche, sans laver; ensuite laver, attendre un jour, reprendre le même cycle avec un mélange plus fort (goudron de hêtre 4 pour huile d'olive 20), etc., jusqu'à la guérison. (Examen fréquent de l'urine au point de vue de l'albumine ! Urine phéniquée !)

N.B. Lorsque l'infiltration et la sécrétion sont particulièrement fortes, les préparations goudronnées doivent être évitées (il vaut mieux faire un essai préalable sur une petite surface).

Prendre garde que le goudron n'entre pas dans le cul-de-sac conjonctival.

**Sycosis** (Abcès des follicules pileux) : Epilation des cils ou des sourcils. Pansements à la **pâte** comme dans l'eczéma. — Ou encore :

℞   *Soufre précipité 1, résorcine 2 . .* } *Vaseline blanche parfai-*
    *Acide tannique 1, soufre précipité 2* }    *tement pure 20.*

Il faut toucher les petits abcès avec le crayon de nitrate et traiter la conjonctive et l'appareil lacrymal. Voyez aussi le traitement de l'eczéma du bord palpébral.

### Eczéma du nez.

Lavages avec une solution boriquée à 3 p. 100. Introduire des tampons d'ouate imbibés de pâte de zinc ou de pâte salicylée dans les fosses nasales.

## Eczéma chronique des paupières.

Eviter toutes nuisances, telles qu'air trop sec ou vicié, fumées, poussières, chaleur rayonnante, veillées.

Traitement général (anémie. tuberculose, etc.).

Traitement des facteurs étiologiques : anomalies de la réfraction, affections du sac lacrymal, catarrhes et eczéma de la conjonctive, affections des paupières, etc... Phtiriase, poux (lentes noires, onguent gris).

Médicaments :

> ℞ *Précipité jaune de mercure.* . *0,05*
> *Vaseline blanche parfaitement*
> *pure* . . . . . : . . . . . . . . *10*
> *Pour onguent. Ajoutez une baguette de verre et 25 grammes*
> *d'ouate.*

On veillera à ne pas appliquer l'onguent superficiellement sur les cils, et au contraire à séparer soigneusement les cils pour ne garnir que le bord de la paupière entre les cils ; on peut aussi utiliser les pommades soufrées :

| | |
|---|---|
| ℞ *Soufre précipité 1*<br>*Acide salicylique 0,5*<br>*Teinture de ben-*<br>*joint . . . . . 0,5*<br>*Vaseline blanche*<br>*parfaitement*<br>*pure. . . . . 20* | ℞ *Soufre précipité 2* ou<br>*Résorcine. . . . . 0,5*<br>*Oxyde de zinc .* ⎫ *āā 10*<br>*Amidon pur . .* ⎭<br>*Vaseline blanche par-*<br>*faitement pure. 20* |

ou encore la pâte salicylée recommandée à la page 64. Les pâtes seront employées avec une baguette de verre spatulée.

L'enlèvement des croûtes doit être pratiqué à l'aide de tampons huilés. (Voy. p. 64.)

Dans l'eczéma sec squameux sont indiquées les préparations goudronnées (formules 113, 114, 115 ; *Cf.* page 65 et surtout la formule 115). Le traitement doit être continué même après la guérison apparente, car la récidive est fréquente. Persévérance !

Pour les affections des cils : épilation.

Contre les ulcérations : crayon au nitrate d'argent. (Voyez p. 66.)

Dans le cas d'abcès, ouvrir avec un bistouri pointu et cautériser avec un crayon de nitrate d'argent pointu. Après la guérison, continuer à graisser le bord des paupières légèrement, encore longtemps, avec une pommade boriquée à 3 p. 100 (formule 1, voy. aussi : pâte au cinabre, p. 65).

Dans les inflammations opiniâtres du bord de la paupière, surtout lorsqu'elles sont compliquées d'orgelet, on peut employer le vaccin staphylococcique en injection sous-cutanée (d'après Wright), ou bien le traitement par des solutions de protargol à 20 p. 100.

## Herpès de la face.

Vaseline boriquée. Orthoforme 2, vaseline 20. Poudre d'amidon.

## Herpès zoster.

Eventuellement traitement causal, parce que l'herpès est souvent consécutif à des empoisonnements par l'arsenic, l'oxyde de carbone, etc...

Localement : vaseline boriquée, léger pansement ouaté. Lorsque la douleur est violente, antipyrine ou morphine en injections sous-cutanées. Les ulcérations seront saupoudrées avec de l'oxyde de zinc et du talc de Venise à parties égales.

Dans les névralgies tenaces : courant continu (pôle positif — nuque). Hydrothérapie. Névrotomie. Neurectomie. Complication du côté de la cornée, voy. Herpès de la cornée.

## Affections du cartilage tarse et de ses glandes, orgelet, chalazion.

Rarement le cartilage tarse est atteint primitivement (syphilis) ; plus souvent secondairement (trachome). (Voy. p. 96.)

L'**Orgelet** (inflammation aiguë des glandes de Meibomius). On l'incisera lors de sa maturité (c'est-à-dire lorsqu'à son sommet on voit un petit point jaune). (Voy. Opérations, p. 79.)

S'il n'est pas encore mûr, on active sa maturation à l'aide des pansements humides (p. 32).

Le **Chalazion** (inflammation chronique granuleuse des glandes de Meibomius) sera également incisé (voy. p. 79), ou bien, s'il est volumineux, devra être extirpé (voy. p. 81).

Pour empêcher la récidive, on introduit la pommade suivante dans le cul-de-sac conjonctival :

> ℞ *Sublimé . . . . . . . . . . . . . 0,003*
> *Vaseline blanche parfaite-*
> *       ment pure . . . . . . . . 10*
> *Deux fois par jour introduire un fragment de la pommade*
> *du volume d'un demi-pois dans l'œil malade*
> *au moyen d'une baguette de verre.*

**Infarctus calcaires des glandes de Meibomius.** Ils peuvent agir à la manière des corps étrangers ; on les attaque avec la pointe d'un couteau, et on les enlève après avoir anesthésié l'œil (voy. p. 55).

# Œdème des paupières.

Ce n'est qu'un symptôme, mais il est si saillant que le malade, aussi bien que le médecin, n'observent souvent pas à l'œil autre chose que la tuméfaction. Pour instituer un traitement rationnel, il faut faire un examen minutieux, non seulement du côté des paupières, mais encore du côté de la conjonctive, de la cornée, de l'iris, et constater la mobilité et la position du globe oculaire, explorer les cavités accessoires et les organes voisins. On n'entreprendra pas le traitement d'un œdème avant de s'être assuré de l'état des parties profondes de l'œil. Si l'on n'arrive pas à écarter les paupières avec le doigt, on doit employer le blépharostat des Desmarres ou bien s'aider de deux baguettes de verre entourées d'ouate (technique, p. 104).

### *Diagnostic différentiel.*

1re Question : Se trouve-t-on en présence d'un œdème inflammatoire ou non inflammatoire?

Si le premier cas se présente, il se pose une

2e Question : S'agit-il d'une affection des parties profondes de l'œil (reconnaissable à la rougeur et à la tuméfaction de la conjonctive, à l'hyperémie péricornéale, à la saillie et à la mobilité incomplète du globe oculaire), ou s'agit-il d'une inflammation locale des paupières ou de leur voisinage?

I. L'œdème non inflammatoire peut dépendre d'une affection cardiaque, d'une hydrémie, d'une néphrite, d'une trichinose, d'une affection des cavités accessoires, et il doit être traité suivant les indications fournies par la maladie principale.

II. Œdème inflammatoire (chaleur, rougeur, douleur).

*a) Les parties profondes de l'œil sont intactes.*

Là encore la cause peut être multiple. De plus il est utile de constater s'il existe une douleur ou une induration circonscrite. Dans ce but nous devons explorer avec l'index les paupières, les bords de la paupière, la peau environnante et les contours osseux de l'orbite ; dans certains cas, on cocaïnisera pour pouvoir prendre la paupière entre deux doigts.

1o Si l'on trouve l'endroit douloureux ou l'induration circonscrite sur le bord de la paupière (dans ce cas, la paupière supérieure ou inférieure seule est tuméfiée), nous avons affaire dans la majorité des cas à l'orgelet (traitement, p. 68.)

2o Si la douleur est superficielle et l'induration moins circonscrite, c'est que l'on a affaire la plupart du temps aux suites d'une piqûre d'insecte (rechercher le lieu de la piqûre) ; pansement humide, p. 32.

3o Si la paupière est le siège d'un noyau volumineux, dur, très douloureux, on se trouve en présence d'un furoncle (voy. p. 72).

4o Une infiltration dure et douloureuse dans la profondeur de la paupière nous révèle un phlegmon ou un abcès (rechercher la fluctuation) ; voy. p. 72.

5° Si le point douloureux se trouve à l'angle interne des paupières et que la tuméfaction et la douleur y sont le plus prononcées, on peut avoir affaire à un furoncle localisé, à une périostite ou à une affection de l'ethmoïde, mais le plus souvent il s'agit d'une dacryocystite. Dans ce dernier cas, le diagnostic sera confirmé si la pression exercée sur la partie tuméfiée fait sourdre du pus des points lacrymaux, ou si les commémoratifs nous révèlent l'existence d'une affection lacrymale (traitement, voy. p. 192).

6° Le point douloureux siège-t-il sur le rebord osseux de l'orbite, et y constate-t-on un épaisissement, on se trouve alors en présence d'une périostite ; à noter ici que la périostite tuberculeuse a une prédilection pour le bord inférieur externe, et la périostite syphilitique pour le bord supérieur de l'orbite. On peut aussi songer, dans certaines conditions. à une affection des cavités accessoires.

Les commémoratifs, l'âge et l'examen général nous renseigneront naturellement. Dans le premier cas (tuberculose) : incision et cautérisation ; résection ou cure mercurielle dans le second cas ; enfin traitement rhinologique pour le dernier cas.

7° Si la tuméfaction et la rougeur sont plus uniformes et que l'on ne trouve point de douleur ni d'induration circonscrites, que la paupière est nettement infiltrée par comparaison avec celle de l'autre côté, enfin que la rougeur s'étend au voisinage, notamment à l'arête du nez, on doit penser à l'érysipèle.

Le diagnostic ne devient d'ordinaire certain qu'après une observation prolongée. Tandis que dans certains cas l'érysipèle des paupières suit une marche particulièrement bénigne, dans d'autres cas on observe aux paupières des formes d'une gravité particulière qui se compliquent de gangrène et d'abcès, parfois même de thrombo-phlébite de l'orbite.

Aussi faut-il bien se garder d'appliquer une vessie de glace ; les pansements à l'alcool, les onctions à la vaseline iodée et de plus un traitement général symptomatique sont indiqués ici.

8° L'œdème traumatique est facile à reconnaître grâce aux commémoratifs, à l'ecchymose ou aux plaies qui l'accompagnent. Si quelque lésion concomitante du globe oculaire n'exige pas un traitement différent, le pansement humide suffit.

9° Abstraction faite de quelques causes rares, on observe encore de l'œdème des paupières dans le cas d'ulcérations, surtout vaccinales, qui se localisent de préférence sur le bord libre de la paupière.

*c)* **Affections des parties profondes du globe oculaire.** — 1). Tuméfaction et rougeur de la conjonctive, sécrétion purulente. Blennorrhée ! (surtout œdème de la sclérotique) ; conjonctivite aiguë, conjonctivite eczémateuse, diphtéritique, trachomateuse.

2) Forte hyperémie péricornéenne, opacité de l'humeur aqueuse, etc... *Irido-cyclite, glaucome* : diagnostic différentiel, voy. p. 154.

3) Exophtalmie, mouvements du globe oculaire limités, œdème de la conjonctive : *panophtalmie, phlegmon de l'orbite* (diagnostic différentiel, voy. p. 188).

## Photophobie.

De même que l'œdème, la photophobie n'est qu'un symptôme;
elle se produit par une irritation locale ou centrale (nerveuse).
La plupart du temps, c'est le premier cas qui est à envisager;
aussi est-il nécessaire de faire un examen minutieux des yeux.

Si la photophobie est très intense, on instillera dans l'œil
toutes les 2 minutes autant de gouttes d'une solution de cocaïne
à 10 p. 100 (ne pas dépasser six gouttes), qu'il sera nécessaire pour que le sujet ouvre spontanément ses paupières ou tout
au moins n'oppose pas une trop grande résistance à l'examen
pratiqué au moyen d'une baguette de verre entourée de coton
ou du blépharostat de Desmarres (technique, voy. p. 104).

La photophobie accompagne presque toutes les inflammations
et lésions du segment antérieur de l'œil et doit être traitée
suivant les indications se rapportant à la maladie primitive. Si
elle se montre particulièrement violente, on peut employer,
outre la médication appropriée, la cocaïne en gouttes ou en
pommade (formules 92, 93), excepté dans le glaucome, à cause
du danger que présente la cocaïne d'élever la pression intra-
oculaire; dans ce dernier cas, on emploiera de préférence la
morphine en injections sous-cutanées.

L'emploi des valves et des lunettes foncées ne soulage la
photophobie que momentanément, pour l'accroître ensuite d'une
façon persistante; il est donc surtout contre-indiqué dans les
catarrhes « sécrétants ». Chaque fois que l'usage des pansements
ou des lunettes sera indiqué, nous le mentionnerons.

Pour la photophobie chez les enfants atteints d'eczéma conjonctival, voy. p. 101.

Si la cause de la photophobie reste obscure, on inspectera une
fois encore minutieusement la cornée suivant la méthode décrite
p. 229 (corps étrangers, desquamation épithéliale, herpès, etc.) et
la conjonctive de la paupière supérieure, après l'avoir mise en
ectropion (p. 75).

Si l'on ne trouve toujours rien, on examinera attentivement le
bord de la paupière, afin de s'assurer si des cils n'irritent pas la
cornée; et dans ce cas, on les enlèvera.

La photophobie modérée, qui se présente surtout le soir à la
lumière, peut être causée soit par une conjonctivite chronique,

soit par des anomalies de la réfraction ou un commencement de presbytie. Dans ce cas, employer des lunettes appropriées. (Voy. p. 202.)

La photophobie peut encore être d'origine centrale (nerveuse). Ce diagnostic se trouvera justifié dans les cas où elle se présente par accès, toute cause locale exclue, associée à des névralgies du trijumeau. L'antipyrine, la phénacétine, l'aspirine à 0,5, etc... sont alors indiquées.

## Trichiasis.

On désigne sous ce nom l'implantation anormale des cils, qui se dirigent en arrière vers le globe oculaire ; il en résulte une irritation permanente de la cornée, avec production de photophobie, de larmoiement, de troubles du côté de l'épithélium, de pannus et même d'ulcérations de la cornée.

L'épilation n'est guère efficace, car les cils repoussent rapidement. Le mieux est de les enlever au moyen de l'électrolyse (1). Le pôle positif d'un courant continu sera placé à la nuque (bien humecter l'électrode !), et le pôle négatif sera pourvu d'une fine aiguille. On enfonce celle-ci dans le follicule pileux, c'est-a-dire à la racine du poil et l'on ferme le courant ; on porte petit à petit ce courant jusqu'à 2 milliampères, et après l'avoir laissé agir durant une minute, on en laisse graduellement diminuer l'intensité. Comme le courant détermine une cuisson assez vive, l'ouverture ou la fermeture brusque du courant ferait tressauter le malade qui risquerait d'être blessé par l'aiguille. Les cils se laissent ensuite facilement extraire. Si le courant électrique a agi normalement, la racine des cils doit être noire. Malheureusement il n'est pas rare de les voir repousser. On peut grandement diminuer la douleur provoquée par l'opération en exprimant préalablement pendant plusieurs minutes, sur la région où elle doit porter, un tampon d'ouate imbibé d'une solution de cocaïne à 10 p. 100, ou bien en pratiquant une injection souscutanée avec un anesthésique (p. 55).

## Abcès et furoncles.

L'incision précoce est nécessaire pour parer au danger d'un

---

(1) Chez les fabricants d'appareils électro-médicaux, on trouve des porte-aiguilles spéciaux pour l'électrolyse.

phlegmon de l'orbite; cette incision doit se faire sur la partie externe de la paupière parallèlement à son bord.

Pour éviter de blesser le globe oculaire, en raison des mouvements inattendus et violents que peut faire le sujet, on recommande d'introduire horizontalement le bistouri pointu, le tranchant dirigé en avant (dans la direction opposée au globe oculaire) et de l'enfoncer ensuite. Tamponnement à la gaze iodoformée. Pansements secs ou humides, et traitement consécutif habituel.

## Suffusion des paupières.

C'est une hémorragie sous-cutanée des paupières. Pansement humide.

Disons en passant que les **affections cutanées** du reste du corps (rougeole, scarlatine, varicelle ou pityriasis, lupus, syphilis, etc.), peuvent également atteindre les paupières et être traitées de façon adéquate.

Pour les conjonctivites consécutives aux maladies infectieuses, voy. Conjonctivite aiguë, p. 88 et Conjonctivite eczémateuse, p. 100.

Les éphélides peuvent pâlir ou disparaître complètement par l'emploi de la préparation suivante :

$$\natural \quad \begin{array}{l} \textit{Sous-nitrate de bismuth . . .} \\ \textit{Précipité blanc de mercure. .} \end{array} \Bigg\} \ \tilde{a}\tilde{a}\ 2,5$$

$$\textit{Lanoline. . . . . . . . . . . . . . 25}$$

$$\textit{2 fois par semaine, pendant la nuit.}$$

## Tumeurs des paupières.

Parmi ces tumeurs (1) nous signalerons :

1. Le **carcinome** et le **sarcome,** qui naturellement doivent être opérés, avec blépharoplastie consécutive.

2. L'**epithelioma molluscum,** les verrues et les excroissances, qui doivent être extirpés jusqu'au fond, si l'on veut éviter des récidives.

3. Les **kystes,** qui se trouvent surtout au bord de la paupière avec un contenu limpide. Un coup de ciseaux suffit pour les enlever.

_______

(1) Voy. aussi Tumeurs de l'angle externe de l'œil, p. 190.

4. Les **angiomes** *(nævi)*. Comme ils ont une tendance à s'étendre au loin, on devra les traiter au plus tôt. L'électrolyse donne les meilleurs résultats. On place le pôle positif d'un courant continu à la nuque (on humecte l'électrode ; on munit le pôle négatif d'une aiguille qu'on place dans un porte-aiguille particulier, on l'enfonce superficiellement dans la tumeur à plat, c'est-à-dire en suivant la surface cutanée), et l'on ferme le courant ; après l'avoir laissé passer pendant une minute avec une intensité de deux milliampères, on l'interrompt, puis l'on enfonce l'aiguille en un autre point et l'on recommence l'opération 3 à 4 fois dans chaque séance. Si c'est nécessaire, on pratiquera l'anesthésie locale (voy. p. 55).

On peut encore armer les deux pôles d'une aiguille et les enfoncer toutes les deux. Par ce procédé, le sang se coagule dans les vaisseaux et en détermine l'oblitération ; pour détruire complétement la tumeur, plusieurs séances seront toujours nécessaires.

De fréquentes injections d'alcool absolu de 0,1 c. m. c. (pas davantage ! danger de gangrène !) sont indiquées, mais elles sont très douloureuses. On peut employer éventuellement les rayons Rœntgen, l'électro-cautère, etc.

L'excision n'est à pratiquer que si l'on a de quoi combler la perte de substance cutanée produite.

5. Les **tumeurs dermoïdes.** Elles ont pour siège de prédilection la région sourcillière et réclament l'extirpation avec la capsule.

6. Le **xanthélasma.** Il se produit chez les personnes âgées sur les paupières ou dans leur angle, et se caractérise par de petites élevures jaunes soit linéaires, soit arrondies, souvent parallèles au bord des paupières. On obtient leur disparition avec le plus de succès au moyen de l'électrolyse (voy. angiomes, plus haut). Si l'on dispose d'une quantité de peau suffisante, on peut pratiquer l'excision.

Les **colobomes** des paupières, congénitaux, ne peuvent être traités que par la voie opératoire. Il en est de même pour l'**épicanthus.** Sous cette domination, on comprend des replis cutanés qui s'étendent au-devant de l'angle interne de l'œil. En pratiquant l'excision d'un pli cutané le long de la région dorsale du nez, on corrige facilement ce défaut qui s'atténue d'ailleurs avec l'âge.

# Ectropion.

*(Eversion du bord de la paupière)*

**Ectropion paralytique** (à la suite de paralysie faciale). Courant continu (pôle positif à la nuque), tous les jours dix minutes, 1 à 2 milliampères.

**Ectropion acquis de la paupière inférieure.** Il est produit par l'habitude d'essuyer les larmes de haut en bas ; il est donc recommandé de ne les essuyer que de bas en haut. Il est indiqué, en outre, d'appliquer solidement un pansement qui maintient la paupière relevée.

A un plus haut degré, notamment dans l'ectropion cicatriciel : opération (voy. p. 82) effectuée non seulement à un point de vue esthétique, mais également pour obvier au danger que court la cornée mal recouverte (kératite par lagophtalmie).

# Entropion.

*(Renversement en dedans du bord de la paupière)*

**Entropion spasmodique** (consécutif au spasme de l'orbiculaire). Instillations de cocaïne.

> ℞  *Chlorhydrate de cocaïne. . . . 0,5*
> *Eau distillée . . . . . . . . . . 10*
> *3 à 4 fois par jour instiller dans l'œil malade.*
> *Ajoutez un compte-gouttes.*

**Entropion sénile** : (Paupière inférieure). Application d'un emplâtre large de 2. c. m. et long de 4 c. m. On fait agglutiner cet emplâtre à la partie supérieure du bord palpébral, et on s'en sert en tirant pour retourner la paupière, après quoi on fixe les extrémités sur la joue. On renouvelle l'opération au bout de 24 heures. On peut obtenir une amélioration passagère par l'application de collodion sur la paupière.

On peut aussi faire une tentative avec les lunettes spéciales pour entropion. Ces lunettes consistent en une monture ordinaire au bord inférieur de laquelle on soude une boucle qui maintient la paupière inférieure en place.

Dans tous les cas d'entropion intense, surtout dans l'entropion cicatriciel, par exemple en cas de trachome, il faut opérer (voy. p. 81).

# Clignement des paupières.

Ce n'est ordinairement qu'un symptôme d'une autre maladie, et il suffit de traiter cette dernière. On le rencontre dans les conjonctivites, l'amblyopie, les vices de réfraction, chez les personnes hystériques et névropathiques, ou encore sous la forme d'une névrose professionnelle, chez les horlogers, ainsi qu'à la suite d'instillations d'ésérine, etc., enfin dans le cas de parasites intestinaux et d'hystérie sexuelle.

Dans les affections non inflammatoires, on emploie localement le courant continu (cathode sur la nuque), tous les jours pendant 10 minutes 2 à 3 milliampères en établissant et en supprimant le courant avec lenteur.

Dans les affections inflammatoires, on emploiera un anesthésique, la cocaïne (formule 92), la novocaïne (formule 110).

## Blépharospasme (Voy. aussi Photophobie, p. 71).
### *(Contracture du muscle orbiculaire des paupières)*

Cette affection peut reconnaître les mêmes causes que le clignement des paupières, mais le plus souvent on la trouve combinée avec les affections oculaires compliquées de photophobie (corps étrangers sous la paupière supérieure ou sur la cornée, conjonctivite, kératite, iritis). Avec la suppression de la cause, le blépharospasme tend habituellement à disparaître.

Au point de vue symptomatique, on peut prescrire :

℞ *Chlorhydrate de cocaïne* . . . . . . .    *0,5*
     *Eau distillée* . . . . . . . . . . . . . . . *10*
*4 à 5 fois par jour instiller une goutte dans l'œil malade, ou bien introduire de la vaseline cocaïnée à 10 p. 100.*

Chez les enfants atteints de conjonctivite eczémateuse, l'immersion du visage dans l'eau froide agit aussi favorablement (dix fois de suite, renouveler 3 à 4 fois par jour); l'obscurité dans la chambre est inutile; pas de conserves.

Pour les cas dans lesquels la cause n'est pas locale, on pourra employer l'injection sous-cutanée de morphine, la suggestion, le courant continu, le bromure de potassium ou l'arsenic. Souvent il suffit d'exercer une pression au point d'émergence du nerf sus-orbitaire ou sous-orbitaire.

**Vibrations du muscle palpébral.** — Courant continu (voy. plus haut); bromure de potassium.

## Lagophtalmie.

*(Fermeture défectueuse des paupières)*

Elle est généralement déterminée par une paralysie du muscle orbiculaire. Souvent il est impossible de la diagnostiquer quand l'œil est ouvert; c'est seulement lorsqu'on engage le malade à fermer les yeux que l'on remarque que l'occlusion n'est pas complète et que la paupière inférieure reste un peu écartée *(ectropion paralytique).*

La lagophtalmie est une manifestation partielle d'une paralysie faciale, le plus souvent périphérique. La cause doit en être établie et traitée. Localement il faut chercher à empêcher la cornée de se dessécher et l'ectropion de se former. On satisfait à ces deux indications, en introduisant abondamment, dans le cul-de-sac conjonctival, de la vaseline boriquée à 3 0/0 ou de l'euvaseline (formule 48), de façon que toute la cornée soit bien recouverte et l'on applique un pansement ; la petite compresse de lint sera également enduite de vaseline boriquée et placée de telle façon qu'elle exerce une douce pression de bas en haut. En outre on appliquera chaque jour le courant continu ou le courant induit. Si l'on ne réussit pas par ces moyens à guérir la lagophtalmie, on devra l'opérer (par raccourcissement de la fente palpébrale).

## Blépharophimosis.

*(Rétrécissement de la fente palpébrale)*

Il doit être traité chirurgicalement, si les troubles qui en résultent sont accentués (voy. p. 83).

## Ptosis.

*(Chute de la paupière supérieure)*

On le rencontre :

1. *congénital* (le plus souvent bilatéral). Opération.

2. dans la *paralysie du grand sympathique* (combiné avec du myosis, de l'enophtalmie, une diminution de la pression intra-

oculaire). Traitement de l'affection causale : gonflement de la thyroïde, du cou, des ganglions lympatiques, plaies du cou par armes à feu ou opératoires, anévrysmes de la crosse de l'aorte, affections des nerfs et de la moelle épinière.

Traitement local : galvanisation du sympathique cervical Anode sur le manubrium sternal. Cathode à l'angle de la mâchoire inférieure. L'instillation de cocaïne n'a qu'une action transitoire. Opération.

3. dans la *paralysie de l'oculo-moteur*. Traitement de cette paralysie (voy. p. 180), en y joignant l'électrisation de la paupière au moyen d'un courant continu ou d'un courant induit. A la nuque, l'électrode positive (bien humecter le tampon); sur l'œil, l'électrode négative. On réglera la force du courant d'après les sensations subjectives du malade ; 10 minutes par jour. Dans certaines conditions, on renonce à tout traitement du ptosis, notamment s'il se manifeste en même temps de la diplopie par paralysie musculaire, phénomène qui est empêché par le ptosis.

4. dans l'*hystérie* et la *myasthénie;* dans ce dernier cas, le ptosis est plus accentué le soir et après l'ouverture et la fermeture répétées des paupières que dans la matinée.

5. dans *les blessures* : électrisation; — opération.

6. diverses lésions peuvent en imposer pour du ptosis : le blépharospasme (voy. p. 76), les adhérences cicatricielles (symblépharon), ou encore l'œdème volumineux et dense des paupières, dans les affections de la conjonctive, de la paupière, surtout en cas de trachome. Dans le premier cas, le traitement est opératoire; dans le dernier, il est causal.

Si le malade refuse de se laisser opérer, on peut aussi employer des lunettes spéciales pour le ptosis (voy. p. 181), ou des pinces à ptosis pour la paupière, parfois encore un monocle.

## Contracture du muscle de Müller.

*(Ouverture exagérée de la fente palpébrale)*

Elle se produit à la suite d'une instillation de cocaïne, dans certaines formes d'amaurose (en particulier de glaucome absolu), et dans la maladie de Basedow (?) Dans ce dernier cas on a préconisé le sérum d'antithyroïdine (prendre 2 à 5 gr. par jour dans une cuillerée à soupe de vin); la partie active de ce sérum est constituée par du sérum sanguin d'animaux herbivores, tels que l'agneau, thyréoprives. Son influence favorable, si toutefois elle se produit, se manifeste d'abord vis-à-vis des états d'excitation et de l'insomnie qui en dépend. La fréquence du pouls est peu influencée; par contre on peut constater l'amélioration du goitre et de l'exophtalmie. A la suite d'un usage trop prolongé on a observé des symptômes qui rappellent ceux du myxœdème.

Avec le lait des chèvres thyroïdectomisées, on prépare le « rodagène », que l'on emploie à la dose quotidienne de 5 à 10 gr. dans la maladie de Basedow; mais son activité paraît inférieure à celle du sérum. Kocher tout particulièrement a recommandé l'intervention opératoire dans le traitement de la maladie de Basedow.

Si l'exophtalmie est assez intense pour empêcher les paupières de recouvrir suffisamment le globe oculaire, on fera le soir des onctions abondantes dans l'œil avec de la vaseline boriquée (formule 1), pour empêcher l'ulcération de la cornée et l'on appliquera un onguent.

## Opérations pratiquées sur les paupières.

Pour l'instrumentation, la désinfection, etc., voy. p. 56 et suiv.

Opération d'un orgelet : Cocaïnisation, incision, curetage, pommade, pansement. Suivant que l'orgelet se trouve situé davantage du côté externe ou interne, on fera une incision sur la peau ou sur la conjonctive. Incision en dehors : parallèlement au bord de la paupière (pour ménager les fibres de l'orbiculaire). Incision en dedans : perpendiculairement au bord de la paupière (pour ménager les glandes de Meibomius). Le curetage sera pratiqué à l'aide d'une curette que l'on dirigera dans tous les recoins de l'orgelet, en la faisant rouler entre le pouce et l'index. Si l'on ne procède pas de cette façon, on court le risque d'une récidive précoce.

Pour que l'opération de l'orgelet soit à peu près indolore, on procède de la manière suivante :

On introduit d'abord 3 à 4 gouttes d'une solution de cocaïne à 5-10 p. 100 ou d'un autre anesthésique. Après l'avoir laissé agir pendant quelques minutes, on conseille au malade d'appuyer sa tête contre le mur, si l'on n'a pas d'assistant pour maintenir la tête, puis l'on place la pince à chalazion. On la dispose de telle façon que son anneau embrasse l'orgelet au point à inciser, tandis que le plat de l'instrument est appliqué de l'autre côté de la paupière. Si l'on veut inciser la conjonctive de la paupière supérieure, on en opère préalablement l'éversion. Après avoir serré

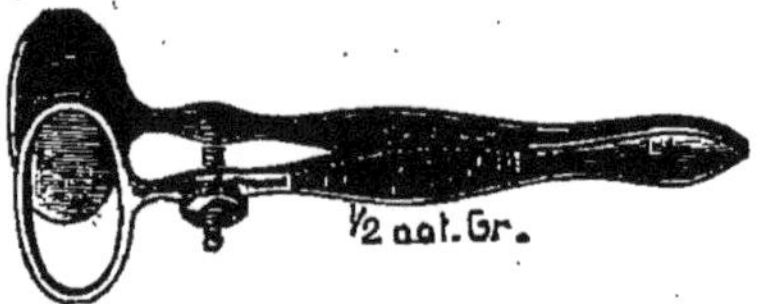


Fig. 24.

la vis et s'être assuré (fig. 24, 25) que la petite pince tient solidement, on injecte avec une seringue de Pravaz quelques gouttes de cocaïne ou mieux encore d'eusémine (voy. p. 56), dans le voisinage immédiat de l'orgelet, et au bout de quelques instants, on

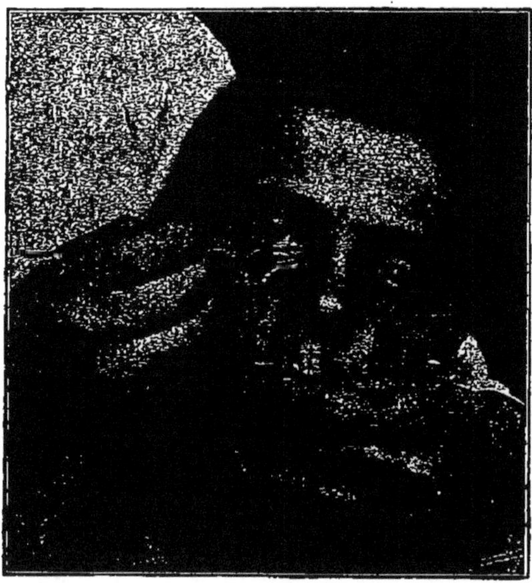

Fig. 25.

pratique l'incision et le curettage suivant le procédé décrit plus haut. Après l'opération, on laisse appliqué sur l'œil un tampon d'ouate, imbibé d'une solution de sublimé, jusqu'à ce que l'hémorragie s'arrête. On introduit ensuite de la vaseline au sublimé (formule 60) dans l'œil, et au besoin l'on applique un pansement.

Si l'on n'a pas sous la main une pince à chalazion, on se servira d'une baguette de verre ou autre, entourée de coton, que l'on placera sous l'orgelet, et l'on incisera par-dessus; ou bien on saisira entre le pouce et l'index de la main gauche la paupière bien anesthésiée.

Chez les sujets très sensibles, ou pour des orgelets situés à la face interne de la paupière près de l'angle externe de l'œil, on renoncera plutôt à l'opération; ou bien on attendra l'ouverture spontanée de l'orgelet, tout en pratiquant des pansements humides et des onctions de vaseline au sublimé (formule 60). Bien entendu il ne s'agit ici que des inflammations purulentes aiguës des glandes de Meibomius et non du chalazion qui ne réagit qu'exceptionnellement à un traitement d'expectation.

**Chalazion.** — Le chalazion, qui le plus souvent se présente sous la forme d'un granulome des glandes de Meibomius en voie de dégénérescence muqueuse, évolue ordinairement avec des phénomènes inflammatoires bien plus atténués. On l'opère de la même façon que l'orgelet. Après l'opération, la cavité se remplit de sang; de sorte que l'on éprouve l'impression que la tumeur n'a pas été complètement enlevée. Si le chalazion est particulièrement développé et si l'on remarque au cours de l'opération qu'il est formé d'un tissu consistant, il sera de règle de l'extirper; mais le plus souvent la méthode décrite ci-dessus suffira. Quand l'hémorragie se trouvera supprimée, on introduira de la vaseline au sublimé (bichlorure de mercure 0,003 ; vaseline blanche pure 10); et l'on recouvrira d'un pansement. Le traitement consécutif consiste à introduire fréquemment de la vaseline au sublimé ou à oindre les bords de la paupière avec de la pâte salicylée (formule 2).

Parfois on rencontre aussi des infarctus des glandes de Meibomius, qui peuvent irriter l'œil par des dépôts de sels calcaires; on les attaque et on les enlève avec la pointe d'un couteau.


# Opération de l'entropion.

L'opération la plus simple consiste dans l'excision d'un lambeau cutané superficiel sous anesthésie locale (voy p. 55).

1. On applique, parallèlement au bord de la paupière, les bran-

ches d'une grande pince, c'est-à-dire à plat sur la paupière, et l'on saisit ainsi un pli cutané à peu près dans la région du bord orbitaire inférieur, de telle façon qu'un lambeau cutané de 1 c. m. 5 à 2 c. m. fasse saillie au-dessus des bords de la pince appliquée sur la peau. On peut régler exactement l'effet désiré en prenant entre les branches plus ou moins de peau. Au moyen des ciseaux droits, on coupe le lambeau sur la pince. Il en résulte ainsi une perte de substance cutanée ovalaire d'environ 1 c. m. de hauteur verticale.

2. Réunion des bords de la plaie avec des sutures boutonnées en y comprenant les fibres de l'orbiculaire.

Les autres procédés exigent une pratique spéciale et devront être abandonnés aux spécialistes.

## Opération de l'ectropion.

Si nous faisons abstraction des opérations difficiles, nous pouvons recommander deux méthodes dont l'emploi est accessible au praticien.

1. *Curetage de la conjonctive.*

Cette opération sera pratiquée sur une paupière en ectropion à l'aide d'une curette tranchante moyenne, après avoir cocaïnisé à fond ou après injection sous-conjonctivale d'un anesthésique (voy. p. 55). On ne doit pas agir avec trop de légèreté, mais au contraire cureter énergiquement la conjonctive et le tissu sous-conjonctival, pour qu'il se forme des cicatrices dont la rétraction retournera en dedans la paupière ectropionnée.

2. *Suture de Snellen.*

L'une des aiguilles d'un fil doublement armé à chaque extrémité est enfoncée dans la conjonctive au niveau du bord convexe du tarse (c'est-à-dire à une distance d'environ 2 à 3 millim. du bord libre de la paupière); il ne faut pas la faire passer à travers toute l'épaisseur de la paupière, mais la faire cheminer sous la peau jusque vers le bord orbitaire où on la fait sortir au dehors. La deuxième aiguille est enfoncée au même niveau, à une distance de 3 à 4 millim. de la première, et ramenée de la même façon que celle-ci. L'anse du fil repose ainsi sur la conjonctive, tandis que les extrémités libres se trouvent sur la peau au niveau du rebord orbitaire. A cet endroit on noue les deux bouts sur un fragment de drain en serrant plus ou moins fortement suivant le degré de l'ectropion. Il se produit ainsi des cicatrices sous-cutanées, qui agissent de la même façon que les fils. On enlèvera les fils au bout de 8 jours. S'il est nécessaire, on pratiquera plusieurs sutures.

**Canthoplastie.** — C'est une opération destinée à combattre le blépharophimosis; elle est facile à exécuter. D'un coup de ciseaux on élargit la fente palpébrale, exactement dans le sens de sa direction et l'on ourle de suite la conjonctive que l'on suture au-dessus des bords de la plaie.

## Opération de l'éversion (ectropionisation) de la paupière supérieure.

On engage le patient à regarder en bas (fig. 26). On saisit les cils de la paupière supérieure, sur laquelle on place, parallèle-

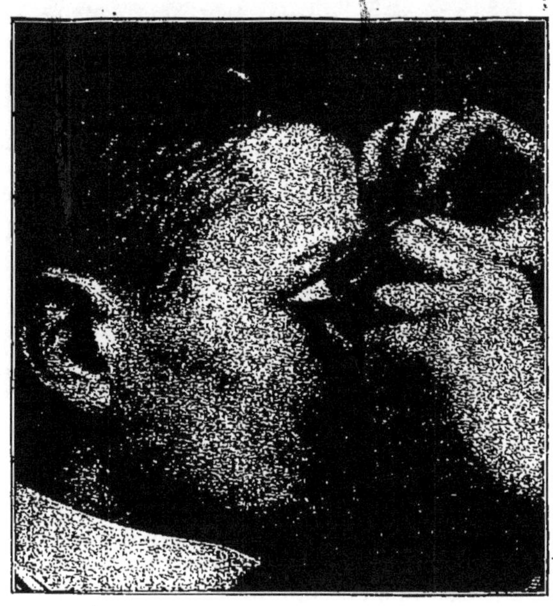

Fig. 26.

ment à son bord libre, à l'endroit où un repli de la peau extérieure décèle le bord supérieur du tarse un objet mince et rond (une sonde, une baguette de verre, etc.), et en tirant légèrement sur les cils, on fait passer la paupière sur la baguette appliquée, — mais sans exercer de pression sur le globe oculaire. Dès que l'on aperçoit la conjonctive, on saisit rapidement la baguette et on la retire latéralement (fig. 27).

On ne peut arriver à apercevoir le pli de passage supérieur qu'en laissant la baguette en place, et en la relevant; pendant

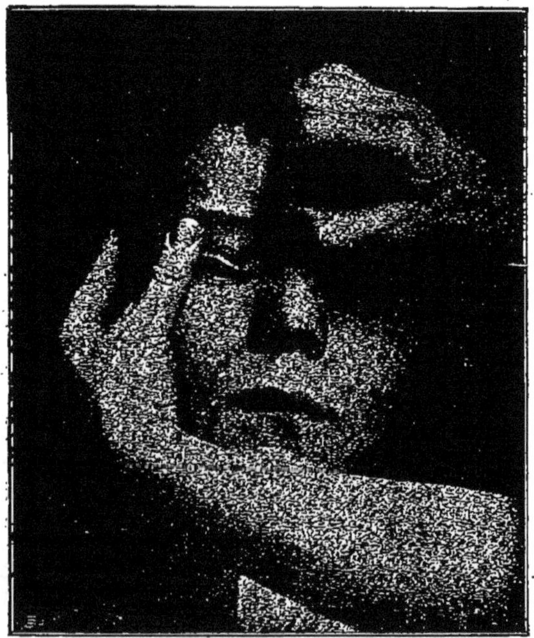

Fig. 27.

que l'une des mains maintient la paupière en ectropion au moyen des cils, on exerce une pression de haut en bas avec la baguette. De la sorte, le pli de passage apparaît saillant et peut être aisément examiné au point de vue des granulations trachomateuses, des corps étrangers, etc.

On peut encore s'y prendre de la manière suivante : avec le pouce de la main gauche, on presse les cils de la paupière ectropionisée contre le rebord orbitaire, et en même temps, pendant que le malade regarde en bas, on exerce avec le deuxième et le troisième doigt de l'autre main une pression sur le globe oculaire. Grâce à ce procédé qui ne donnerait pas de résultat dans les affections du globe et en particulier dans le cas d'ulcérations de la cornée, on fait bien saillir le pli de passage supérieur.

La *paupière inférieure* se laisse facilement mettre en ectropion, si l'on opère sur elle une simple traction.

# Conjonctive.

*Remarques concernant le diagnostic.* — Le malade se présente avec un « œil rouge », disant qu'il s'est trouvé dans un courant d'air ou que quelque chose lui est « entré dans l'œil ». Quelle peut être la cause?

Tenons-nous en d'abord à la différence essentielle qui existe entre les hyperémies d'origine *conjonctivale* et d'origine *ciliaire* (ou, ce qui est la même chose, péricórnéale); c'est le point de départ du diagnostic ultérieur.

La différence signalée constitue le point le plus important dans la symptomatologie des maladies externes de l'œil et doit être prise en considération dans tous les cas où l'on a affaire à un œil rouge.

L'hyperémie ciliaire consiste en une rougeur diffuse, tirant sur le violet, formant anneau autour de la cornée, tandis que l'hyperémic conjonctivale est constituée par une coloration rouge brique de toute la conjonctive ou de quelques-unes de ses parties. Les vaisseaux isolés (dilatés) sont visibles et se déplacent avec la conjonctive dans les points où la conjonctive est mobile, par conséquent au niveau de la sclérotique.

Ces deux sortes d'hyperémie peuvent naturellement se présenter simultanément dans les inflammations intenses de la portion antérieure du globe oculaire.

Lorsque l'hyperémie ciliaire est très prononcée, il s'agit toujours d'une affection de la cornée, de l'iris ou du corps ciliaire.

L'importance de la distinction de ces deux variétés d'hyperémie ressort des considérations anatomiques. Le réseau vasculaire marginal de la cornée dont la réplétion détermine l'hyperémie ciliaire dépend des mêmes vaisseaux (vaisseaux ciliaires antérieurs) que les parties profondes précitées de l'œil. La congestion de ces parties doit donc se propager à ce réseau d'anses marginales et peut dès lors être diagnostiquée grâce à cet aspect.

Quant à la conjonctive, elle est irriguée par un appareil vasculaire **tout** différent (les vaisseaux conjonctivo-postérieurs) et n'a rien à voir avec une affection des parties profondes ; son hyperémie est donc l'indice d'une affection externe.

Lorsque le diagnostic d'*hyperémie ciliaire* est bien établi, il faut avant tout inspecter la cornée, pour s'assurer s'il s'agit d'un corps étranger, d'une ulcération, d'une perte de substance de l'épithélium, de pustules (kératite eczémateuse), d'une opacité du parenchyme (kératite parenchymateuse). Il faut, en outre, porter son attention sur l'iris, examiner la pupille au point de vue de ses dimensions et de sa faculté de réaction, rechercher les synéchies et les modifications de teinte de l'iris (iritis), enfin éclairer le corps vitré pour y déceler les précipités susceptibles de révéler l'existence d'une cyclite. Il faut penser encore à l'ophtalmie sympathique, au glaucome, à des corps étrangers du globe oculaire et, lorsque les phénomènes inflammatoires sont plus intenses, à un abcès du corps vitré ou à une panophtalmie.

Lorsque la rougeur de l'œil dépend d'une *hyperémie conjonctivale*, nous pouvons exclure les maladies précédentes et devons en rechercher la cause dans la conjonctive même. Notre attention doit se porter sur la nature de la sécrétion, sur des pustules éventuelles (conjonctivite eczémateuse), sur la localisation de l'injection (une forte hyperémie et une tuméfaction de la conjonctive sclérale est un indice de blennorrhée au début), sur la présence de follicules (conjonctivite folliculaire, trachome); nous retournons la paupière supérieure en haut lorsqu'il s'agit d'éloigner un corps étranger ; nous comprimons le sac lacrymal afin d'établir le diagnostic de dacryocystite purulente, s'il s'écoule du pus.

Outre ces types principaux, il existe encore une *hyperémie épisclérale* et *scérale* que l'on trouve dans les inflammations de la sclérotique et du tissu épiscléral, ordinairement localisées sur des parties circonscrites de la sclérotique. On la distingue de l'hyperémie conjonctivale au moyen de l'épirénane dont l'instillation ne peut la faire disparaître pas plus que l'hyperémie ciliaire, puis par ce fait qu'elle ne se déplace pas avec la conjonctive et forme d'ordinaire des foyers ; on la distingue de l'hyperémie ciliaire en ce qu'elle n'est pas péricornéale, mais dispersée en foyers dans le blanc de l'œil.

La *sugillation* ou ecchymose de la conjonctive est constituée par des hémorragies diffuses ne dépendant pas de vaisseaux particuliers et qui peuvent se produire par suite de violents accès de toux, dans la néphrite, l'artériosclérose ou après un traumatisme, etc...

Il peut se produire une hémorragie veineuse avec œdème séreux de la conjonctive sclérale en particulier (chémosis), lorsqu'il y a un obstacle à l'écoulement du sang veineux et dans les affections inflammatoires de l'orbite, de la paupière et de l'œil lui-même (panophtalmie, abcès du corps vitré, etc...), ou encore dans la néphrite.

## Hémorragies sous-conjonctivales.

Il faut examiner l'état général et de toute façon analyser l'urine, vu que, outre les traumatismes, l'éternuement, la toux, les vomissements, on peut encore trouver comme causes déterminantes la coqueluche, l'artériosclérose ou la néphrite. Traitement local inutile; tout au plus pansement humide.

## Hyperémie de la conjonctive.

L'hyperémie de la conjonctive peut se produire sans phénomènes de catarrhe proprement dit, en particulier chez des personnes qui sont exposées à la poussière, etc..., ou qui possèdent des vaisseaux cutanés très dilatés, par exemple aux joues. Traiter à la légère cet état par des astringents, ce serait augmenter l'hyperémie. On ne peut s'attendre à une amélioration durable qu'en faisant disparaître le facteur causal, et comme palliatif, on peut employer des instillations d'épirénane 1 p. 1.000. Faire l'examen du nez !

## Conjonctivite catarrhale (simple).

*Conjonctivite aiguë.*

Inspection soigneuse du sac lacrymal, surtout en cas d'affection unilatérale.

Examen bactériologique.

Dans le catarrhe pneumococcique (distingué cliniquement par de petites hémorragies), on obtient les meilleurs effets du nitrate d'argent en solution à 1/4 jusqu'à 1/2 p. 100.

℞   *Nitrate d'argent. . . . .   0,025 à 0,05*
     *Eau distillée. . . . . . .   10*
          *Emploi réservé au médecin.*

Au début de la maladie, pour la couper, on peut également administrer une goutte d'une solution à 2 p. 100. En raison du danger de l'argyrisme (voy. p. 24), ne pas prescrire ce médicament et ne l'employer qu'à la consultation.

Pour le traitement à domicile et dans maintes formes de conjonctivites, par exemple dans le catarrhe à diplocoques (distingué cliniquement par un érythème de l'angle des paupières), on emploiera de préférence le zinc.

℞   *Sulfate de zinc . . . . . . . . . .   0,05*
     *Eau distillée . . . . . . . . . . .   10*
     *A instiller deux fois par jour dans l'œil malade.*
     *Ajoutez un compte-gouttes et 25 grammes d'ouate.*

Ou encore pour combattre des malaises subjectifs concomitants :

℞   *Sulfate de zinc . . . . . . . . . .   0,05*
     *Solution d'épirénane à 1/1.000. . .   1*
     *Eau distillée. . . . . . . . . . .   10*

Pour des raisons esthétiques on peut, outre ces instillations, pratiquées matin et soir (ne pas faire d'instillation immédiatement avant de se coucher), prescrire encore une solution d'épirénane (1/1.000), 10 ; une goutte par heure, l'associer également avec 0,5 de novocaïne.

Pas de pansement, pas de conserves.

Lorsqu'il s'agit de solutions fortes de nitrate d'argent, quelques précautions sont nécessaires pour ne pas atteindre la cornée. Dans ce but on éverse la paupière supérieure et l'on refoule avec l'index le bord de la paupière supérieure mise en ectropion contre le rebord orbitaire, tandis que le pouce fixe la paupière inférieure mise en ectropion. Si on recommande alors au malade de fermer les yeux, les plis de passage de la paupière font saillie et protègent ainsi complètement la cornée. L'instillation est faite ensuite directement sur la conjonctive avec un compte-gouttes stérilisé.

La neutralisation de l'argent en excès au moyen d'une solution de sel marin semble inutile, vu la faiblesse des solutions employées, car la sécrétion lacrymale renferme assez de chlorure de sodium pour y suffire. La conjonctive se présente ensuite recouverte d'une fine escarre blanc bleuâtre. Lorsque cette escarre tombe, les bactéries disparaissent avec elle. Immédiatement après la cautérisation, on remarque une aggravation des symptômes, d'une durée d'environ une demi-heure, après quoi le malade se sent soulagé jusqu'à ce qu'une demi-journée ou une journée entière après, les accidents se reproduisent. Il suffit généralement de pratiquer une cautérisation par jour, de préférence le matin. Il ne faut pas la faire le soir, parce que la sécrétion plus abondante consécutive agglutine trop fortement les paupières fermées et qu'alors l'escarre subsisterait.

Le soir, on introduira dans l'œil de la vaseline boriquée (acide borique 0,3 ; vaseline blanche pure 10) ou de la vaseline au sublimé (sublimé corrosif 0,003 ; vaseline 10) ; il faut aussi enduire les paupières et leurs bords pour éviter des excoriations. On enlèvera la sécrétion avec de petits tampons d'ouate stérilisée ; *interdire formellement l'usage du mouchoir*, précaution d'autant plus utile, si un œil seul est atteint et que l'autre doive être préservé.

Si la sécrétion est très abondante, on fera des lavages avec des solutions boriquées à 3 p. 100 ou de sublimé à 0,03 p. 100, ou bien on emploie la vaseline Lenicet (à l'acétate d'alumine, formule 97). Si le matin les paupières sont fortement adhérentes entre elles, il suffit de les lotionner avec de l'eau boriquée tiède.

Dès que les symptômes intenses d'inflammation se seront amendés, on diminuera la concentration du nitrate d'argent jusqu'à 1/4 p. 100, ou bien l'on donnera du zinc (0,5 p. 100) ou mieux encore l'onguent suivant :

> ℞. *Sulfate de zinc* . . . . . . . . . . 0,075
> *Vaseline blanche pure* . . . . . 10
> *2 fois par jour instillations dans l'œil malade.*
> *Ajoutez une baguette de verre.*

*Prescriptions hygiéniques.* Eviter la fumée, la poussière, l'air corrompu, la fatigue de l'œil, surtout à la lumière artificielle. En revanche, maintenir la propreté de l'œil par des lotions. Séjour en plein air, favorable.

On ne permettra de fumer des cigares qu'avec un fume-cigare très long, de façon que la fumée ne puisse atteindre l'œil.

Sont interdits : bandeaux, pansements et conserves ; les compresses d'eau blanche, ainsi que les pommades au plomb, dans les complications cornéennes.

*Complications.* Les ulcérations marginales catarrhales ne contre-indiquent pas la médication précédente (à l'exception des pommades au plomb et des solutions très concentrées de nitrate d'argent). Pour le reste, voy. Cornée, p. 122, 124, 133.

*Prophylaxie.* En raison du danger de contagion, il faut interdire l'usage commun des ustensiles de toilette, mouchoirs, etc... Pour essuyer les yeux, il faut employer de l'ouate que l'on brûlera ensuite, mais jamais le mouchoir. Les enfants malades ne doivent pas fréquenter l'école, et les ouvriers doivent être portés malades.

Lorsque la maladie se présente avec un caractère endémique, il n'est pas nécessaire de fermer les écoles, mais il est indispensable de fermer et de désinfecter à fond les établissements de bains que l'on pourrait soupçonner d'avoir été le point.de départ de l'infection.

Lorsque la maladie est opiniâtre, on cherchera à modifier le traitement, attendu que certaines formes de catarrhe réagissent mieux au zinc qu'à l'argent et inversement, et que d'autres se trouvent mieux des pommades que des instillations, etc... On peut aussi employer la vaseline *Lenicet* (form. 97), ou la pommade à l'acétate de plomb (0,05 à 0,1 p. 10) ; mais seulement lorsque l'on aura exclu avec certitude l'existence d'ulcérations de la cornée.

Dans un grand nombre de cas, il est bon d'interrompre la médication pendant quelques jours, vu que celle-ci, et surtout l'argent, exerce toujours une certaine irritation. Mais il ne faut pas perdre de vue les malades, et l'on doit éviter d'interrompre le traitement prématurément, car un catarrhe chronique est toujours beaucoup plus difficile à guérir qu'un catarrhe aigu.

## Catarrhe chronique de la conjonctive.

Il faut tenir grand compte des facteurs étiologiques (voy. plus loin).

Dans le catarrhe chronique, on emploie de préférence les pommades.

> ℞  *Sulfate de zinc . . . . . . . . . . 0,075*
> *Vaseline blanche parfaitement*
> *pure . . . . . . . . . . . . . . . 10*
>
> Ou  *Acétate de plomb. . . . . . . . . 0,05*
> *Vaseline blanche très pure . . . . 10*
> *2 fois par jour instillations dans l'œil malade.*
> *Ajoutez une baguette de verre.*

On fait tous les deux jours des instillations avec la solution suivante : nitrate d'argent 0,025 pour 10 d'eau distillée. Souvent aussi on se sert du crayon d'alun.

Le zinc est surtout indiqué dans les cas accompagnés d'érythème de l'angle des paupières, lequel est ordinairement produit par le diplobacille Morax-Axenfeld ; le zinc agit ici comme un spécifique. L'épirénane, instillée à une goutte (1 p. 1.000), procure une amélioration passagère (voy. aussi formule 39).

Dans le catarrhe sec, les lavages du sac conjonctival avec une solution d'acide borique à 3 p. 100 donnent de bons résultats. (voy. page 94.)

*Etiologie.* Nous avons à considérer tous les facteurs capables de produire une hyperémie et de préparer ainsi le terrain aux bactéries. Mentionnons ici l'irritation que provoquent les rapports anormaux des paupières, l'obliquité des cils, les corps étrangers, puis l'action néfaste d'un air chargé de poussières, en particulier de poussières de tabac, de vapeurs chimiques, la lumière trop vive, le travail prolongé à la lampe, et enfin l'asthénopie qui dépend principalement d'une correction défectueuse de l'hypermétropie et de la presbytie. Mentionnons encore brièvement l'anémie, la chlorose, les exanthèmes cutanés, la fièvre, l'asthme des foins et les troubles nerveux.

Pour ne rien négliger dans cet examen, il convient de procéder suivant un schéma tout tracé qui tienne compte de tous les facteurs. Tout d'abord, on portera l'attention sur l'écartement des paupières, les rapports des bords palpébraux, pour ne pas manquer de reconnaître une lagophtalmie ou quelque ectropion ou entropion faibles ; on inspectera alors le bord palpébral pour découvrir, s'il y a lieu, une implantation oblique des cils, puis on passera avec le doigt sur les paupières fermées pour faire le diagnostic de l'orgelet, etc... (angle des paupières !) ensuite on retournera la paupière supérieure en ectropion (technique, v. page 83), et on s'assurera avec soin si quelques corps étrangers ou infarctus calcaires crétacés des glandes de Meibomius ou encore quelque autre lésion de ce genre n'auraient pu occasionner l'inflammation. En même temps on déprimera avec la baguette de verre le pli de passage supérieur, tout en fixant par les cils la paupière mise en ectropion, et l'on recherchera la présence de quelque follicule, ce qui permettrait de diagnostiquer un trachome, sans oublier la possibilité d'un catarrhe printanier.

On inspectera de même, après réclination de la paupière inférieure, le sac conjonctival inférieur et l'on s'assurera par une
pression sur le sac lacrymal de la nature de son contenu. Si l'on
réussit ainsi à en faire sourdre quelque sécrétion (normalement
rien ne doit s'écouler des points lacrymaux), on peut être sûr
qu'à cet endroit réside la cause du catarrhe conjonctival. On ne
négligera pas d'examiner aussitôt le nez, pour pratiquer toute
intervention utile, si elle est indiquée, car ce ne sont pas seulement les affections des parois du canal lacrymal, mais encore
les affections du nez (polypes, tumeurs ou déviations des cor-
nets, etc...) qui peuvent provoquer une affection du sac lacrymal et de la conjonctive. Ce point est surtout important à
observer en cas d'affection unilatérale !

Enfin, on fera encore l'examen de la réfraction, surtout si le
malade se plaint de ne pas bien voir de près.

Une fois tous ces points pris en considération et le traitement
institué (il est évident que les instillations ne suffisent pas à
elles seules à tout faire), et toute autre affection que la conjonctivite (voy. p. 86) étant exclue d'une façon certaine (par surcroît
de précaution on inspectera encore une fois la cornée pour découvrir les corps étrangers, les pertes de substance épithéliale, les
ulcérations possibles, etc., l'iris au point de vue des synéchies,
et la pupille, au point de vue de sa réaction, etc.), alors seulement on s'occupera du traitement local.

S'il existe en même temps un eczéma du bord palpébral, il
faudra le traiter avec beaucoup de soin (voy. p. 66). Comme c'est
là souvent une cause d'épaississement des bords palpébraux, il
peut en résulter une légère éversion de ces bords. Les points
lacrymaux ne sont plus immergés dans le sac lacrymal, et des
larmes s'en écoulent. Comme le malade les essuie très souvent,
il finit par déterminer un ectropion dû au frottement avec toutes ses conséquences, et se plaçant dans un cercle vicieux,
augmente son mal. Dans bien des cas l'eczéma du bord des paupières n'est pas la suite du larmoiement, etc., mais l'indice
d'une conjonctivite eczémateuse. Celle-ci doit ensuite être traitée par la pommade au précipité jaune (voy. p. 101), que très
souvent les adultes ne supportent pas. Donc il faut porter toute
son attention sur le facteur étiologique.

*Prescriptions hygiéniques.* Voy. Conjonctivite aiguë, p. 90, et
Etiologie, p. 92.

Lorsque l'affection est persistante, on examinera et traitera avant tout le nez.

Parfois on obtiendra de bons effets de l'onguent suivant :

> ℞  *Ichthyol ammoniacal. . . . . . .    0,15*
> *Oxyde de zinc . . . . . . . . . .    5*
> *Vaseline blanche parfaitement*
> *pure. . . . . . . . . . . . . .    15*
> *Mélangez intimement en broyant.*
> *Une fois par jour introduire dans l'œil le volume d'un demi-pois,*
> *puis masser pendant une demi-minute.*
> *Ajoutez une baguette de verre, 25 gr. d'ouate.*

Dans un grand nombre de cas de catarrhe conjonctival chronique, spécialement dans le soi-disant catarrhe sec, on se trouvera bien de lavages du cul-de-sac conjonctival avec de l'eau boriquée, du moins pour tranquilliser le malade. Celui-ci peut faire ces lotions lui-même. Pour cela, il regarde avec force en haut, et tire la paupière inférieure en bas, puis il exprime sur la conjonctive un tampon d'ouate imprégné d'eau boriquée à 3 p. 100 (c'est-à-dire une cuillerée à thé pleine jusqu'au bord dans une tasse à thé). On fera ces lavages à la sortie du travail, après des promenades sur des routes poudreuses, après le séjour dans des pièces poussiéreuses.

**Conjonctivite folliculaire.** (A ne pas confondre avec le trachome, voy. p. 96, Follicules sans cicatrices.)

> ℞  *Sulfate de zinc . . . . . . . . . .    0,05*
> *Eau distillée . . . . . . . . . . .    10*
> *2 fois par jour une goutte, instillée dans l'œil malade.*
> *Ajoutez une pipette.*

> ℞  *Acétate de plomb . . . . . . . . .    0,1*
> *Vaseline blanche parfaitement*
> *pure . . . . . . . . . . . . . . .    10*
> *A introduire 2 fois par jour dans l'œil malade.*
> *Ajoutez une baguette de verre.*

Cette dernière formule ne doit être utilisée que dans le cas d'absence certaine de toute affection de la cornée. Crayon d'alun.

Tenir compte de l'étiologie. Sinus accessoires ! Nez !!

# Catarrhe de la conjonctive par l'atropine et par l'ésérine.

C'est une conjonctivite avec développement folliculaire se produisant après l'usage prolongé de solutions alcaloïdiques. En pareil cas il faut interrompre l'usage du médicament et employer d'autre moyens (pour l'atropine : l'*euscopol* à 0,05 p. 10 ou le bromhydrate de scopolamine à 0,05 p. 10), ou le même remède administré sous la forme d'onguent ou d'huile. Dans le catarrhe par l'ésérine, on a obtenu d'excellents effets avec une huile d'ésérine introduite dans le commerce par Riedel sous le nom de *physostol*.

**Conjonctivite de la fièvre des foins.** — Pour son traitement on a recommandé la pollantine (mode d'emploi indiqué sur le prospectus). Dans un grand nombre de cas on en a obtenu certainement de bons résultats ; dans un grand nombre d'autres aucun effet, et même dans quelques-uns elle paraît augmenter la réceptivité pour cette affection. D'après le professeur Dunbar, cette réceptivité est déterminée par une idiosyncrasie à l'égard du sérum de cheval. Le graminol paraît être plus efficace ; on l'emploie en prises ou dans un onguent à 20 p. 100.

A part le séjour à la mer, dans les îles, sur le littoral, ou sur les hautes montagnes, qui permet de se soustraire à la cause morbifique, il n'existe point de remède sûr. Symptomatiquement on prescrit pour le nez des insufflations d'anesthésine ou bien l'on fait respirer du menthol ; pour le cul-de-sac conjonctival, on peut prescrire la pommade suivante :

℞ *Novocaïne* . . . . . . . . . . . . 0,5 à 1
*Solution de suprarénine* . . 1
*Lenicet.* . . . . . . . . . . . . 0,3
*Euvaseline.* . . . . . . . . . . 10
. *Suivant ordonnance.*

Le malade doit porter sur lui le petit pot d'onguent, et dès qu'il s'aperçoit que la pommade ne fait plus d'effet, il doit en introduire une petite parcelle dans l'angle interne des paupières. Les préparations de rhinoculine qui ont une composition analogue sont employées sous forme de crème ou d'émulsion contre la fièvre des foins.

# Trachome.

Sous le nom de trachome (conjonctivite trachomateuse, gra
nuleuse, ophtalmie d'Egypte), on désigne l'affection granuleuse
de la conjonctive qui se termine par cicatrisation et entraîne une
lésion permanente de l'œil. C'est une maladie sui generis. Le
trachome est probable lorsque l'on observe dans la conjonctive des deux paupières, mais surtout dans le pli de passage de
la paupière supérieure, d'abondantes granulations avec tuméfaction, rougeur et hypersécrétion de la conjonctive.

Le diagnostic de trachome est certain, lorsque nous avons :

1o Granulations et cicatrices ;

2o Granulations ou cicatrices et pannus trachomateux.

D'après von Michel, on possède un facteur très important pour
le diagnostic différentiel dans la manière dont se comporte le
ganglion pré-auriculaire. Celui-ci n'est d'ordinaire pas tuméfié
dans le trachome, tandis qu'il présente des altérations dans les
autres catarrhes aigus.

## Thérapeutique médicamenteuse.

Pour faire disparaître la sécrétion qui est naturellement la
cause principale de la propagation, nous nous servons du nitrate
d'argent que nous instillons sur la paupière en solution à 1/2 p. 100
(rarement plus forte), et en observant certaines précautions
(voy. p. 24). Nous employons ce moyen une fois par jour à la
consultation ; à domicile nous faisons introduire dans l'œil deux
fois par jour l'onguent suivant (sulfate de zinc 0,075 ; vaseline
blanche pure 10). On emploie aussi la vaseline Lenicet.

    ℞ *Lenicet véritable* . . . . . . .   *1*
    *Vaseline blanche pure* . . .   *10*

Celle-ci rend de grands services dans les catarrhes à sécrétion
abondante. Bien que, par ces moyens, on obtienne une rapide
diminution de la sécrétion, la marche de la maladie n'en est pas
moins éminemment chronique, et souvent on est obligé d'opérer
pour en terminer. L'opération la plus fréquente consiste dans
**l'expression forcée** (par écrasement).

Dans ce but on cocaïnise l'œil (5 à 6 gouttes d'une solution à
10 p. 100) et on l'anémie avec une à deux gouttes d'adrénaline.

Une injection (voy. p 55) dans le pli de passage supérieur est également avantageuse, ne fût-ce qu'en faisant saillir davantage ce pli; ensuite on retourne en ectropion la paupière supérieure, et l'on exprime tout d'abord les granulations du pli de passage supérieur, s'il est atteint. Dans ce but on se sert de préférence de la pince à pression de Dohnberg: c'est une pince dont les extrémités sont recourbées en forme de crochets (voy. fig. 21). A l'aide de cette pince, on saisit le plus pleinement possible le pli supérieur et on le comprime tout en ouvrant et refermant fréquemment les branches de la pince, l'enlevant et la réappliquant pour arriver à faire crever les follicules et à les vider de leur contenu. Lorsque l'on a ainsi exprimé par écrasement toutes les granulations du pli (de temps à autre une goutte de cocaïne et d'adrénaline), on pratique un *foulage* de la paupière supérieure. Pour cela on se sert d'une pince (voy fig. 22) qui à l'une des branches porte une grande plaque unie et à l'autre une plaque de mêmes dimensions, perforée. Entre ces plaques on place la paupière supérieure de telle manière que la plaque unie se trouve appliquée à la surface extérieure de la paupière et la plaque perforée sur la surface conjonctivale. En ouvrant et fermant souvent la pince, on écrase les follicules (tout comme les comédons au moyen de l'écraseur spécial). On veillera à ce que l'opération soit faite convenablement dans les angles des paupières. On prend ensuite une petite cuillère tranchante et l'on curette à fond la conjonctive qui se régénérera rapidement, mais sans trop blesser le tissu sous-muqueux. Le massage à l'ouate ménage davantage l'œil. On l'opère au moyen d'une baguette de verre enveloppée d'ouate humide, avec laquelle on frotte énergiquement la conjonctive.

On abaisse ensuite la paupière inférieure; on fait saillir le pli de passage et on opère comme ci-dessus avec la pince de Dohnberg. Si des follicules isolés résistent à l'écrasement, on y pratique une petite entaille avec une épingle ou avec un couteau pointu. Lorsque l'on a nettoyé l'œil (l'hémorragie n'est ordinairement pas forte), on y fait pénétrer un peu de vaseline boriquée et on applique un pansement occlusif pendant un jour. Après quoi on pourra continuer par un traitement à la vaseline zinguée.

Dans la plupart des cas une seule opération d'expression par écrasement suffit. Cependant on peut la renouveler, si c'est nécessaire.

Nous ne pouvons pas conseiller au médecin praticien l'excision du pli de passage.

Dans les cas simples, il suffira de pratiquer l'expression et le traitement au nitrate d'argent et au sulfate de zinc. Dans les cas indolores, il est bon d'alterner les médications et d'employer parfois la vaseline boriquée ou au sublimé, ou la vaseline Lenicet.

Comme l'*état morbide de la cornée* dépend essentiellement de celui de la conjonctive, on obtiendra une disparition du trouble de cette membrane (la cornée) en traitant la conjonctive et, comme médication adjuvante, on peut se servir de l'introduction de vaseline au sublimé ou au précipité; les instillations d'épirénane (formule 39), longtemps continuées, rendent également ment des services à cet égard.

Si le pannus est si épais que l'on ne peut obtenir sa disparition par ces moyens, il faut procéder à un curetage. On le pratique avec une petite curette, après soigneuse cocaïnisation (5 à 6 gouttes de la solution à 10 p. 100). A la place du pannus, il reste, il est vrai, ensuite, une cicatrice, mais celle-ci est d'ordinaire plus transparente que le pannus. Il y a là une indication : c'est qu'il ne faut pas entreprendre le curetage avant d'avoir essayé tous les autres moyens.

D'autre part, on recommande aussi la cautérisation des vaisseaux qui vont irriguer le pannus, ou leur section *(péritomie)* ou leur excision partielle *(péridectomie)*.

Lorsqu'il existe des ulcérations de la cornée, il faut s'abstenir de toucher, et les traiter par les autres moyens appropriés.

Dans les cas de trachome cicatriciel intense, le traitement est difficile; on se borne à introduire de la vaseline boriquée. Tout au plus, pourra-t-on songer à un procédé plastique du côté du cul-de-sac conjonctival, en laissant aux spécialistes le soin de l'exécuter.

Mais ce n'est pas seulement la maladie principale, mais encore les manifestations consécutives, qu'il faut traiter avec le plus grand soin et le plus souvent par la voie opératoire. Cela s'applique surtout aux déviations des paupières et à leurs suites (ectropion, entropion, trichiasis, voy. p. 72), ainsi qu'au blépharophimosis (rétrécissement de la fente palpébrale) à la dacryocystite purulente ainsi qu'aux infections secondaires possibles.

Les essais de traitement du trachome par les rayons Rœntgen

ou par le radium n'ont pas encore donné jusqu'à présent de résultat utilisable dans la pratique. On a également dû abandonner le traitement du pannus par le jequirity, à cause des complications qui peuvent en résulter (dacryoscystite, panophtalmie, etc.).

**Prophylaxie**. — Comme cette maladie (le trachome) est d'origine infectieuse, il faut accorder une grande importance à la prophylaxie. Nous aurons à distinguer ici les cas accompagnés ou non de sécrétion.

Les personnes atteintes de trachome sécrétant doivent être isolées autant que possible et traitées de préférence à l'hospice. L'ouate qui a servi doit être brûlée, les baguettes de verre doivent être stérilisées à l'ébullition, la région de l'œil souvent nettoyée ; les oreillers souillés par la sécrétion, désinfectés et souvent changés.

Les ouvriers ainsi atteints doivent être considérés comme incapables de travailler, et les enfants éloignés de l'école.

Les malades doivent se promener librement au grand air, mais éviter la poussière et les fumées. Les lunettes, les valves et les pansements sont contre-indiqués (voy. p. 30)

Lorsque, grâce à un traitement approprié (argent, zinc, expression), la sécrétion a disparu au bout de 4 à 8 semaines, les ouvriers peuvent reprendre le travail et les enfants rentrer à l'école.

Mais il faut avertir les malades que leur affection est toujours encore contagieuse et qu'une infection directe ou indirecte n'est pas exclue. Ils doivent avoir à eux personnellement leurs ustensiles de toilette, leurs serviettes, leurs mouchoirs, leur literie, etc., et ils doivent éviter toute espèce de nuisance (voy. p. 90) pour empêcher une recrudescence de la maladie. Ils doivent souvent se laver les mains et ne pas se mettre inutilement en contact avec d'autres personnes.

Il faut aussi avoir l'œil sur les personnes qui environnent les malades (écoles et fabriques) pour traiter à temps toute manifestation de la maladie au début.

Un gros danger provient, dans les régions où le trachome n'est pas endémique, des nomades qui arrivent en général de régions où sévit le trachome. Aussi dans la plupart des états allemands se trouve en vigueur un règlement légal portant que les cas dans lesquels on aurait à craindre des effets pernicieux doivent être déclarés à la police locale. Dans certains districts la déclaration est obligatoire pour tous les cas ; ainsi au Hanovre (déclaration à faire dans les 24 heures, etc. (1).

Un contrôle est nécessaire sur les malades guéris, à des intervalles déterminés ; il ne faut pas cesser d'agir sur les malades, de les éclairer et de leur recommander la propreté et toutes précautions.

## Conjonctivite eczémateuse (phlycténulaire)
### (Lymphatique, Scrofuleuse) (2).

Cette affection de la conjonctive est analogue à l'eczéma cutané. Comme dans ce dernier, nous trouvons ici les différents stades d'hyperémie, de papules, de vésicules, de pustules et d'ulcérations superficielles. Comme d'autre part, l'épithélium de la cornée n'est autre chose que la conjonctive transformée, on conçoit aisément que les mêmes phénomènes puissent se produire au niveau de la cornée. Ce fait (voy. p. 114) explique aussi la rareté de la participation de l'iris à la conjonctivite eczémateuse, et la raison pour laquelle nous rejetons avec horreur, dans cette maladie, l'emploi téméraire de l'atropine.

La conjonctivite eczémateuse est d'ordinaire une maladie de l'enfance ou de la jeunesse (les seuls adultes qui en soient atteints en souffraient déjà dans leur enfance). Elle est généralement l'expression d'un état de débilité générale, aussi l'observe-t-on souvent associée à la tuberculose des os et des articulations ou après des maladies débilitantes (scarlatine, rougeole, typhus, coqueluche).

### Traitement : lumière, air et propreté
### sont les principaux éléments du traitement.

1° *Tonification générale de l'organisme.*

Nous trouvons une indication à cet égard dans le traitement exposé avec plus de détails (voy. p. 51) de la scrofulo-tuberculose ;

---

(1) En France il n'existe encore aucune réglementation analogue ; toutefois l'*ophtalmie granuleuse* est mentionnée parmi les maladies pour lesquelles la déclaration est facultative. (Note du traducteur.)

(2) Ne pas parler tout de suite de scrofule, mais déclarer que l'enfant est faible et réclame des soins particuliers.

à remarquer ici qu'il ne faut tenir aucun compte de la photophobie en ce qui concerne le séjour en plein air. Les bains salins et le séjour à la mer (colonies de vacances!) ne sont indiqués qu'après la disparition des phénomènes inflammatoires aigus.

*2° Propreté des mains et moyens d'empêcher les enfants*
*de porter leurs mains aux yeux.*

On obtient le mieux ce dernier résultat en faisant passer sur les coudes des enfants de courtes gaines de carton fort, longues de 0,15 à 0.25 centimètres. Pour les empêcher de les faire glisser, on les relie entre elles par une bande qui passe sur la nuque.

*3° Traitement de la photophobie et du blépharospasme.*

A cet effet on ne maintient nullement les enfants dans l'obscurité ni on ne leur fait porter des conserves. La photophobie n'en serait qu'accrue, de même qu'après des instillations d'atropine, lesquelles sont le plus souvent inutiles dans la conjonctivite eczémateuse. Le plus essentiel, c'est le séjour à l'air libre ou, si ce n'est pas possible, dans des pièces bien ventilées et bien éclairées.

Lorsque la photophobie est intense, on fait tremper la figure des enfants dans un bassin contenant de l'eau fraîche pure, 10 à 12 fois de suite, et l'on recommence d'heure en heure. En pareil cas, on emploie aussi la vaseline boriquée cocaïnée à 3 à 5 p. 100 (formule 93).

Dans un grand nombre de cas, ces moyens suffisent pour amener en peu de temps une amélioration prononcée. Veiller sur les poux (1).

*4° Traitement local.*

Dans les cas non compliqués, on se sert d'onctions avec la pommade suivante :

*℥ Précipité jaune de mercure . . . . . . . . 0,05*
*Vaseline blanche très pure. . . . . . . . . 10*
*2 fois par jour introduire dans l'œil malade*
*une parcelle du volume d'un demi-pois; ajoutez 25 gr. d'ouate,*
*1 baguette de verre.*

Cette pommade est parfois irritante. On la remplace alors par

---

(1) Humecter les cheveux avec du vinaigre de cévadille. Capeline sur la tête pendant 24 heures, puis lotion avec du savon noir.

de la vaseline boriquée (0,3 p. 10), ou de la vaseline boriquée cocaïnée. Lorsque la photophobie est un symptôme prédominant de la maladie, on commence par cette dernière et on ne se sert que plus tard de la pommade jaune.

Le pannus, les ulcères superficiels et les kératites fasciculaires ne sont pas une contre-indication de la pommade jaune. En cas de sécrétion catarrhale abondante, instiller chaque jour une goutte de nitrate d'argent en solution à 1/4 p. 100. (A la consultation.)

Les onctions avec de la pommade jaune doivent être continuées assez longtemps après la guérison.

Pour le traitement de l'eczéma palpébral concomitant (voy. p. 63).

Pour les ragades à l'angle palpébral externe, cautérisation au nitrate d'argent et application de vaseline boriquée.

Interdiction absolue des compresses, valves, lunettes, bandes ; les pansements aseptiques ne sont indiqués que dans les cas d'ulcérations profondes.

## Complications.

Le pannus n'exige pas de traitement spécial. Lorsqu'il est très intense, on le traite comme le pannus trachomateux (voy. p. 98).

Les pustules, les papules, les phlyctènes de la cornée, ainsi que les ulcérations superficielles qui en sont là conséquence, n'exigent pas non plus de traitement spécial, à moins que l'accroissement de la photophobie qui en résulte n'indique l'emploi de la vaseline boriquée cocaïnée. Dans le cas d'ulcères plus profonds, comme ils sont le plus souvent marginaux, on administrera, en temps opportun, c'est-à-dire avant la rupture, de l'ésérine, suivant les règles indiquées, pages 128, 133.

La kératite fasciculaire, du moment qu'elle est progressive, doit être cautérisée à son sommet (voy. p. 125), ou bien on abrasera avec une petite curette tranchante.

Dans l'iritis, on applique juste la quantité d'atropine nécessaire pour maintenir la dilatation de la pupille (formule 24).

L'examen et le traitement du nez sont également très importants (voy. p. 193).

**Cicatrices de la cornée** (voy. p. 129).

Habituellement nous donnons à nos malades une petite notice imprimée conçue dans les termes suivants :

Recommandations spéciales : 1º Grande propreté du visage et des mains (eau et savon);

2º Fréquent séjour au grand air;

3º Deux onctions par jour avec la pommade prescrite;

4º En cas de photophobie, plonger tout le visage dans une coupe renfermant de l'eau fraîche pure 12 à 15 fois de suite d'heure en heure.

Défense de porter des valves, des bandages, des lunettes, etc.

### Examen des petits enfants.

Comme les enfants eczémateux ferment souvent obstinément leurs yeux, il est parfois difficile d'examiner la cornée; cependant c'est là une nécessité absolue, car si au début une petite ulcération a échappé à l'attention, on risque d'être un jour ou l'autre désagréablement surpris par un prolapsus de l'iris. Chez

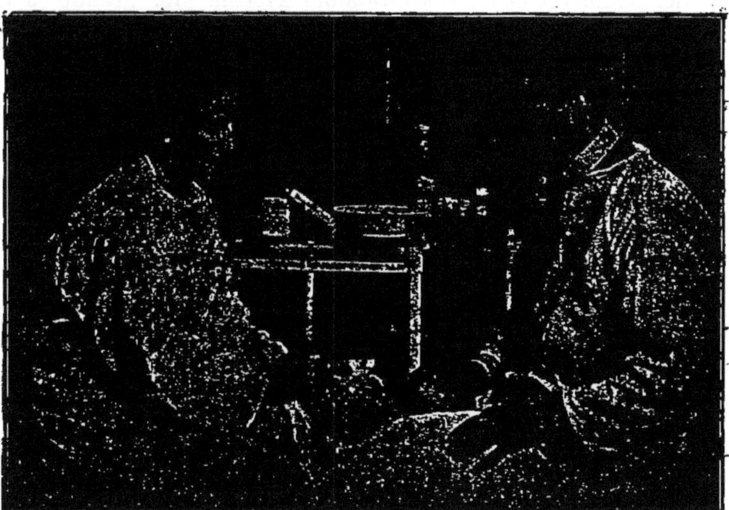

Fig. 28.

les enfants indociles, voici comment on procède. Le médecin et l'infirmière s'assoient en face l'un de l'autre; l'infirmière place sur ses genoux l'enfant couché sur le dos, pendant que le médecin maintient la tête de l'enfant entre ses jambes préalablement recouvertes d'une serviette (fig. 28). Pour mieux voir, il peut placer ses pieds sur un petit banc. Il ne faut pas maintenir les jambes de l'enfant ; on le laissera gigoter librement, car lorsqu'il ne rencontre pas de résistance, il est impuissant. De cette manière la tête est solidement fixée et le médecin a les deux mains libres ; il peut alors facilement introduire le blépharostat de Desmarres et ainsi relever la paupière supérieure. S'il n'a pas de blépharostat à sa disposition, ou s'il craint de blesser la cornée avec cet instrument, il peut le remplacer par deux tubes de verre dont les extrémités ont été préalablement entourées d'ouate. Pour cet enveloppement, on effiloche l'ouate le plus possible et on enveloppe le petit tube de verre d'abord humecté à son extrémité d'une couche d'ouate très mince ; une fois cette première couche bien appliquée, on réussit aisément à compléter l'enveloppement.

Le médecin appliquera les deux petites baguettes sur les bords des paupières et les écartera alors avec la plus grande facilité et sans aucun danger. Parfois l'enfant tourne le globe oculaire vers le haut à un tel point que malgré tout la cornée n'est pas visible. Mais si l'on maintient un instant l'écartement des paupières, le globe oculaire, ne pouvant supporter longtemps cette position spasmodique, redescend de lui-même.

## Conjonctivite blennorrhagique.

### A. Blennorrhée des nouveau-nés.

*Prophylaxie.* Tout au plus, une heure après l'accouchement, instillation d'une goutte de nitrate d'argent à 1 p. 100, de protargol à 10 p. 100 ou d'une solution de sophol à 5 à 10 p. 100.

*Traitement.* Le médecin fait tomber sur la conjonctive des paupières mises en ectropion, deux fois par jour, selon la gravité du cas, une goutte de nitrate d'argent à 1⁣ǀ2 à 1 p. 100, et recommande à l'entourage d'essuyer, chaque heure, la sécrétion qui sourd à travers la paupière, avec de petits tampons d'ouate humectée avec de l'eau boriquée ou une solution de sublimé (1 p. 3.000) et d'introduire ensuite de la vaseline Lénicet (p. 105).

Voici le détail du traitement :

1º A sa visite quotidienne, le médecin fait écouler, en écartant à plusieurs reprises les paupières, l'excès d'humeur sécrétée et enlève le pus stagnant entre les paupières avec des petits tampons d'ouate humide, instille ensuite la solution de nitrate d'argent sur la conjonctive des paupières mise en ectropion, en prenant bien soin qu'aucune parcelle du caustique n'atteigne la cornée, puis fait une onction entre les paupières ou dans le cul-de-sac conjonctival inférieur, avec la pommade au Lénicet. On examine ensuite la petite baguette de verre pour s'assurer qu'elle ne présente pas de bord tranchant, et on l'enduit d'une quantité plutôt plus grande de pommade pour éviter d'arriver en contact direct avec la cornée.

Pour protéger le deuxième œil non malade, on couche l'enfant sur le côté de l'œil malade, afin d'éviter que la sécrétion n'atteigne l'œil sain, ou bien l'on protège ce dernier par un pansement au diachylon. En prenant la précaution d'instiller *dans l'œil sain*, une fois par jour, une solution de protargol à 5 à 10 p. 100 (en se servant d'une fiole et d'une pipette spéciales, et après avoir soigneusement aseptisé les doigts), on réussit parfois à le préserver.

2° Prescription de la pommade au Lénicet :

> ℞ *Pommade au Lénicet. . . . . . 10 p. 100*
> *A donner la dose entière.*
> *Ajoutez une baguette de verre, 25 gr. d'ouate.*

3° Instructions à donner à l'entourage :

*a)* Essuyer toutes les heures, extérieurement, l'humeur sécrétée avec un tampon d'ouate, humecté d'eau boriquée ; le plus souvent possible aussi la nuit.

*b)* Introduire ensuite la pommade de la manière indiquée plus haut.

*c)* Coucher l'enfant du côté malade.

*d)* Essuyer avec soin et soumettre souvent à l'ébullition la baguette de verre en usage.

*e)* Brûler l'ouate utilisée.

*f)* Aviser de la contagiosité ; laver soigneusement les mains avec de l'eau chaude et du savon.

*N. B.* — Si les personnes de l'entourage sont maladroites ou indolentes, ou lorsqu'il se présente des complications du côté de la cornée, il est indiqué de transporter l'enfant dans une clinique.

4° Lorsque la sécrétion s'est amoindrie manifestement, on se servira de la pommade quatre fois dans la journée et deux fois dans la nuit.

5° Après la disparition complète de la sécrétion purulente, on s'en tiendra à la vaseline boriquée (acide borique 0,3 ; vaseline 10).

La durée du traitement est en moyenne de deux à trois semaines. Les ulcérations de la cornée ne doivent être traitées par les caustiques que lorsqu'elles sont très progressives ; autrement le traitement par l'onguent au Lénicet suffit.

Quant au meilleur procédé d'examen de la cornée, voy. page 103.

Des petites filles atteintes de conjonctivite blennorrhagique présentent très souvent aussi de la *blennorrhée vaginale*.

1° Trois fois par jour, lavages de la vulve avec du permanganate de potasse (1 p. 4.000). Ne pas se servir d'éponge, mais d'ouate exclusivement.

2° Dans l'intervalle, entre les lotions, isoler les lèvres par une bandelette de gaze stérilisée ou d'ouate, recouverte de talc et d'oxyde de zinc à parties égales. Recouvrir les organes génitaux avec de l'ouate. Appliquer une bande en T.

3° Le matin et le soir, après la lotion, injection vaginale avec un litre d'une solution de permanganate de potasse. (On se servira d'une sonde de Nélaton, adaptée à l'irrigateur.)

4° Tous les deux jours, on touchera les parties enflammées avec un tampon d'ouate trempée dans une solution de nitrate d'argent à 1 p. 100.

5° Mesures de précaution : Laver les mains, brûler l'ouate utilisée, etc...

## B. **Blennorrhée des adultes.**

Si le traitement par le nitrate d'argent donne de bons résultats chez les enfants, il n'en est malheureusement pas de même pour les adultes. Chez ceux-ci le traitement à la pommade au Lénicet spéciale réussit bien mieux. Cette pommade est préparée avec du Lénicet, c'est-à-dire avec de l'acétate d'alumine sec polymérisé, et de l'euvaseline, cette dernière constituant un excellent véhicule à cause de son point de fusion élevé. Le Lénicet limite la sécrétion d'une façon remarquable, en même temps que l'euvaseline, peu fusible, fournit à la cornée une couche protectrice excellente contre toute action de macération de la part du pus. Il est essentiel de protéger l'œil sain en le recouvrant d'un verre de montre. On déterge à l'éther tout le voisinage de l'œil et l'on applique le verre de montre fortement bombé et rembourré de gaze au moyen de bandes de diachylon de manière qu'aucune sécrétion ne puisse l'atteindre (fig. 29).

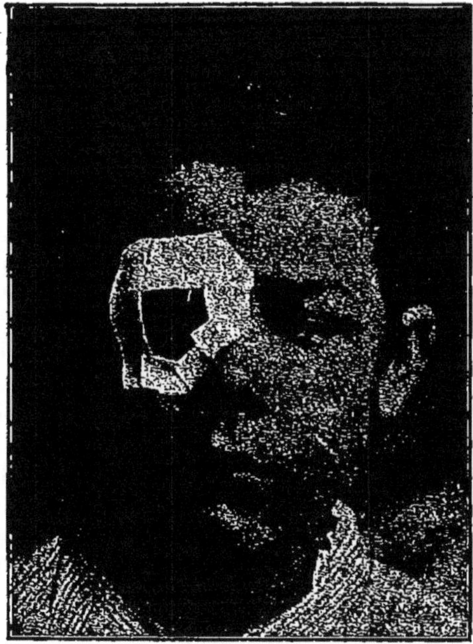

Fig. 29

En ce qui concerne la gravité de la maladie, le danger de contagion, etc..., voy. plus haut.

Il faut aussi chercher l'origine de la contagion et y parer.

En particulier, voici comment on procède :

1º On se débarrasse du pus en écartant à plusieurs reprises les paupières et en essuyant extérieurement la sécrétion qui s'en écoule avec un tampon humide, cela toutes les heures ou toutes les deux heures.

2º On introduit la pommade au Lénicet spéciale à 10 p. 100

toutes les deux heures (naturellement aussi la nuit), jusqu'à ce que la sécrétion se trouve diminuée. Pour introduire le plus possible de pommade dans l'œil, on engage le malade à regarder en bas; on tire la paupière supérieure en avant par traction au moyen des cils et on introduit au-dessous environ la valeur d'un haricot de la pommade au moyen de baguettes de verre. Si là paupière supérieure est fortement infiltrée, on se contente d'en introduire dans le cul-de-sac conjonctival inférieur, en faisant regarder le malade en haut. A la suite de cette opération, la cornée doit être recouverte d'une couche épaisse de pommade.

Aussi longtemps que les paupières sont fortement distendues par l'infiltration, il ne faut pas se servir du nitrate d'argent ; il vaut même mieux ne pas l'employer par la suite et le remplacer par du sophol ou du protargol (à 10 p. 100).

3° Lorsque l'infiltration ne distend plus les paupières et si à ce moment l'infiltration n'a pas notablement diminué — et c'est là le cas le plus général — on fait bien de donner tous les jours une à deux gouttes de sophol ou de protargol à 10 p. 100 ; mais on ne mettra la paupière en ectropion que dans le cas où cela peut se faire sans danger pour la cornée, autrement il serait préférable d'instiller le médicament sur la paupière inférieure abaissée (vers le bas) pour qu'il se répande dans l'œil.

4° Dès que la sécrétion a diminué de façon notable — ce qui arrive habituellement au bout de 1 à 2 jours, quelquefois plus tard — on n'applique dans l'œil que du Lénicet spécial à 5 p. 100 toutes les 3 ou 4 heures et l'on interrompt ce traitement lorsque la sécrétion se trouve entièrement ou presque entièrement arrêtée. On donne ensuite :

5° De l'euvaseline seulement, et l'on cautérise la conjonctive une fois par jour avec du nitrate d'argent à 1/4 p. 100, en protégeant naturellement la cornée le plus possible. Dans ce but, le mieux est de retourner la paupière en haut et de repousser doucement en arrière avec l'index le bord de la paupière mise en ectropion, tandis que le pouce fixe la paupière inférieure également mise en ectropion. Lorsqu'alors on engage le malade à fermer les yeux, les plis de passage font saillie et protègent complètement la cornée.

Si la sécrétion redevenait plus intense, on emploierait de nouveau, pendant quelque temps, le Lénicet spécial (Bleno-Lénicet) à 5 ou 10 p. 100.

6° Lorsque la sécrétion et l'hyperémie ont cessé, on laisse sortir le malade avec de la vaseline au sulfate de zinc à 0,05 p. 100.

*Complications.* Les ulcérations de la cornée n'exigent pas de traitement spécial, vu que la cautérisation est généralement impuissante contre elles. Nous renvoyons à ce sujet, p. 122.

Les affections articulaires qui viennent compliquer la blennorrhée guérissent d'une façon surprenante par la méthode de Bier.

*Précautions à prendre par l'opérateur.* L'opérateur protége le mieux ses propres yeux en portant des lunettes à grands verres. Si cependant une gouttelette venait à atteindre son œil, ce qui peut également se présenter lors des lotions vaginales, il devra au plus vite se laver les yeux à grande eau, c'est-à-dire en faisant tomber l'eau sur les paupières mises en ectropion au moyen d'un tampon d'ouate humecté, puis il instillera dans l'œil une goutte d'une solution de nitrate d'argent à 2 p. 100.

Bien entendu, après toute intervention, il faut se laver les mains avec le plus grand soin et les désinfecter ; voy. aussi plus haut, p. 105.

Comme cette maladie doit être considérée comme très dangereuse et exige des connaissances spéciales, on fera bien d'envoyer les malades, si c'est possible, à une clinique.

**Chémosis de la conjonctive.** Ce n'est qu'un symptôme susceptible d'accompagner les maladies les plus diverses de l'œil et de la région avoisinante :

1° Blessures et brûlures;

2° Affections palpébrables (orgelet, érysipèle), du rebord orbitaire (périostite), du sac lacrymal, de la conjonctive, du bulbe (kératite, iritis, choroïdite, panophtalmie, sclérite), de l'orbite (dacryocystite, phlegmon de l'orbite.)

3° Affections des sinus accessoires.

4° En relation avec le catarrhe purulent pouvant faire suspecter de la blennorrhée ! Préparations microscopiques.

*Traitement.* Le traitement est celui de la maladie principale, et il est rare qu'on soit obligé de recourir aux scarifications ou à l'excision du bourrelet.

Parfois le chémosis se présente comme phénomène de stase (veineuse) dans l'hydropisie générale, l'hydrémie ou la néphrite.

**Conjonctivite diphtéritique**. — C'est une affection relativement rare, mais très grave, caractérisée par la formation de membranes (examen bactériologique).

L'emploi du nitrate d'argent est donc absolument contreindiqué, vu qu'il détermine de son côté la formation de membranes; on emploiera de préférence une pommade au sublimé (formule 60), que l'on fait pénétrer dans l'œil toutes les demi-heures après l'avoir soigneusement nettoyé.

Il ne faudra pas hésiter non plus à faire en même temps des injections de sérum antidiphtérique : 1500 I. E. (*unités d'Ehrlich*). sous la peau de la cuisse ou de l'abdomen (voy. page 48). On protégera l'œil sain par le pansement au verre de montre.

## II. — Inflammations non catarrhales de la conjonctive.

La *tuberculose* de la conjonctive se présente sous la forme d'un lupus de la muqueuse ou sous forme d'ulcérations. Le lupus a son point de départ régulièrement à la paupière et doit être traité d'après les règles en usage. Quant à l'ulcération, on la curette, on en excise les bords et on la saupoudre d'iodoforme. Les injections de tuberculine n'ont pas donné les résultats espérés. En revanche, on peut employer la méthode de Finsen (photothérapie).

Si le sac lacrymal est atteint en même temps, on l'extirpe.

La *syphilis* peut atteindre, quoique rarement, la conjonctive à toutes ses périodes, comme affection primaire, papules et gommes. Traitement antisyphilitique.

*Pemphigus*. Il faut essayer le traitement arsenical ou les injections d'atoxyl (solution à 2 p. 100), 2 injections partielles avec une seringue de Pravaz sous la peau ou dans les muscles. Pendant 5 jours consécutifs 2 injections partielles de plus, jusqu'à atteindre l'injection entière (= 0,2 gr.), puis tous les 2, 3 jours une seringue entière. En tout 20 à 30 seringues. Avant chaque injection, il faut soumettre la solution à l'ébullition (formule 49).

On introduira en outre de la vaseline boriquée. Dans certains cas, transplantation de fragments de muqueuse. Lorsque la cicatrisation est intense, il faut essayer de la fibrolysine ; 2 seringues (2,3 gr.) par semaine sous la peau du dos.

Le *catarrhe printanier* doit être considéré comme l'expression

d'une affection chronique générale et se présente le plus souvent
associé à une polyadénite générale. Le traitement doit donc être
surtout interne (arsenic, iode, fer); localement on emploie la
pommade jaune (formule 73). On la fait pénétrer dans le cul-de-
sac conjonctival, puis on masse en exécutant avec le pouce de
légers mouvements de rotation par dessus les paupières fermées.
On enlève au couteau ou à la curette les proliférations exubéran-
tes; souvent la guérison est spontanée à l'époque de la puberté.

Comme on a été amené récemment à penser que les radia-
tions chimiques du soleil ont une influence sur la production
du catarrhe printanier, on a recommandé l'application d'un
pansement occlusif ou l'usage de lunettes destinées à absorber
les rayons ultra-violets.

*Pinguecula.* Petites nodosités jaunes de la conjonctive, de
nature inoffensive; on n'en fait l'excision que si elles deviennent
réellement gênantes.

**Ptérygion.** — Comme il est progressif, il peut considérablement limiter la puissance visuelle, lorsqu'il atteint la région
pupillaire. Il est donc indiqué de l'extirper de bonne heure.

Voici comment se pratique cette opération :

L'œil une fois bien cocaïnisé, on saisit le ptérygion avec une
pince à mors dans la région où il se laisse le mieux détacher et
on le sépare avcc soin de la cornée, en se servant de préférence
d'un bistouri droit, mais on se gardera de rien laisser subsister
du ptérygion (surtout à son sommet), et d'autre part de ne pas
trop entamer la cornée.]

Lorsquel'on sera arrivé sur le bord de la cornée, on pratiquera dans
le ptérygion ou dans la conjonctive sclérale deux incisions se dirigeant
en convergeant vers l'angle de la conjonctive, incisions qui se rencontrent à une distance de 3 à 5 millimètres du bord de la cornée. On
enlève le lambeau triangulaire de conjonctive ainsi obtenu, et l'on
curette encore une fois la cornée dans la region où siégeait le ptérygion et
surtout à la pointe. On obtient ainsi une plaie losangique dont une moitié occupe la cornée, l'autre la sclérotique. La première guérit spontanément par cicatrisation, naturellement avec un peu d'opacité (pour
cette raison pratiquer l'excision précoce) ; quant à la seconde, on la
ferme avec une ou deux sutures entortillées de fine soie. La suture doit
être faite avec beaucoup de soin, sans quoi la conjonctive vient recouvrir de ses végétations la plaie cornéenne, d'où résulterait un nouveau ptérygion. Les fils doivent être coupés de très près, pour qu'ils
ne viennent pas frotter sur la cornée.

Les pseudo-ptérygions se produisent lorsque, par exemple, dans
un chémosis inflammatoire, le sommet d'un pli de la conjonctive vient
recouvrir la cornée et y contracter des adhérences. Ces pseudo-

ptérygions peuvent se présenter en n'importe quel point du bord de la cornée, tandis que les pterygions vrais ne se présentent que dans la fente palpébrale et surtout vers la région nasale ; comme ils ne sont pas progressifs, on n'excise que ceux qui ont acquis un grand développement.

On désigne sous le nom de **symblépharon** l'adhérence cicatricielle des deux feuillets opposés de la conjonctive, ainsi à la suite de brûlures, de corrosions, de trachome, etc. Le traitement est chirurgical, mais rarement suivi de bon effet; dans certains cas on peut faire des injections de fibrolysine, le contenu d'une ampoule, sous la peau, dans l'épaisseur des muscles (fessiers), ou dans les veines à 2 ou 3 jours d'intervalle. 5 à 50 doses.

**Le Xérosis** de la conjonctive consiste en une dégénérescence particulière de cette membrane qui occupe des régions plus ou moins étendues, principalement dans la zone de la fente palpébrale, et qui présente un aspect gras brillant et comme une sorte d'écume desséchée. Il est l'expression d'un trouble général de la nutrition et présente une forme légère et une forme grave. La première, associée à de l'héméralopie, se présente chez les adultes aussi bien que chez les enfants, la seconde chez les enfants seulement. Elle est souvent liée à une *kératomalacie* (trouble et désagrégation de la cornée) et son pronostic est très sombre, si l'on ne réussit pas à modifier au plus vite l'état de la nutrition qui dépend généralement d'un catarrhe gastro-intestinal. Le traitement s'adresse à la cause primitive. Localement, vaseline boriquée (formule 1). Au Japon on recommande l'huile de foie de morue, le foie des animaux et les poissons; l'huile de foie de morue opérerait de véritables miracles.

Quant aux **tumeurs** de la conjonctive, mentionnons les dermoïdes, l'angiome, le carcinome et le sarcome, en particulier le mélanosarcome.

On les traite par la voie opératoire et il convient d'abandonner l'opération aux spécialistes, vu que les pertes de substance laissées peuvent fort défigurer les malades, inconvénient qu'il faut diminuer par les opérations plastiques.

La **prolifération** de la conjonctive dans l'ectropion est traitée par un curetage énergique, susceptible d'engendrer des cicatrices avec tendance à diminuer l'ectropion.

**L'hyperémie ciliaire est toujours l'expression d'une affection de l'iris, de la cornée ou du corps ciliaire.**

# Cornée.

## Remarques concernant le diagnostic.

**Hyperémie ciliaire.** (Voy. page 86.)

En cas d'affection de la cornée, on doit se poser avant tout les questions suivantes :

1º Le processus est-il récent ou ancien?

On le reconnaît en constatant s'il y a ou non de l'hyperémie ciliaire, de la photophobie et du larmoiement.

2º Quelles sont les parties atteintes de la cornée?

On examine toute la surface de la cornée et l'on fait les remarques suivantes :

1º Forme et grandeur de la cornée : staphylome, mégalocornée ou buphtalmie (voy. p. 154), kératocône, etc.

2º Surface de la cornée :

*a*) Si elle est mate ou brillante : on le reconnaît le mieux en faisant tomber sur la cornée et passer sur toutes ses parties l'image d'une fenêtre réfléchie par un miroir (voy. p. 229);

*b*) Si elle présente des saillies : pannus (proliférations épithéliales en surface, irrégulières, vascularisation), vésicules (kératite vésiculaire, herpès, voy. page 118) ; pustules (kératite eczémateuse) ou pertes de substance : de l'épithélium (non opaques), ulcérations ;

*c*) Adhérences de la cornée avec l'iris (leucôme adhérent) ;

3º Distribution des vaisseaux. (Voy. plus bas.)

4º Transparence : lorsqu'il s'agit de troubles peu accentués, il faut se servir de l'éclairage latéral (voy. page 9) pour s'assurer de l'extension et de la profondeur de la lésion ;

5º Sensibilité : on l'explore avec une baguette de verre; elle est très diminuée dans l'herpès de la cornée ;

6º Finalement on examine encore à l'éclairage latéral la face postérieure de la cornée pour y découvrir les précipités possibles (points très fins gris et bruns, dont la présence signale l'existence d'une cyclite), ou d'autres dépôts.

8

7° On recherche les signes d'iritis et d'hypopyon compliqués souvent d'affections de la cornée.

A l'aide de cette méthode d'investigation, il sera facile de constater s'il existe :

I. Une *affection de l'épithélium* (inégalités, vascularisation superficielle, troubles de la sensibilité).

II. Une *affection de la substance fondamentale de la cornée* (pertes de substance profondes, vascularisations profondes).

III. Une *affection de la couche la plus postérieure de la cornée* (membrane de Descemet, précipités, dépôts).

IV. Autres affections (altérations de forme, tumeurs).

Le diagnostic est très important aussi au point de vue de l'étiologie, car :

*a)* L'épithélium partage le sort de la conjonctive et participe souvent aux mêmes altérations que celle-ci dans les mêmes conditions :

Conjonctivite trachomateuse — pannus trachomateux ; conjonctivite eczémateuse — eczéma de la cornée.

*b)* Le parenchyme subit le sort de la sclérotique et participe de même à ses altérations, par exemple syphilis, tuberculose.

*c)* La lame élastique ou membrane de Descemet (la couche la plus profonde de la cornée) partage le sort de l'uvée et s'altère avec elle et en particulier avec le corps ciliaire (l'uvée est constituée par l'iris, le corps ciliaire et la choroïde).

**L'opacité de la cornée** n'est qu'un symptôme, mais réserve au diagnostic de nombreuses difficultés ; on peut se conformer au schéma suivant (image ophtalmoscopique, voy. plus haut).

|  | Surface mate, hyperémie ciliaire. | Surface miroitante. |
| --- | --- | --- |
| Pas de perte de substance. | Kératite parenchymateuse ou glaucome aigu. | Cicatrice cornéenne. |
| Une perte de substance. | Ulcère récent. | Ulcère détergé. (Facette cornéenne) |

La **distribution des vaisseaux sur la cornée** est très utile à considérer au point de vue du diagnostic différentiel entre le pannus et la kératite parenchymateuse.

*a)* **Pannus.** Dans cette affection et en général dans toutes les altérations superficielles de la cornée, le réseau vasculaire est superficiel et simplement recouvert d'épithélium, et l'on peut facilement suivre les vaisseaux dans la conjonctive d'où ils émanent (fig. 30 a).

*b)* **Kératite parenchymateuse.** Ici les vaisseaux sont moins nets, car ils sont situés dans la profondeur de la cornée ; on ne peut souvent les voir qu'à la loupe et à l'éclairage latéral, et ils disparaissent brusquement à la vue sur le bord de la cornée, au moment où ils pénètrent dans la sclérotique, dont l'opacité ne permet pas de les suivre dans leur trajet (fig. 30 b).

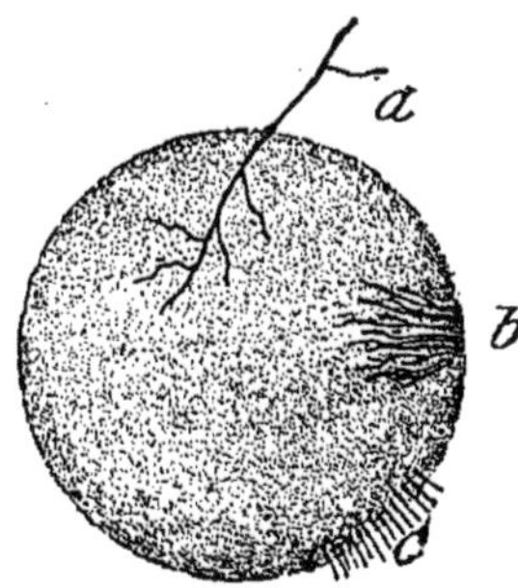

Fig. 30

*c)* Il ne faut pas confondre avec les vaisseaux mentionnés en *a)* les petits vaisseaux courts (2 millimètres) propres aux bords mêmes de la cornée et juxtaposés comme les dents d'un peigne (fig. 30 c). Ces petits vaisseaux s'observent également dans la kératite parenchymateuse.

## 1. Maladies de l'épithélium.

### *a)* Pertes de substance de l'épithélium.

Pour s'assurer s'il existe ou non une perte de substance de

l'épithélium, et aussi pour constater si une perte de substance antérieure guérie a existé, on instille une goutte de fluorescéine (formule 53) dans le sac conjonctival. La région correspondante à la perte de substance épithéliale se trouve alors nettement colorée en vert.

Le *diagnostic différentiel* entre les pertes de substance épithéliales et celles provenant d'un herpès de la cornée est d'une importance capitale. Dans le premier cas, la cornée est très sensible au toucher (baguette de verre); dans le deuxième, elle est insensible. Dans le premier cas elles guérissent en quelques heures, dans le second plusieurs semaines sont nécessaires. Étudions d'abord les pertes de substance traumatiques provoquées généralement par des blessures provenant du dehors (ongles, paille, feuilles de palmier, corps étrangers!) ou par des cils implantés obliquement (entropion, trichiasis).

*Traitement.* Examen scrupuleux pour découvrir les corps étrangers (surtout sous la paupière supérieure), et pour s'assurer de l'obliquité des cils.

Instillations de cocaïne (formule 92) ou de novocaïne (formule 110), 3 à 5 gouttes; puis inonction de vaseline boriquée cocaïnée (formule 93) et pansement.

Guérison au bout de quelques heures, tout au plus au bout de plusieurs jours.

Des altérations plus rares ou celles qui dominent la scène doivent être traitées en première ligne; ce sont : 1° la macération dans les conjonctivités ; 2° la dessication de l'épithélium cornéen dans la zone de la fente palpébrale. Cette dessication se produit en cas de fermeture défectueuse de la fente palpébrale, ou encore est provoquée par la paralysie du facial (lagophtalmie), la saillie du globe oculaire (exophtalmie), l'ectropion ou les états comateux.

Il peut encore être la conséquence d'une anesthésie de la cornée et du moins grand nombre des battements de la paupière qui en est la conséquence dans les paralysies du trijumeau (kératite neuro-paralytique) et dans l'anesthésie artificielle.

*Traitement.* En ce qui concerne le traitement des affections précitées, il faut consulter les chapitres qui s'en occupent et voir les traités de neurologie. Le traitement symptomatique se borne à recouvrir la cornée d'une couche de vaseline boriquée ou d'euvaseline avec pansement. Parfois il y a lieu encore de maintenir les paupières fermées avec des bandelettes de diachylon appliquées de haut en bas. Si la sécrétion est très abondante, le pansement est contre-indiqué, et il faut se contenter de l'application des onguents.

**Pertes de substance épithéliale opiniâtres et récidi-
vantes.** Ce ne sont souvent que des accès répétés d'herpès,
mais elles peuvent aussi se relier à de petites lésions de la cornée.
Si l'épithélium persiste à ne pas se reproduire il convient d'en
faire le curetage sur une assez grande étendue (1), et de le laisser
se régénérer sous l'application de la vaseline boriquée (avec pansement). Si ces moyens ne suffisent pas, on peut pratiquer une'
légère cautérisation avec le galvano-cautère porté au rouge, en
ne perdant pas de vue que l'on détermine de la sorte de légers
troubles persistants de la cornée.

### b) **Prolifération épithéliale. — Pannus.**

En tant que membrane conjonctive de la cornée, l'épithélium
participe aux affections de la conjonctive, et cela aussi bien dans
la conjonctivite trachomateuse que dans la conjonctivite eczémateuse. Si le pannus n'est pas trop invétéré ni trop épais (indurations épithéliales), il participe également à l'amélioration de
l'affection conjonctivale. Il n'y a donc pas lieu ici de suivre un
traitement spécial. Le pannus s'éclaircit parfois d'une façon
étonnante, lorsqu'on fait l'expression de la conjonctive. Lorsque
les indurations sont très invétérées, avec participation du parenchyme, on ne peut espérer de grandes améliorations. Comme ces
formes graves sont presque exclusivement d'origine trachomateuse, c'est à propos du trachome (voy. page 96) qu'il en a été
traité.

Nous devons encore attirer l'attention sur une variété spéciale
de pannus qui prend naissance par le frottement persistant des
cils sur la cornée. Electrolyse des cils (voy. page 72). Il existe
aussi un *pannus de réparation,* c'est-à-dire des vaisseaux qui se
rendent à une ulcération pour y amener des matériaux destinés
à la formation des cicatrices.

Pour le traitement des ulcérations dans les régions occupées
par un pannus, voy. page 124 et suiv.

Diagnostic différentiel entre le pannus trachomateux et le
pannus eczémateux. Le premier siège dans la moitié supérieure
de la cornée, en rapport avec le pli de passage supérieur, prin-

---

(1) Pour se rendre compte de l'étendue du curetage à faire, on instille dans l'œil une goutte d'une solution de fluorescéine (formule 53).
Toute la région ainsi colorée en vert doit être curetée.

cipalement altéré, tandis que le pannus eczémateux peut être localisé dans n'importe quelle région, rarement en haut.

## Kératite eczémateuse.

La cause la plus fréquente des affections superficielles de la cornée réside dans la kératite eczémateuse (phlycténulaire, pustuleuse), qui se présente au jeune âge et qui peut s'étendre au parenchyme sous forme d'ulcérations. Comme elle est toujours liée à la conjonctivite eczémateuse, les considérations essentielles la concernant ont été déjà exposées, page 100. (Voy. aussi page 133.)

## Herpès de la cornée.

L'herpès de la cornée (fébrile, zoster), est souvent associé avec l'herpès des paupières (voy. page 68); pour le diagnostic différentiel entre lui et la perte de substance traumatique de l'épithélium, voy. page 116.

*Traitement symptomatique.* Emploi d'une solution de cocaïne à 5 p. 100 (formule 92), vaseline boriquée, pansement occlusif.

(Ordinairement on n'observe pas de vésicules, mais les pertes de substance épithéliale déterminées par leur rupture, et qui affectent ordinairement une disposition ramifiée. Même traitement.)

*Traitement causal* : A l'intérieur, quinine 0,5 à 1. Aspirine ou morphine. Courant continu. Anode sur les points douloureux. Cathode sur la nuque. Courant faible. Eviter toutes les variations de courant. Traitement consécutif, voy. page 68. Complications: contre l'iritis, de l'atropine (0,05 à 10), en quantité suffisante pour maintenir la pupille dilatée (maximum : 2 gouttes 3 fois par jour). Dans l'herpès opiniâtre ou récidivant, on peut avoir recours à la névrotomie, à la neurectomie et aux injections d'alcool de Schlœsser.

## Kératite vésiculaire (bulleuse).

Cette affection s'observe parfois accompagnée de troubles intenses de la nutrition (glaucome, irido-cyclite). Le traitement s'adresse à l'affection fondamentale. Au point de vue symptomatique : vaseline boriquée cocaïnée, 3 à 5 p. 100 (formule 93). Parfois curetage (voy. page 117) nécessaire.

## 2. Maladies du parenchyme de la cornée.

Elles se présentent sous deux formes principales :

A) sous la forme d'une inflammation endogène : kératite parenchymateuse ;

B) sous la forme d'une désagrégation d'origine exogène du parenchyme cornéen dépouillé de son épithélium : ulcération de la cornée ;

Et de plus, C) phénomènes de dégénérescence de la cornée.

### A. Kératite parenchymateuse (interstitielle, diffuse).

C'est ordinairement une suite des affections de l'appareil vasculaire ciliaire et du réseau vasculaire péricornéen. Comme cet appareil irrigue aussi la sclérotique, l'iris, le corps ciliaire et la partie antérieure de la choroïde, on conçoit aisément que ces membranes participent souvent aux affections du parenchyme cornéen. Il ne faut donc pas négliger ces membranes lors du traitement de la kératite parenchymateuse ; ainsi dans l'iritis, etc., il faut employer l'atropine (voy. plus bas) en temps utile ; on ne doit surtout pas oublier la possibilité d'une augmentation de la pression (intra-oculaire) qui viendrait modifier le traitement.

*Exploration générale.* — Il y a lieu de rechercher la syphilis héréditaire (Wassermann, page 36), la tuberculose (Pirquet, page 42) en toute première ligne, l'athéromatose, la néphrite toxique, les troubles du métabolisme en seconde ligne. Dans 50 p. 100 de tous les cas, on trouve une affection d'une ou plusieurs articulations, principalement du genou, pouvant évoluer sans aucune douleur, ceci en faveur de la syphilis.

*Traitement général.* — Il doit être fondé sur les résultats de l'exploration (syphilis héréditaire, voy. page 40 ; tuberculose, voy. page 44 ; syphilis acquise, voy. page 37) ; et à cet égard il faut veiller avant tout à une tonification générale de l'organisme, une nourriture appropriée, de fréquents séjours au grand air (voy. page 52).

*Traitement local.* — Comme la kératite parenchymateuse est l'expression d'une maladie générale, c'est par suite le traitement général qui joue le rôle principal ; le traitement local est purement symptomatique.

A la période progressive d'évolution, à celle où la photophobie prédomine, on prescrit de la vaseline boriquée cocaïnée à 5 à 10 p. 100 (formule 93); à appliquer à domicile toutes les deux heures. A la consultation, on instille la quantité d'atropine à 1 p. 100 (formule 24) nécessaire pour maintenir la pupille dilatée ; dans un grand nombre de cas, moins encore peut-être.

Si c'est l'iritis qui prédomine, le traitement à l'atropine ne suffira guère. On instille alors alternativement de l'atropine, de la cocaïne à 5 p. 100 et même de la scopolamine (1/2 à 1 p. 100), dont on peut sans crainte instiller 2 gouttes, d'autant plus que grâce au larmoiement intense, une partie du médicament se trouve entraînée et d'autre part que par suite d'opacités les conditions d'osmose se trouvent altérées à un tel point qu'une faible partie seulement du médicament arrive à l'œil. Si, par ces moyens, on ne réussit pas (toujours en surveillant la pression intra-oculaire !) à dilater la pupille, on peut combiner la vaseline cocaïnée qui peut être introduite dans l'œil à domicile avec de l'atropine.

*℞    Chlorhydrate de cocaïne. . . .        0,5*
*Sulfate d'atropine . . . . . . .        0,1*
*Vaseline blanche pure . . . . .        10*
*A introduire 2 à 3 fois par jour dans l'œil malade.*
*Ajoutez une baguette de verre.*

Il n'est souvent pas possible de maintenir la dilatation de la pupille avec les doses ordinaires de mydriatique ; il ne faut pas pousser l'administration jusqu'à dose toxique (voy. pages 16, 18.) On peut retirer des instillations de meilleurs effets en exerçant une pression sur l'angle interne des paupières pour comprimer les points lacrymaux et en maintenant la tête réclinée en arrière, puis en donnant de la cocaïne pour limiter le plus possible le larmoiement, et seulement ensuite les autres mydriatiques.

Il est nécessaire que le médecin voie journellement le malade à l'époque de l'acmé de l'inflammation pour constater le degré de dilatation de la pupille et de la pression intra-oculaire.

A notre clinique, on n'emploie ni compresses chaudes, ni obscurité, ni pansement, ni valves, ni lunettes fumées, etc.

L'accroissement de la pression intra-oculaire doit être combattu à défaut de tout traitement par l'atropine au moyen de pansements humides (voy. p. 32), que l'on renouvelle 2 à 3 fois par jour. Si l'on ne réussit pas à le vaincre en l'espace de deux jours, on donnera une goutte d'ésérine à 1/2 p. 100, et si cela devient nécessaire on élèvera la dose jusqu'à 3 fois 2 gouttes d'ésérine à 1/2 p. 100 par jour (formule 42) ou de pilocarpine à 2 p. 100 (formule 119).

Cette médication suffit dans la plupart des cas à diminuer la pression. Si, lors du passage graduel de la cocaïne à l'atropine, la pression intra-oculaire augmente de nouveau, il faut se décider à faire la paracentèse de la chambre antérieure et même si l'intensité de l'inflammation ne l'empêche pas d'une façon absolue, pratiquer exceptionnellement l'iridectomie.

Le praticien fera donc bien de confier le traitement de la kératite parenchymateuse au spécialiste dès qu'il se produira une augmentation de la pression intra-oculaire.

Il n'est généralement pas difficile de constater l'augmentation de la pression (intra-oculaire) dans la kératite parenchymateuse, attendu que, en raison de la cyclite, la pression est souvent inférieure à la normale et que les augmentations de pression seront alors appréciées plus facilement par la constatation d'une différence plus notable. On la reconnaît encore par l'accroissement de l'hyperémie ciliaire et de la douleur provoquée par le refoulement de la cornée en avant.

Lorsque les phénomènes d'inflammation les plus violents ont cédé, on peut graduellement diminuer l'emploi du mydriatique et se contenter de l'application de la cocaïne. La cornée reprend sa transparence graduellement de la périphérie vers le centre, et même dans la majorité des cas cette transparence devient absolument normale.

Mais des mois peuvent s'écouler jusqu'à la guérison. Le médecin fera bien de prévenir les intéressés que l'inflammation peut avoir une longue durée et peut même s'étendre à l'autre œil. Les récidives sont rares pour le même œil.

A la seconde phase de régression (diminution de l'hyperémie et de l'iritis, rétablissement de la transparence de la cornée), on peut prescrire des médicaments susceptibles d'activer la résorption ; on donne entre autres de la dionine qu'il faut prescrire à doses croissantes à cause de l'accoutumance. On débute par conséquent par une solution à 3 p. 100 pour passer successivement à des solutions à 5, 10 et 20 p. 100 (souvent fort chémosis ! voy. pages 24, 130).

Plus tard, lorsque l'hyperémie est à peu près disparue, on fait pratiquer des massages avec une pommade au précipité à 0,5 p. 100, voy. page 130.

S'il se produit à la suite un accroissement persistant des manifestations irritatives, c'est qu'on a agi trop tôt ; il faut dès lors attendre quelque temps avant de faire une nouvelle tentative. Les cicatrices consécutives, lorsqu'elles sont un peu intenses, peuvent exiger un tatouage ou une iridectomie (voy. page 130).

### B. Ulcères de la cornée.

Les ulcérations constituent une affection si fréquente et si polymorphe qu'il est de toute nécessité pour le médecin de se rendre compte du siège, du caractère, de la période, etc., avant de procéder au traitement.

Avant tout il doit s'assurer s'il a affaire à une ulcération perforante ou non perforante.

## a) Diagnostic.

### I. — Ulcère non perforant.

La première question à se poser ici est la suivante : 1º *Quel est le siège de l'ulcère ?*

En particulier : l'ulcère est-il marginal ou occupe-t-il le centre de la cornée ?

Cela importe non seulement pour le pronostic (les ulcérations centrales entravent naturellement la vision beaucoup plus que les périphériques), mais encore pour le traitement, surtout s'il y a perforation.

2º *A quelle période se trouve l'ulcère?* — Est-il récent, c'est-à-dire infiltré, ou est-il recouvert d'épithélium (facette) ou bien est-il arrivé à la phase de cicatrisation ? (Voy. page 114.)

3º *Quelle est sa nature?* — L'infiltration est-elle forte ou faible ? L'hyperémie ciliaire est-elle intense ou médiocre ? Comment se présentent ses bords ? Sont-ils saillants, crénelés, en ligne droite, excavés, infiltrés ou infectés (voy. plus bas), etc... ?

4º *L'ulcère est-il infecté ou non?* — A cette question se rattache celle de la nature progressive de l'ulcère, attendu qu'il se propage aux points où existe une infiltration purulente. L'infection se reconnaît par le ton jaune purulent de l'infiltration.

Ici se pose cette question secondaire :

*Où siège l'infection?* — Ceci est important pour le traitement par le thermo-cautère, car il ne faut cautériser que les points infiltrés de pus pour parer à la propagation de l'ulcère. Un point important est de savoir si l'infection siége à la périphérie ou dans les autres parties de l'organe.

5° *Quelle profondeur atteint l'ulcère ?* — Rappelons ici encore une fois la différence qui existe entre la perte de substance de l'épithélium et l'ulcère véritable (c'est-à-dire la destruction ou l'infiltration du parenchyme). La perte de substance guérit en peu d'heures par la vaseline boriquée et le pansement, sans laisser de cicatrice. L'ulcère exige un traitement bien plus prolongé et laisse toujours une cicatrice.

A cette question se rattache naturellement celle qui a trait à la possibilité d'une perforation avec envahissement des couches profondes. Cette rupture a lieu surtout lorsque la couche la plus profonde de la cornée (la membrane de Descemet) vient faire hernie du dedans au dehors dans la perte de substance provoquée par l'ulcère (descemétocèle). Cette couche est plus résistante que le parenchyme de la cornée, mais aussi plus flexible, de sorte qu'elle est facilement refoulée par la pression oculaire interne.

6° *Y a-t-il d'autres parties malades de l'œil?* — En particulier : existe-t-il un catarrhe de la conjonctive, et de quelle nature est-il? existe-t-il une dacryocystite purulente, une iritis, un hypopyon (accumulation de pus dans la chambre antérieure), une séclusion ou une occlusion de la pupille couverte ou refoulée par des exsudats ?

### II. — Ulcère perforant.

On reconnaît qu'il y a une perforation, d'abord par les lésions locales, ainsi que par la suppression de la chambre antérieure et la forte diminution de la pression intra-oculaire. Ces constatations faites, il faut, pour inaugurer un traitement rationnel, se poser les questions suivantes :

1° *Où siège la perforation ?* — Est-elle marginale ou centrale ?

2° *De quelle dimension est la perforation? et quelles sont les parties visibles?* — En général, il ne s'agit guère que d'une hernie de l'iris ; cependant si la perforation est de grandes dimensions, il se peut que le cristallin lui-même soit entraîné à travers l'ouverture ou que la choroïde et la rétine fassent hernie.

3° *Y a-t-il une infection des parties profondes du globe oculaire?*
En particulier : existe-t-il un abcès du corps vitré ou une panophtalmie (voyez page 172) ?

*4° D'autres parties de l'œil ou de son voisinage sont-elles at-
teintes ?*

En particulier : existe-t-il une suppuration du sac lacrymal ?

Toutes ces questions se laissent aisément solutionner par
l'emploi de l'éclairage latéral et constituent des indications
utiles au traitement.

## b) Traitement.

Bien qu'il faille considérer l'ulcère de la cornée comme une
maladie très grave à cause de ses complications et par le trouble visuel dû aux formations cicatricielles produites lors de la
guérison, on peut obtenir de bons résultats à l'aide d'un traitement rationnel énergique. Je m'occuperai d'abord, brièvement,
des principes généraux du traitement et je passerai ensuite aux
détails.

Le traitement dépend entièrement du caractère de l'ulcère,
de son développement et de la période à laquelle on se trouve.

### I.— Ulcère non perforant.

*Traitement du sac lacrymal. Cautérisation. Atropine
Pansement.*

#### 1. Traitement de la cause

Tout d'abord il s'agit d'établir soigneusement la cause, puis
de voir s'il y a des corps étrangers, des cils déviés irritants, des
papillomes du bord palpébral, etc., s'il existe un entropion,
un ectropion (lagophtalmie), ou quelque autre cause de lésion
de la cornée et l'on s'efforcera d'éliminer ces facteurs morbi-
fiques.

#### 2. Traitement des affections de la conjonctive et du sac lacrymal.

On examinera la conjonctive et le sac lacrymal (!) (sonde,
extirpation, expression fréquente, voy. page 192), et l'on traitera
les complications d'après les indications formulées plus haut ;
même l'emploi du nitrate d'argent est autorisé, mais en redou-
blant de précautions, pour que la cornée ne soit pas atteinte ; à
rejeter au contraire le crayon de sulfate de cuivre et l'acétate de
plomb (voy. page 26).

#### 3. Traitement de l'iritis.

S'il existe en même temps de l'iritis, lésion qui accompagne

généralement les ulcères infectés, on emploie l'atropine à
1 p. 100 (formule 24) et l'on maintient la dilatation pupillaire
(jusqu'à 8 gouttes par jour), voy. page 141 et suiv.

### 4. *En cas de perforation menaçante.*

Dans ce cas, lorsque l'ulcération est centrale, on donne de
l'atropine (formule 24) jusqu'à dilatation pupillaire (dose maxima, 6 à 8 gouttes par jour), en se servant de la solution à
1/2 p. 100 ; lorsqu'elle est marginale, 1/2 p. 100 d'ésérine (formule 42) jusqu'à rétrécissement de la pupille (jusqu'à 3 fois
2 gouttes par jour). Dans le premier cas il s'agit d'empêcher,
lors de la perforation possible, que l'iris soit entraîné à travers
l'ouverture ; dans le second, de produire une tension aussi forte
que possible de l'iris, pour que celui-ci ne fasse que faiblement
hernie s'il se produit une perforation à son niveau.

*Remarque.* — La question de savoir s'il faut donner de l'ésérine en
cas d'iritis varie et se tranche différemment suivant les cas et selon
que l'on considère comme une aggravation du mal les synéchies qui
se forment ou l'étendue du prolapsus qui se produira. Si l'on est
décidé à pratiquer plus tard l'iridectomie, on craindra moins les synéchies ; il ne faut toutefois pas perdre de vue que l'ésérine n'agit qu'imparfaitement, si l'on a préalablement donné de l'atropine (voy. page 16).

### 5. *Cautérisation.*

Si l'ulcération est progressive en surface et que l'on recon-
naisse dès le début ce caractère (infiltration des bords !) on cautérisera la région marginale infiltrée avec l'anse galvano-caustique (voy. fig. 23) ; naturellement il faut préalablement insensi-
biliser la cornée avec 5 gouttes de cocaïne à 5 p. 100 (formule 92).
Le développement en surface est plus dangereux pour l'avenir
de la vision que le développement en profondeur, car une cicatrice plate, étendue, est plus nuisible ici qu'une petite cicatrice
de grande épaisseur. Si lors de la cautérisation il se produit une
perforation et que l'humeur aqueuse et le liquide de l'hypopyon
s'écoulent, il ne faut pas considérer cet accident comme un
malheur en cas d'ulcérations étendues, mais au contraire souvent comme une circonstance favorable (voy. p. 127) ; seulement
en pareil cas on doit faire aussitôt suspendre la cautérisation, à
cause du danger de destruction du cristallin.

Il arrive aussi dans bien des cas qu'il soit nécessaire de cautériser le fond de l'ulcération ; cela est moins fréquent dans le
cas de l'ulcère serpigineux de la cornée que dans le cas des ul-

cères se propageant en profondeur (infiltrations du fond!). Dans bien des cas, il suffit de passer légèrement, une fois seulement, l'anse galvano-caustique peu incandescente sur les parties infiltrées. L'infiltration des bords de l'ulcère serpigineux doit être traitée plus énergiquement, l'anse doit être rouge vif pour détruire les parties jaunâtres. Naturellement il ne s'agit ici que d'énergie relative. Quiconque a vu l'action destructive exercée par l'anse galvanocaustique sur la cornée se gardera bien de procéder avec trop d'énergie. On poussera la cautérisation juste assez loin pour ne détruire qu'une toute petite partie du tissu sain.

Dans les parties traitées par la cautérisation, il se produit naturellement une cicatrice, mais cette dernière se serait produite tout aussi bien par le simple effet de l'ulcération, si l'on n'avait pas cautérisé; donc qu'on ne recule pas devant le feu. Dès que l'on verra que l'ulcère fait mine de se propager, cautériser! Il faut cependant ne pas dépasser certaines limites. Le lendemain de la cautérisation, les parties détruites se présentent sous la forme de grumeaux nécrotiques gris en voie de séparation. Il ne faut pas confondre ces grumeaux avec des parties infiltrées et recommencer la cautérisation; il faut au contraire attendre pour voir si, sous les escarres éliminées, il ne se produirait pas par hasard une nouvelle infiltration. Dans ce cas il faut employer à nouveau l'anse galvanocaustique. Dans certaines conditions il peut être nécessaire de recommencer une troisième fois.

*Remarque.* — L'anse galvanocaustique en platine (fig. 23) qui ne devrait manquer dans la trousse d'aucun médecin, est renfermée dans un manche en caoutchouc durci portant un bouton à ressort, qui sert de commutateur. Le courant peut être fourni par un petit accumulateur ou un gros élément de pile à l'acide chromique, si l'on n'a pas à sa disposition un conducteur électrique (rhéostat!). La pile offre cet avantage que l'on peut la recharger soi-même. On n'a donc aucun prétexte pour dire que l'on manque de courant. Même le thermo-cautère Paquelin ou l'aiguille à tricoter incandescente peuvent être employés ici.

### 6. *Vaseline au sublimé.*

L'inonction d'une vaseline au sublimé (formule 60) qu'on peut préalablement saupoudrer d'iodoforme est également utile.

### 7. *Pansement.*

Enfin on applique un pansement protégeant l'œil contre la poussière, etc., et l'ulcère contre le mouvement des paupières.

Il est contre-indiqué lorsque la sécrétion est abondante (pour les ulcères purulents par exemple), ou lorsque la sécrétion, d'abord faible, s'accroît sous le pansement. On l'applique surtout lorsque l'ulcère menace de se perforer. S'il est bien supporté, on le renouvellera une à deux fois par jour jusqu'à cicatrisation complète de l'ulcère.

Quant à la *kératocèle* (descemétocèle), c'est-à-dire la hernie de la membrane de Descemet à travers la perte de substance provoquée par l'ulcération, on la traite par le pansement, le repos, la pilocarpine et parfois la ponction, c'est-à-dire d'après le principe de l'ulcère perforant.

Sæmisch a recommandé de fendre la cornée dans toute l'étendue de l'ulcère. Cette méthode a, il est vrai, l'avantage de permettre l'écoulement abondant du pus contenu entre les lamelles de la cornée et l'évacuation totale de l'hypopyon. Mais elle a l'inconvénient de provoquer presque toujours des adhérences étendues de l'iris avec la cornée et par suite un glaucome secondaire et l'astigmatisme cornéen, souvent aussi la cataracte progressive, et en second lieu d'exiger une technique assez compliquée en raison du danger de lésion pour le cristallin.

La *perforation de la cornée* se pratique lorsque l'hypopyon remplit la chambre antérieure à plus de la moitié de sa hauteur. On sait que l'hypopyon est stérile et ne renferme pas de bactéries ; il ne peut donc pas être considéré comme du pus dans le sens ordinaire du mot. Il n'y a par suite aucune indication urgente à le faire disparaître ; on attendra jusqu'au moment où il menacerait de produire des troubles mécaniques. On pratique la perforation à l'occasion de la cautérisation en faisant pénétrer l'anse galvanocaustique lentement à travers la cornée à la partie la plus périphérique possible de l'ulcération. Dès que l'humeur de la chambre antérieure s'écoule, il faut enlever l'anse. Ordinairement l'hypopyon, en raison de sa constitution visqueuse, ne s'écoule pas spontanément; on est obligé de l'extraire au moyen d'une pince fine fortement recourbée. Cette méthode, qui peut parfois avoir pour conséquence la formation d'un petit leucôme adhérent, a l'avantage d'être entièrement sans danger pour le cristallin, vu que l'humeur aqueuse en s'écoulant refroidit aussitôt l'anse incandescente et la rend inoffensive.

Cette maladie si grave a fait éclore naturellement toutes les méthodes de traitement possibles. Je mentionnerai : les injections sous-conjonctivales de mercure, de chlorure de sodium, de bleu de méthylène et d'alcool à 15 p. 100, l'emploi du sérum anti-pneumococcique de Rœhmer, la stase veineuse et le procédé de ventouse d'après Bier, enfin le sérum de levure de Deutschmann.

Aucune de ces méthodes n'a pu jusqu'ici détrôner le thermo-cautère.

## II. **Ulcère perforant.**

1. Si une petite ulcération centrale est parvenue à se perforer, il est probable que l'iris ne s'y trouvera pas étranglé, si l'on a eu soin de donner préalablement de l'atropine. On se bornera en pareil cas à faire pénétrer de la vaseline boriquée (formule 1) dans le cul-de-sac conjonctival et à appliquer un pansement (ne plus donner d'atropine!). On interdira en même temps au malade tout mouvement corporel violent, puis de se courber, et s'il n'est pas docile, il faut le condamner au lit. Il est bon aussi de prescrire un laxatif pour éviter les efforts de défécation.

2. Lorsque l'orifice de la perforation se trouve situé dans la région de l'iris, mais sans hernie de ce dernier, le traitement est le même, mais s'il existe un prolapsus variant dès dimensions d'une tête d'épingle jusqu'à celles d'un demi-pois, on se servira de pilocarpine et on procédera comme ci-dessus. Mais si le prolapsus persiste depuis quelque temps et s'est tuméfié, on le coupera au ras de la cornée avec des ciseaux courbes. On prescrira de la pilocarpine à 2 p. 100 (formule 119); deux fois par jour 2 gouttes et l'on appliquera le même traitement que ci-dessus, jusqu'à ce qu'il se soit produit une cicatrice solide (le cas échéant, aussi cautérisation).

Lorsque le prolapsus est volumineux, ces prescriptions deviennent insuffisantes. Tout d'abord on essaye, à l'aide de petites ponctions fréquentes, de la pilocarpine 3 fois par jour 2 gouttes, et du pansement d'amener une cicatrisation uniforme du prolapsus; si cela ne suffit pas, on tente l'excision d'un fragment du prolapsus. Souvent ce procédé se montre également insuffisant. Dans ce cas on pratiquera l'iridectomie, opération indiquée dans tous les cas d'étranglement de l'iris. L'efficacité de l'iridectomie s'explique de la manière suivante: La traction subie par l'iris en raison de son étranglement provoque un accroissement de la pression. La pression est abaissée, il est vrai, d'une manière passagère par la petite ponction, mais s'accroît de nouveau avant que le prolapsus de l'iris ne se trouve suffisamment cicatrisé et la hernie se reproduit. Cet épisode se renouvelle plusieurs fois; dès que le prolapsus aura acquis une consistance suffisante, on pourra espérer obtenir une cicatrice unie; dans le cas contraire, il faut d'abord provoquer par l'iridectomie une diminution suffisante de la pression intra-oculaire pour offrir au prolapsus la possibilité de se cicatriser sans trouble.

Comme l'accroissement de pression est si fatal au point de vue de la bonne cicatrisation, comme il peut se reproduire plus tard et déterminer un glaucome secondaire, il est absolument indiqué de pratiquer l'iridectomie dans tous les cas où existe un étranglement considérable de l'iris.

L'iridectomie doit être pratiquée de façon à obtenir en même temps le meilleur effet optique possible pour le cas où la cicatrice oblitérerait plus ou moins ou même entièrement la région pupillaire. Si cet accident n'est pas à craindre, on pratique le colobome de l'iris vers le haut pour éviter un trop fort éblouissement. Une série de prolapsus et en particulier ceux qui sont marginaux peuvent être guéris en enlevant à peu près la moitié du tissu prolabé et en recouvrant ensuite avec la conjonctive.

Dans le prolapsus total ou dans le staphylome qui en est la conséquence, on fait généralement la section et on applique une suture entortillée. Ces opérations ainsi que la pratique de l'iridectomie doivent être faites autant que possible par des oculistes expérimentés.

3. La *fistule cornéenne* sera traitée par le repos, la pilocarpine (formule 119), deux fois par jour 2 gouttes, et un pansement, et si c'est nécessaire par l'iridectomie. La cautérisation peut également être utile. Pour la pratiquer, il faut qu'il existe une chambre antérieure, même plus ou moins plate, afin de ne pas blesser le cristallin. De même pour l'iridectomie.

4. Panophtalmie et abcès du corps vitré (voy. p. 171, 172).

## c) Stade de cicatrisation.

Une fois l'ulcère cicatrisé, on s'efforcera de donner le plus de transparence possible à la cicatrice. On y réussit le mieux, bien qu'imparfaitement, en introduisant pendant des mois de la pommade au précipité (formule 73) et en pratiquant ensuite le massage. Celui-ci s'effectue de la manière suivante : Le malade ferme l'œil en traitement et regarde droit devant lui avec l'autre ; ensuite le médecin place le pouce sur la paupière fermée et effectue des mouvements de friction ou de rotation en augmentant graduellement la pression. Les séances seront de 3 à 5 minutes. Contre-indications : hyperémie encore persistante et forte myopie (à cause du danger de décollement de la rétine).

Depuis quelques années on se sert beaucoup de la dionine pour rendre la transparence aux cicatrices, mais sans grand résultat d'après notre expérience personnelle. On commence par une goutte (1 à 2 fois par jour) d'une solution à 5 p. 100. Comme ce remède détermine une très vive sensation de brûlure, il convient d'instiller préalablement une goutte de cocaïne ou de novocaïne. Au bout de quelques minutes d'action de la dionine, il se produit un assez fort larmoiement et des éternuements, suivis bientôt d'un chémosis plus ou moins intense. Comme ce dernier peut devenir très intense, on fera bien d'attendre l'effet produit par l'instillation, à la consultation même. S'il est exceptionnellement intense, on reviendra à la séance suivante à la solution à 2 p. 100; si cette dose est insuffisante, on instille une seconde goutte. Il se produit une accoutumance graduelle, de sorte que par la suite on est obligé d'augmenter le nombre de gouttes et le degré de concentration pour obtenir le même résultat.

Ce traitement doit être continué durant des semaines. L'action toxique de la dionine est faible.

Souvent l'iridectomie optique devient nécessaire pour améliorer le pouvoir visuel.

Les taches blanches qui subsistent peuvent être colorées par le tatouage qui a en même temps pour effet de diminuer les effets de diffraction.

Le kératoplastie, c'est-à-dire la transplantation de cornée transparente à la place de cornée opaque n'a malheureusement pas donné de bons résultats. Les membranes transplantées ne tardent pas à devenir troubles.

Bien des moyens ont été recommandés : électrolyse, douches de vapeur, douches d'air chaud, injection sous-conjonctivale d'une solution de Na Cl à 2 à 4 p. 100, de thiosinamine, de jequirity, etc., sans obtenir de meilleurs résultats qu'avec le simple massage pratiqué pendant des mois ou la dionine.

On peut essayer aussi de corriger par des verres l'œil atteint de cicatrices; on y réussit souvent d'une façon surprenante par l'application de fentes sténopéiques ou de lunettes à treillis (voy. p. 216).

Le *leucôme adhérent* (c'est-à-dire des adhérences contractées entre la cornée perforée et l'iris) exige, s'il est tant soit peu étendu, l'iridectomie (voy. p. 154), et cela à cause du danger de glaucome secondaire (cornée infiltrée), hyperémie ciliaire récidivante, douleur, tonus exagéré, etc. Préalablement, on combat la pression par les myotiques, la pilocarpine (formule 119) ou l'ésérine (formule 42).

*Staphylomes.* Voy. page 135.

## Types principaux d'ulcères.

### 1. Perte de substance infectée de l'épithélium et ulcération au début.

Un corps étranger a sauté dans l'œil d'un ouvrier au cours de son travail et ses camarades le lui ont enlevé au moyen d'un tortillon de linge ou d'une allumette. Au bout de deux jours il arrive chez le médecin, alors que l'œil est encore rouge et larmoyant. Le médecin constate au point d'où a été enlevé le corps étranger une petite ulcération superficielle des dimensions d'une petite lentille, à fond infiltré jaunâtre. Pas d'autre symptôme, sauf une hyperémie ciliaire. Que faire? On introduit dans l'œil du malade de la vaseline au sublimé (formule 60), on applique un pansement, on le fait porter malade et on lui dit de revenir le lendemain. On trouvera alors généralement l'ulcère moins infiltré; on réintroduit la pommade et on réapplique le pansement; puis on renouvelle ce traitement jusqu'à ce qu'il se soit formé à la place de l'ulcère maintenant détergé une cicatrice à revêtement épithélial (surface miroitante). S'il ne s'est pas produit d'amélioration le second jour et que l'ulcère s'est encore propagé ou au contraire a gagné en profondeur et en surface, on passe sur la partie infiltrée avec le galvano-cautère porté au rouge sans trop appuyer, car au point touché par l'instrument il se développe également une cicatrice (voy. p. 126).

### 2. Ulcère serpigineux de la cornée.

Une parcelle de terre a sauté dans l'œil d'un laboureur pendant qu'il piochait ou bien un ulcère s'est produit « *spontanément!* », dit-il. Il a appliqué pendant plusieurs jours des compresses, mais des douleurs de plus en plus violentes l'ont forcé à aller voir le médecin. Celui-ci trouve au milieu de la cornée un ulcère des dimensions d'une lentille, à fond faiblement jaunâtre et à bords très infiltrés. L'iritis avec hypopyon qu'il a observé en même temps lui permet de porter le diagnostic d'ulcère serpigineux. Une pression exercée sur le sac lacrymal montre que c'est là que réside le foyer bactérien (dacryocystite purulente

chronique). Le mieux sera de placer le malade dans un hôpital, car l'ulcère serpigineux de la cornée est une maladie
grave. On porte tout d'abord son attention sur l'affection du
sac lacrymal (cathétérisme, extirpation ou du moins expression
répétée du contenu avec nettoyage subséquent de l'œil, voy.
page 192). Si l'infiltration des bords est faible, on instillera
quelques gouttes d'atropine :

$$\begin{array}{ll} \text{℞} \quad \textit{Sulfate d'atropine} \dots\dots\dots & 0,1 \\ \textit{Eau distillée} \dots\dots\dots\dots & 10 \end{array}$$

*2 fois par jour instiller jusqu'à 2 gouttes dans l'œil malade.*

et ensuite

$$\begin{array}{ll} \text{℞} \quad \textit{Sublimé} \dots\dots\dots\dots\dots & 0,003 \\ \textit{Vaseline blanche parfaitement} \\ \quad \textit{pure} \dots\dots\dots\dots\dots & 10 \end{array}$$

*2 onctions par jour.*

Puis on applique un pansement.

Lorsque l'infiltration des bords est forte ou si le lendemain
elle se présente comme progressive, il faut cautériser après large
cocaïnisation (voy. plus haut), puis on instille l'atropine et l'on
panse. Au début, on instille l'atropine ou la scopolamine en
abondance (formules 24, 129), jusqu'à 3 fois par jour deux gouttes, attendu que l'iritis qui accompagne l'ulcère serpigineux a
une tendance accentuée à former des synéchies. Si l'hypopyon
est faible, il se résorbe de lui-même ; s'il est très grand, on per-
forera l'ulcère en un point aussi périphérique et aussi déclive
que possible, et on l'évacuera (voy. page 127).

Nouvelle application de pommade d'atropine. Pansement.

*Terminaisons :* S'il ne se produit plus de nouvelle infiltration,
on peut, tout en réservant le même traitement au sac lacrymal, continuer les applications d'atropine, de vaseline au sublimé et le pansement jusqu'à résorption de l'hypopyon
et détersion du fond de l'ulcère. On laissera ensuite peu à peu
de côté l'atropine et les pansements, pour entreprendre un traitement à la dionine, et plus tard on cherchera à rendre la transparence à la cicatrice au moyen du massage.

Lorsqu'il se produit de nouvelles infiltrations, il ne faut pas
les confondre avec les tissus gris nécrosés en voie d'élimination ;
on cautérisera à plusieurs reprises.

S'il y a menace de perforation, on observera les prescriptions énoncées page 125.

Si la perforation s'est produite, l'ulcération cesse habituellement d'être progressive. Le traitement sera alors celui de l'ulcère perforant (voy. page 128).

La panophtalmie consécutive est possible, bien que rare ; on pratiquera le drainage, etc. (voy. page 172).

Les différentes complications qui peuvent se produire dans la période de cicatrisation ont déjà été exposées dans la *Partie générale* (voy. page 129).

Il n'y a pas à craindre d'inflammation de l'autre œil.

### 3. Ulcère pustuleux de la cornée.

Une mère arrive avec son enfant de 4 à 5 ans : il porte des pustules d'eczéma sur la figure et ses yeux fortement larmoyants sont fermés spasmodiquement. Au premier coup d'œil on porte le diagnostic de conjonctivite eczémateuse. On ouvre les yeux de la façon décrite page 103, et l'on aperçoit sur le bord de la cornée quelques phlyctènes et non loin de là un ou plusieurs ulcères miliaires (ulcères pustuleux de la cornée). Faut-il ou non cautériser ? Si l'on remarque que les ulcères sont tous superficiels et non infectés (pas de coloration jaune du fond de l'ulcère), on fait une simple onction dans l'œil avec de la pommade jaune et l'on suit les prescriptions données pages 100 et 101. Mais si le fond de l'ulcère est de coloration jaunâtre, il ne faut pas hésiter à cautériser. L'opportunité du pansement à faire ou à ne pas faire dépend de l'abondance de la sécrétion. On n'emploiera l'atropine que s'il y a de l'iritis ; autrement non. S'il existe une kératite fasciculaire (page 102), on cautérisera le bord antérieur par où elle est progressive.

### 4. Ulcère marginal catarrhal.

Un malade, d'âge moyen, qui souffre depuis longtemps de catarrhe chronique de la conjonctive vient chez le médecin en raison d'une aggravation de ses souffrances. Le médecin trouve, outre les signes d'un catarrhe chronique du bord de la cornée, plusieurs ulcérations des dimensions d'une tête d'épingle, les unes isolées, les autres confluentes et disposées suivant une ligne parallèle au bord de la cornée. Il n'y a pas d'iritis. On lui fait une onction dans l'œil avec de la vaseline au sulfate de zinc, à laquelle on a ajouté un peu de novocaïne à 5 p. 100 pour diminuer la douleur.

℞ *Sulfate de zinc.* . . . . . . . . . . *0,075*
*Novocaïne* . . . . . . . . . . . . *0,5*
*Chlorhydrate de suprarénine* . . *1*
*Vaseline blanche pure.* . . . . . . *10*
*2 fois par jour faire pénétrer dans l'œil malade la valeur*
*d'un petit pois. Ajoutez une petite*
*baguette de verre.*

Lorsque la sécrétion n'est pas trop forte, on peut panser l'œil. Si les ulcérations ne guérissent pas par ce traitement, on fera une cautérisation légère.

### Ulcérations dans les catarrhes purulents.

*(par exemple dans la blennorrhagie)*

Il en a été question à propos de la conjonctivite ; on peut aussi les traiter d'après les principes généraux donnés ci-dessus, en s'abstenant d'appliquer un pansement lorsque la sécrétion est trop abondante.

## c) Dégénérescence du parenchyme de la cornée.

Nous avons à signaler ici :

1º L'arc sénile (gerontoxon), qui se distingue de la kératite sclérosante par ce caractère que, entre lui et la sclérotique, il existe toujours une zone de tissu cornéen transparent. Pas de traitement à appliquer.

2º La kératite rubanée (ou kératite de Græfe) se développe presque exclusivement aux yeux aveugles ou du moins fortement atteints dans leur nutrition (dans le glaucome, l'iridocyclite chronique, la phtisie du globe). Le curetage de la surface opaque n'offre en général aucune utilité. L'iridectomie seule peut encore présenter quelques avantages en relevant l'énergie circulatoire dans certains cas où la vision est encore quelque peu possible.

3º Kératomalacie, voy. Xérosis, page 112.

### Tumeurs.

Les tumeurs de la cornée sont rares. On trouve des tumeurs dermoïdes, que l'on enlève par couches successives autant que possible, des sarcomes et des carcinomes qui exigent l'énucléation. Lorsque la tumeur maligne a déjà envahi la conjonctive, l'exentération de l'orbite elle-même est indiquée.

### Modifications de forme.

Les plus fréquentes modifications sont consécutives aux blessures et aux ulcères avec perforation ; ce sont les *staphylomes*, que l'on divise en partiels et en totaux.

Le médecin doit naturellement toujours avoir présent à l'esprit qu'il ne faut pas laisser le staphylome se former, mais au contraire tâcher d'obtenir, par les moyens indiqués ci-dessus, une cicatrice solide et unie; mais si l'on n'a pu éviter cette complication, ou si le malade ne vient en traitement que dans cet état, on a recours aux mesures suivantes :

*a) Staphylome partiel.* S'il est très petit (atteignant au plus les dimensions d'un demi-pois), on l'abrasera à la cornée avec les ciseaux courbes. En instillant deux fois par jour 2 gouttes de pilocarpine à 2 p. 100 (form. 119) et en appliquant ensuite de la vaseline boriquée (form. 1), puis un pansement, il se forme une cicatrice solide.

Si le prolapsus est plus volumineux et à paroi mince, on le fend; s'il est à paroi épaisse, on en excise un fragment. Le résultat obtenu n'est souvent que passager; on fait donc bien, aussitôt que la chambre antérieure se trouve reconstituée, de pratiquer une iridectomie. On ne la fait pas trop près du staphylome, mais dans une partie bien transparente de la cornée, afin d'obtenir en même temps un bon effet optique.

*b) Staphylome total.* Lorsque le staphylome est total, on peut essayer de le fendre et de l'exciser. Si l'on ne réussit pas à obtenir par ce moyen une cicatrice plate, il faut faire une suture entortillée, ce qui fournit une bonne assise pour la prothèse.

Malheureusement il existe un nombre considérable de staphylomes qui résistent à toute espèce de traitement. L'accroissement de pression, qui se reproduit constamment, détruit peu à peu la faculté visuelle et les douleurs persistantes finissent par rendre l'énucléation nécessaire.

## Kératectasies.

Il s'agit d'amincissements du bord de la cornée, survenant à la suite d'inflammations ou d'une cause inconnue. Comme traitement, on instille deux fois par jour 2 gouttes de pilocarpine à

2 p. 100 (formule 119), ou d'ésérine à 1/2 p. 100 (form. 42), et l'on applique le pansement.

## Kératocône.

C'est la saillie conique de la région centrale de la cornée; elle peut être soit corrigée optiquement par des verres concaves, cylindriques et hyperboliques, soit traitée par la cautérisation d'un point situé immédiatement au-dessous du sommet du cône, ce qui a pour effet de déterminer une cicatrice avec réduction de la saillie. Pour les lunettes de Snellen, voy. page 216.

**L'hyperémie ciliaire est toujours l'expression d'une maladie de l'iris, de la cornée ou du corps ciliaire.**

# Maladies de la Sclérotique.

Ces maladies sont relativement rares et siègent de préférence
à la partie visible de la sclérotique, c'est-à-dire entre l'équateur
et le bord de la cornée.

## 1. Inflammations.

On distingue une inflammation superficielle (épisclérite) et
une forme profonde (sclérite). Ces deux formes diffèrent moins
par leur aspect que par leur intensité et leur évolution ultérieure.

*Diagnostic différentiel :* Avec la *conjonctivite* : pas de disparition de la rougeur par suite de l'instillation d'épirénane (formule 39); pas de déplacement possible des vaisseaux.

Avec les *phlyctènes :* siège profond, pas de déplacement possible, rarement sur les bords de la sclérotique, jamais dans l'enfance.

La sclérite spontanée est une affection de l'âge adulte et de la
vieillesse et présente une forte tendance aux récidives. Elle peut se
prolonger pendant des années, et souvent, lorsqu'une nodosité
est guérie, il en apparaît une autre. La cause en est attribuée à
des affections vasculaires qui sont soit localisées, soit en rapport avec une affection générale. On accuse surtout la goutte et
le rhumatisme (les nodosités sont constituées en pareil cas par
des accumulations d'acide urique), ainsi que l'artériosclérose,
les reins contractés, le diabète, la tuberculose, la syphilis et
la lèpre.

Le traitement est dirigé en toute première ligne contre cette
cause fondamentale qu'est la syphilis (voy. page 37), la tuberculose (voy. page 41). Quant aux autres formes, on les combat
par l'iodure de potassium, l'aspirine, un régime approprié (éventuellement cure balnéaire à Teplitz et à Salzschlirf), etc. Contre
la goutte on peut appliquer la médication de Volkmar, de

Beneckendorf (Hartz) : c'est une mixture encore tenue secrète qui sert en injection intra-veineuse. Localement il est indiqué de faire des instillations de cocaïne à 5 p. 100 (4 à 5 fois par jour une goutte) (formule 92), d'épirénane (1 p. 1.000) et des pansements humides (voy. pages 30, 32).

Dans les rares cas où survient une désagrégation des nodules (gomme, nodules tuberculeux), on fera le curetage dans les régions ainsi altérées et l'on saupoudrera d'iodoforme.

Lorsque la pression augmente, l'iridectomie est indiquée. Si, en raison de l'amincissement des parties malades de la sclérotique, il s'est produit un allongement du globe oculaire, il devient nécessaire de corriger au moyen de verres concaves la myopie axiale ainsi déterminée.

Malheureusement, sauf dans le cas de syphilis, la thérapeutique est plus ou moins impuissante.

## 2. Tumeurs.

Extrêmement rares. On enlève couche par couche les dermoïdes et les fibromes; les tumeurs malignes exigent l'énucléation ou, lorsqu'elles ont fait irruption à travers l'enveloppe fibreuse de l'œil, l'exentération de l'orbite.

## 3. Altérations de forme.

Les staphylomes antérieurs se produisent dans les parties amincies de la sclérotique, refoulées en avant par la pression oculaire normale et plus encore par l'augmentation de pression.

Comme traitement il convient de pratiquer l'iridectomie qui diminue la pression oculaire. Si des raisons techniques s'opposent à cette opération, il ne reste possible que l'énucléation, dès que les malades sont trop incommodés par la douleur, le volume ou la déformation de l'œil.

Les staphylomes postérieurs qui déterminent un allongement du globe et la soi-disant myopie axiale ne tirent aucun bénéfice de l'iridectomie. On se borne à corriger la myopie à l'aide de verres concaves.

Pour l'accroissement de volume du globe oculaire dans le glaucome infantile (buphtalmie), voy. page 154.

# Iris.

La maladie la plus importante de l'iris est constituée par son
inflammation, l'iritis.

## Iritis.

*Considérations générales relatives au diagnostic.*

L'hyperémie ciliaire (voy. page 87) possède une valeur diagnostique qu'on apprécie surtout dans l'iritis au début. Lorsque
les modifications de couleur et la tuméfaction de l'iris se sont
établies et qu'il existe des synéchies ou même de l'hypopyon, le
diagnostic n'offre pas la moindre difficulté. C'est celui de l'iritis au
début qui exige des connaissances spéciales. Ici l'hyperémie ciliaire joue le plus grand rôle. Lorsque la conjonctive palpébrale n'est
pas tuméfiée, lorsque manque la sécrétion, que la cornée est
entièrement transparente et qu'il est possible d'exclure la présence superficielle ou profonde d'un corps étranger, la constatation
d'une hyperémie ciliaire faible doit faire songer à un glaucome
subaigu ou à de l'iritis. L'état de la pupille confirme le diagnostic. Jamais la pupille n'est dilatée dans l'iritis, à la condition qu'on n'ait pas donné préalablement un mydriatique (la dilatation de la pupille est l'indice d'un glaucome, voy. pages 148,
149). Il n'est pas nécessaire que la pupille soit rétrécie dès le début de la maladie; mais son aptitude à réagir à la lumière est diminuée, de même que sa dilatabilité par la cocaïne. L'hyperémie
ciliaire nous fait donc songer à une iritis : On explorera dès
lors la faculté de réaction à la lumière et, au cas où cet examen
ne paraîtrait point encore décisif (il faut naturellement pouvoir
exclure les troubles pupillaires d'origine cérébrale), on instille
une goutte de cocaïne à 5 p. 100 (formule 92); si l'on reste hé-
sitant, on instille une goutte dans chaque œil. Au bout d'une
demi-heure, on compare les deux pupilles. Si la pupille de l'œil
malade est notablement plus étroite (les petites différences ne

signifient rien) que celle de l'œil sain, on peut en toute confiance poser le diagnostic d'iritis et instituer un traitement à l'atropine. Il ne faut pas administrer l'atropine inutilement; le résultat pourrait en être fatal (production de glaucome, voy. page 15.) et en tout cas est désagréable pour le malade, vu que pendant 8 jours il ne pourra faire aucun travail exigeant la vision de près.

L'emploi de la cocaïne nous éclairera en même temps sur l'existence de synéchies. Car lorsque la pupille se dilate, les portions de l'iris qui ont contracté des adhérences avec le cristallin ne peuvent suivre le mouvement et présentent l'aspect habituel des synéchies. En même temps on examinera la coloration de la pupille. Dans l'iritis, il se produit presque toujours un trouble de l'humeur aqueuse qui se manifeste par l'aspect de la pupille qui est d'un noir moins foncé qu'à l'état normal. On recherchera aussi les coagulations, c'est-à-dire les petites taches grises de la face postérieure de la cornée ou de la face antérieure du cristallin. Lorsqu'elles ne sont pas nombreuses, on ne les voit que difficilement à l'œil nu; il faut alors se servir d'une loupe. D'ordinaire elles siègent au milieu de la moitié inférieure de la cornée. Leur présence est généralement l'indice d'une participation du corps ciliaire. Les troubles du corps vitré s'interprètent de la même manière. Si l'on explore la région du corps ciliaire avec une sonde boutonnée, on la trouvera douloureuse dans le cas de cyclite.

La présence de nodules dans la rainure de la chambre antérieure est l'indice d'une tuberculose ; leur présence dans la chambre pupillaire indique une syphilis.

En observant toutes ces prescriptions, on ne pourra manquer d'établir le diagnostic d'iritis, même dans les cas difficiles. Quant au diagnostic différentiel de la conjonctivite, de l'iritis, du glaucome, voy. page 154.

L'iritis peut être d'origine endogène, et d'origine exogène. On entend par iritis exogène ou secondaire celle qui survient dans le cas d'ulcère de la cornée, de plaie pénétrante infectée, de gonflements du cristallin ; il n'existe pas d'iritis par *traction*. Si l'on ne découvre pas l'une des causes locales précitées, l'iritis est certainement l'expression d'une affection générale.

Donc dans tout cas d'iritis endogène, il faut explorer l'état général. A ce prix seulement, un traitement rationnel est possible. L'irido-cyclite sympathique (voy. page 238) et l'iritis traumatique doivent faire l'objet d'une étude spéciale.

### Traitement.

Il y a un traitement local et un traitement général (causal). Dans les cas où l'examen ne révèle aucune affection générale, le traitement local seul est applicable.

#### a) Traitement général (causal).

Il relève de l'étiologie (syphilis, tuberculose, blennorrhagie, rhumatisme, arthritisme, diabète, influenza). Dans l'iritis syphilitique, le traitement par le mercure fournit le meilleur pronostic ; mais ici aussi vaut le proverbe : « bis dat, qui cito dat », car il faut essayer d'empêcher le plus possible la formation de synéchies considérables, en amenant la disparition rapide des nodules syphilitiques, papules, etc. (voy. page 37).

Pour le traitement spécifique de la tuberculose, voy. p. 44.

#### b) Traitement local.

Ici trois points sont surtout à observer :

1º Maintenir la pupille dilatée ;

2º Calmer la douleur ;

3º Surveiller la pression intra-oculaire.

Le remède souverain dans le traitement de l'iritis, c'est l'atropine :

*Sulfate d'atropine* . . . . . . 0,05 à 0,1
*Eau distillée* . . . . . . . . . 10

L'atropine a ici une triple action grâce à la dilatation de la pupille ; elle diminue l'hyperémie en rétrécissant l'iris ; elle assure l'immobilité relative de l'œil, en empêchant le jeu des pupilles et l'accommodation ; enfin elle déchire les synéchies et empêche la formation de nouvelles adhérences.

L'action antiphlogistique qui lui a été attribuée est de nature très problématique.

La dose et la concentration doivent être appropriées à la gravité de l'inflammation. La dose maximum pour un adulte est de 8 à 10 gouttes de la solution à 1/2 p. 100 par jour. On peut encore augmenter l'action de l'atropine grâce à la cocaïne. On donne alternativement de l'atropine à 1/2 p. 100 et de la cocaïne à 5 p. 100 (formule 92) àà 3 gouttes, et au plus trois fois par jour. Dans le cas de moyenne gravité de l'inflammation, on instille à la consultation 3 gouttes d'atropine et 3 gouttes de cocaïne et l'on fait faire 2 à 3 fois par jour, à domicile, des onctions dans l'œil avec de la pommade d'atropine à 1 p. 100 (formule 25). Lorsque l'inflammation a dépassé son acmé, on ne prescrira que la quantité d'atropine nécessaire pour maintenir la dilatation de la pupille.

Si les douleurs sont très vives, on peut associer la cocaïne à la pommade d'atropine, comme il suit :

> ℞   *Sulfate d'atropine* . . . . . . . . .   *0,1*
> *Chlorhydrate de cocaïne.* . . . . .   *0,5*
> *Vaseline   blanche   parfaitement*
> *pure* . . . . . . . . . . . . . . .   *10*
> Avec une *étiquette* Poison.
> *2 à 3 fois par jour faire des onctions dans l'œil malade.*
> *Ajoutez une baguette de verre.*

Dans quelques cas, on se sert aussi de la phénacétine, de la trigémine (0,5 à 1) ou de la morphine (rétrécit la pupille) soit par la bouche, soit par la voie hypodermique.

Le pansement humide (voy. page 30), plusieurs fois réhumecté dans la journée, calme également la douleur. Pour éviter un eczéma de la paupière qui peut facilement se produire par le larmoiement intense et l'emploi des alcaloïdes associé à la chaleur humide du pansement, on graisse préalablement la peau tout autour de l'œil avec de la vaseline boriquée.

Chambre obscure. Bandeaux et, dans la plupart des cas, conserves sont inutiles ; ils ne font qu'augmenter la photophobie. On ne prescrira les lunettes que si le malade se plaint réellement d'éblouissement. On engagera le malade à éviter tout travail de près, toute fatigue corporelle, les spiritueux, tout ce qui enfin pourrait faire affluer le sang à la tête (faux-cols étroits !) ; il faut encore veiller à la liberté du ventre.

Parfois l'atropine n'est pas supportée par la conjonctive, et il survient un catarrhe dit atropinique ; en pareil cas on emploiera les succédanés de l'atropine, en particulier la scopolamine ou l'euscopol que l'on instille en solution à 1/4 p. 100, exactement comme l'atropine ; il est quelquefois avantageux d'employer ces succédanés dès le début, sans essayer l'atropine.

*L'observation de la pression intra-oculaire* est de la plus haute importance (technique, voy. page 151).

Chaque fois, avant d'instiller de l'atropine, on doit s'assurer que la pression oculaire n'est pas exagérée. Il y a surtout grand danger en cas de synéchies postérieures nombreuses ; il est déjà arrivé que l'on continuait à instiller de l'atropine alors qu'il existait déjà un glaucome secondaire. Il faut en outre être très circonspect dans les cas où la cyclite (coagulations, opacités cornéennes, etc...) domine la scène. Dans ces cas il y a toujours une tendance à l'augmentation de la pression. Il y aura lieu, en outre, de prendre des précautions lorsque, après l'instillation d'atropine, il se produit une augmentation de la douleur, et de même chez les personnes âgées (voy. page 15).

Dès qu'il y a augmentation de pression, il faut suspendre l'usage de l'atropine. Le danger qu'offre cet accroissement de pression est plus grand que celui que présentent les synéchies. On redoute précisément les synéchies parce qu'elles pourraient (!) déterminer une augmentation de la pression. On s'efforcera de se tirer d'affaire avec la cocaïne seule ; si la pression reste élevée le lendemain, il faudra employer des myotiques (ésérine, formule 42). On donnera la dose suffisante pour ramener la pression à la normale (au maximum 2 gouttes 3 fois par jour). Dès que le tonus est redevenu normal, on pourra se servir de nouveau de cocaïne et plus tard d'atropine.

Si l'augmentation de pression résiste à l'ésérine, on peut bien exceptionnellement tenter une paracentèse ou une iridectomie, pendant même la période inflammatoire, car en général l'intervention opératoire est plutôt indiquée dans la période consécutive. On pratique aussi l'iridectomie à la période où il n'existe pas de fièvre pour prévenir une récidive ou rendre celle-ci moins dangereuse.

### c) Traitement de la période consécutive ou des suites.

Les synéchies postérieures isolées sont, comme nous l'avons dit, détruites par l'atropine éventuellement associée à la cocaïne. Si ce moyen ne suffit pas, on peut, aussitôt que l'œil aura repris son aspect normal, donner tout d'abord de l'ésérine, puis lorsque la pupille sera rétrécie, coup sur coup 4 à 5 gouttes d'atropine. Si ce moyen se montre également insuffisant, il n'y a qu'à renoncer ; on est complètement revenu de l'arrachement opératoire (corelysis).

Les synéchies annulaires ou presque annulaires (séclusion) exigent d'une façon absolue l'iridectomie à l'effet d'établir une communication entre la chambre antérieure et la chambre postérieure.

Si la pupille est occluse en même temps, on fera l'opération de telle sorte qu'elle ait en même temps un effet optique. Dans un grand nombre de cas sa technique est très difficile, à cause de l'étroitesse de la chambre antérieure, des adhérences étendues avec la capsule du cristallin, etc...

*Glaucome secondaire.* Voy. page 154.

*Troubles ou opacités du corps vitré.* Traitement prolongé par l'iodure de potassium (6 à 8 flacons) à 15 p. 500, 3 fois par jour une cuillerée à soupe, ou toute autre préparation d'iode parmi celles mentionnées ⹂age 39.

Souvent le praticien se demandera si dans le cas d'inflammations intenses il doit prendre la responsabilité du traitement ou bien l'adresser à un spécialiste ; pour lui donner une indication utile, je lui recommanderais, abstraction faite des cas opératoires, d'envoyer le malade au spécialiste dans tous les cas où il ne réussirait pas à obtenir la dilatation de la pupille par les moyens précités, car ce sont généralement les cas qui, en raison de la participation intense du corps ciliaire, offrent une tendance à l'augmentation de pression intra-oculaire, et qui exigent par conséquent des soins tout particuliers et des connaissances spéciales.

### Hémorragies de la chambre antérieure et du corps vitré.

Celles de ces hémorragies qui résultent de blessures seront traitées dans le chapitre consacré aux traumatismes (voyez page 231).

Les hémorragies de la chambre antérieure se rencontrent également dans les maladies du sang et dans un grand nombre de cas d'iritis. La résorption du sang qui s'accumule sur le fond sous la forme d'un hyphéma est habituellement rapide et est favorisée par l'atropine.

Les hémorragies du corps vitré peuvent émaner de la rétine et de la choroïde, mais souvent aussi des vaisseaux du corps ciliaire, qui doivent présenter en pareil cas une perméabilité ou une fragilité spéciales, par suite d'artériosclérose, d'albuminurie, de diabète, de grossesse, d'affections sanguines. Les hémorragies ne sont résorbées que lentement. Il survient le plus souvent une liquéfaction du corps vitré, parfois aussi un décollement de la rétine, en raison de la formation de tractus de tissu conjonctif.

Dans le traitement il ne faut pas perdre de vue le facteur causal ; on appliquera un pansement et on administrera de l'iodure de potassium (voy. page précédente). Si la pression intra-oculaire est fortement abaissée, le pansement est contre-indiqué.

### Prolapsus de l'iris.

En cas d'ulcérations de la cornée, voy. pages 128, 129 ; en cas de blessures, voy. page 233.

## Tumeurs de l'iris et du corps ciliaire.

Abstraction faite des tumeurs tuberculeuses et syphilitiques, on observe sur l'uvée des sarcomes pigmentés et non pigmentés. On distingue quatre stades : 1º le stade de latence, 2º le stade d'accroissement de pression, 3º celui de propagation extra-oculaire, 4º celui de formation des métastases.

Dans tous les cas où l'on peut avoir le moindre soupçon de l'existence d'une tumeur, il faudrait consulter un spécialiste, et dans le cas d'affirmative procéder, sans hésiter, à l'énucléation.

Le *kyste de l'iris* ne peut guère être considéré comme une tumeur, mais comme il peut provoquer la formation d'un glaucome, l'excision du fragment d'iris où il siège est indiquée.

L'*albinisme* se manifeste par la faiblesse de la vue et des éblouissements. La faiblesse de vision est corrigée par les moyens ordinaires ; l'hyperesthésie rétinienne par des verres gris. — Les Japonais recommandent le tatouage de la sclérotique.

## Troubles de l'innervation des muscles de l'iris et de celui du corps ciliaire.

### 1º Muscles de l'iris.

Ces troubles n'ont guère qu'un intérêt diagnostique, rarement thérapeutique.

a) *Myosis*. Il est important à considérer surtout dans le tabes dorsal, dans la paralysie du sympathique cervical (ptosis, myosis, enophtalmie), comme conséquence d'instillations d'ésérine ou de pilocarpine, dans les intoxications par la morphine, le chloral, le chloroforme, dans la méningite au début. Pour le myosis dans l'iritis, voy. page 139.

b) *Mydriase.* Il faut la considérer d'une part comme un signe d'irritation cérébrale (convulsions épileptiques et éclamptiques, accès d'éclampsie, collapsus menaçant dans la narcose chloroformique, troubles d'innervation dans le sympathique cervical), d'autre part comme une manifestation paralytique. Dans ce dernier cas, on l'observe avec les instillations d'atropine et d'alcaloïdes analogues, dans les intoxications par la viande, les champignons, les poissons, puis dans la syphilis cérébrale, rarement à la suite de diphtérie, et associée dans tous ces cas à une paralysie de l'accommodation. La mydriase traumatique au contraire se présente d'ordinaire isolée, sans paralysie de l'accommodation, en raison de son étiologie locale. Dès que le trouble de l'innervation n'est qu'unilatéral, on observe de l'inégalité des pupilles (*anisocorie*). Il faut alors considérer comme malade celle des pupilles qui est totalement ou partiellement privée de toute faculté de réaction (voy. réaction pupillaire). La conservation du réflexe pupillaire correspond à un état général d'anisocorie ou de troubles de l'innervation du sympathique cervical (par exemple dans la tuberculose), en ce qui concerne la mydriase dans le glaucome, voy. page 148 ; elle est double dans les cécités totales.

c) *Troubles de la réaction pupillaire.* Le plus important consiste dans la rigidité réflexe des pupilles, qui est un trouble de la réaction à la lumière. Elle se rencontre dans le tabes, où en général le pouvoir de réaction est conservé vis-à-vis de l'accommodation et de la convergence (précédant parfois de 10 à 12 ans d'autres symptômes), puis dans la paralysie progressive, la syphilis cérébrale, l'alcoolisme. Elle existe aussi dans l'amaurose. Pour les troubles pupillaires dans l'iritis voy, page 139.

*Traitement.* — Comme tous ces troubles sont l'expression de maladies générales, leur traitement dépend de la nature de la maladie primitive et de la thérapeutique dirigée contre elles. Pour ce qui concerne la paralysie du muscle ciliaire (paralysie de l'accommodation) qui accompagne la mydriase paralytique, voy. plus loin. On traite par l'ésérine la pupille dilatée par l'atropine (voy. page 16).

## 2. Muscle ciliaire.

Le spasme et la paralysie du muscle ciliaire correspondent au spasme et à la paralysie de l'accommodation.

Le spasme du muscle ciliaire provoque un accroissement du pouvoir réfringent de l'œil. Un œil emmétrope (c'est-à-dire normal) se trouve ainsi transformé en un œil myope, c'est-à-dire en un œil voyant mal de loin, et bien de près. Le spasme est provoqué par la pilocarpine, l'ésérine, par les accès de convulsions et encore par voie réflexe dans le cas de tension exagérée de l'accommodation.

La paralysie du muscle ciliaire provoque au contraire l'impossibilité d'augmenter le pouvoir réfringent de l'œil ; dans cet état un œil emmétrope est semblable à un œil presbyte, c'est-à-dire qu'il voit bien au loin, mal de près. La paralysie est bien plus fréquente que le spasme ; elle est déterminée, en outre de l'atropine et des alcaloïdes congénères, par les intoxications dues aux moules, aux baies de belladone, aux ptomaïnes, etc. Dans ces cas elle est le plus souvent associée à de la mydriase. Lorsqu'elle est consécutive à la diphtérie, elle n'est presque jamais compliquée de mydriase. On l'observe encore dans le diabète, l'influenza, la syphilis, le tabès, les contusions de l'œil.

Le traitement s'adresse avant tout à la cause et à l'affection générale. L'emploi de l'ésérine dans la paralysie n'a qu'une efficacité passagère.

Dans la paralysie post-diphtérique, qui est la plus importante pour le praticien, il faut s'attacher surtout à tonifier l'organisme, en prescrivant une alimentation fortifiante, du vin, de la quinine, du fer. Pour favoriser le travail de près, on recommande des lunettes convexes. Dans le cas où le malade était emmétrope, on donne des verres de 4 dioptries ; dans le cas d'hypermétropie antérieure, des verres plus forts, dans le cas de myopie, des verres plus faibles (voy. page 208).

La paralysie diphtérique disparaît d'ordinaire au bout de 4 à 8 semaines ; l'emploi des verres devient alors inutile ; dans les intoxications d'origine carnée, le trouble de l'accommodation est en général de durée beaucoup plus longue.

Remarque : Pour déterminer l'amplitude de l'accommodation et établir le diagnostic de la paralysie du muscle ciliaire, l'auteur a imaginé un petit appareil (accommodomètre) qui est décrit dans « *Zeitschrift für Augenheilkunde* » XVI, page 468.

### Trémulations de l'iris.

L'existence de ces trémulations prouve que le cristallin n'occupe pas sa situation normale.

**Pupille rétrécie + Pression normale = Iritis.**

**Pupille dilatée + Pression accrue = Glaucome.**

# Glaucome.

Dans le glaucome, le diagnostic précoce est de la plus haute importance, vu que d'une part un glaucome qui ne serait pas traité à temps ou selon les règles, entraîne une cécité irréparable et d'autre part que l'intervention précoce et compétente peut sauver bien des yeux.

Nous insisterons donc sur le diagnostic d'autant plus que le traitement même ne peut être confié qu'à un spécialiste et que la tâche du médecin praticien consiste surtout à faire le diagnostic de cette maladie et à envoyer le malade en temps utile chez le spécialiste.

Les deux formes principales (glaucome aigu et chronique) diffèrent à un tel point par leur aspect extérieur, que sans une compétence spéciale on ne croirait pas avoir affaire à une même maladie. Elles offrent de commun l'accroissement de la pression intra-oculaire et ses suites, l'atrophie par compression du nerf optique et la diminution consécutive de l'acuité visuelle. Mais les autres symptômes consécutifs, objectivement appréciables, diffèrent à un tel point, selon que l'accroissement de la pression a été subit et intense ou chronique et faible, que l'œil donne dans le premier cas l'impression d'une inflammation grave et que dans le dernier cas il semble à peine différent d'un œil normal. Quant au glaucome de l'enfance, voy. *Buphtalmie*, p. 154.

Le glaucome est l'affection oculaire que l'on méconnaît le plus fréquemment.

Le *glaucome aigu* est souvent confondu :

*a)* Avec une maladie générale (méningite, névralgie, migraine, affection gastrique, influenza), parce que souvent les symptômes généraux (céphalalgie, nausées, vomissements, abattement) apparaissent si bien au premier plan qu'on est tenté d'y voir les manifestations caractéristiques de la maladie.

*b)* Avec l'iritis, parce que les symptômes d'inflammation sont intenses et s'étendent même jusqu'à l'iris.

Diagnostic différentiel, voy. p. 154.

Le *glaucome chronique*, au contraire, est souvent confondu avec la cataracte grise parce qu'il ne se manifeste par aucun phénomène inflammatoire extérieur, et qu'à un âge avancé la diminution lente de l'acuité visuelle tient souvent à la production d'une cataracte ordinaire. Nous avons exposé (voy. p. 155) comment on peut éviter de faire une erreur de diagnostic.

Nous traiterons tout d'abord des diverses formes de glaucome, en ne prenant en considération que les symptômes extérieurement visibles pour établir ensuite le diagnostic.

Le glaucome est appelé *primitif* lorsqu'il se présente sans avoir été précédé par une affection oculaire appréciable, et *secondaire* lorsqu'il se rattache à une affection oculaire antérieure (leucôme-adhérent, occlusion pupillaire, etc.)

## Glaucome primitif.

### 1. Glaucome inflammatoire chronique.

#### Accès Prodromiques.

Le malade atteint de glaucome ignore souvent qu'il a une affection de l'œil. Il vient chez le médecin pour des douleurs lancinantes de la face. Il est certain que ces douleurs ressemblent à celles d'une névralgie du rameau frontal du trijumeau (1). Parfois aussi ces douleurs s'irradient à la deuxième branche du trijumeau (par exemple aux dents), de sorte qu'il est arrivé qu'on a arraché des dents saines à cause d'un glaucome non diagnostiqué. Le médecin que ne satisfait pas le diagnostic de névralgie du trijumeau (et le plus souvent le malade lui-même attire son attention sur l'œil), mais qui pense à la possibilité d'un glaucome, trouve en pareil cas objectivement (éclairage latéral), outre une hyperémie ciliaire faible qui peut même manquer, une légère opacité diffuse de la cornée et de l'humeur aqueuse, une chambre antérieure aplatie, une pupille dilatée avec faculté de réac-

(1) Chez les vieilles gens qui se plaignent de fréquents maux de tête ou de névralgies de la face, surtout s'il existe en même temps de l'insomnie et de l'inappétence et un obscurcissement de la vision des couleurs, il faut penser régulièrement à la possibilité d'un glaucome.

tion défectueuse, et si grâce à ces symptômes, il ne dévie pas de la bonne voie, un accroissement de la pression intra-oculaire (technique, p. 151). A l'ophtalmoscope, on aperçoit un pouls artériel et une stase veineuse des vaisseaux rétiniens. Une pupille dilatée avec un œil injecté (à la condition qu'aucun mydriatique n'ait été employé préalablement) doit toujours faire soupçonner un glaucome. L'emploi de l'atropine en pareil cas doit être considéré comme une faute grave.

Les symptômes ne sont donc pas d'une objectivité éclatante, mais l'observation de la pupille et de la pression intra-oculaire viennent nous indiquer la bonne voie.

*Symptômes subjectifs.* — Les malades qui s'observent bien rapportent qu'au moment de l'accès ils voient moins bien, que les objets leur paraissent comme enveloppés d'un brouillard, qu'autour des flammes ils voient des anneaux colorés des couleurs de l'arc-en-ciel (!). De pareils indices doivent également diriger le médecin, dans les cas où les douleurs ne sont pas d'une violence particulière. Un semblable accès prodromique a d'ordinaire une durée de plusieurs heures, et à sa suite l'œil revient, dans les débuts de la maladie du moins, à son état normal. Parfois les symptômes sont si peu accentués que le malade ne vient même pas consulter le médecin. Il attribue le premier accès à une excitation psychique ou autre (les accès ont souvent pour cause déterminante une excitation émotive ou un surmenage), et ils ne s'en inquiétent pas autrement, jusqu'à ce qu'au bout de semaines ou de mois il se produise un second accès, puis d'autres à des intervalles plus rapprochés. S'il s'est produit plusieurs accès de ce genre, l'œil ne revient plus à son état normal; l'habitus glaucomateux s'est développé, et il permet le diagnostic, même aux périodes de rémission: la chambre antérieure est aplatie, la pupille dilatée (!), réagissant mal à la lumière; les veines ciliaires, qui plongent dans la sclérotique aux points d'insertion musculaire, sont dilatées (!), et anormalement sinueuses; l'acuité visuelle est abaissée (grâce à une atrophie par compression du nerf optique), le champ visuel limité vers la région nasale et la pression (tonus) plus ou moins accrue. Comme à ce stade le second œil est d'ordinaire déjà atteint (le glaucome est le plus souvent double, quoiqu'il apparaisse à des époques différentes), la diminution de l'acuité visuelle fait courir même les malades les plus indolents chez le médecin; ils réclament des lunettes. Les commémoratifs et l'observation des symptômes ci-dessus permettront d'établir le véritable diagnostic.

On pourrait être surpris que je n'aie rien dit du reflet verdâtre qui apparaît dans la pupille et auquel le glaucome doit son appellation populaire de « cataracte verte » ; cette omission a été intentionnelle, car trop souvent on en a fait un facteur infaillible de diagnostic différentiel, ce qui est une erreur. Ce reflet peut manquer dans le glaucome et exister en revanche, dans des affections non glaucomateuses. La dilatation de la pupille avec aplatissement de la chambre antérieure et augmentation de la pression intra-oculaire a une importance bien plus grande.

Il n'est pas sans intérêt d'ajouter que ce sont d'ordinaire des yeux hypermétropes qui deviennent glaucomateux et que le glaucome est relativement fréquent chez les femmes à la ménopause. Les israélites en sont atteints plus souvent que les chrétiens. En somme, c'est une maladie de l'âge moyen et avancé.

## 2. Glaucome inflammatoire aigu.

Les symptômes de l'accès aigu sont analogues à ceux de l'accès prodromique, mais bien plus intenses.

*Symptômes subjectifs :* Abaissement brusque de l'acuité visuelle. Douleurs très intenses, avec irradiations au front et à la mâchoire supérieure, souvent associées à des nausées, à des vomissements et à une dépression générale (d'où confusion possible avec la migraine, l'embarras gastrique, la méningite, l'influenza).

Les troubles visuels se traduisent par un brouillard diffus avec irisations annulaires autour du foyer lumineux.

*Symptômes objectifs :* Œil rouge (violente hyperémie ciliaire), cornée d'une matité diffuse et d'une opacité de fumée, à surface présentant des opacités ponctuées et insensible (!); paupières et conjonctive œdémateuses (parfois blépharospasme) dans les cas graves, chambre antérieure aplatie, pupille dilatée au maximum, fixe et souvent déviée (plus fréquemment avec reflet verdâtre), tissu de l'iris hyperémié. Pression intra-oculaire très accrue.

### *Exploration de la pression.*

On fait regarder le malade en bas, on place les index sur les paupières fermées près du rebord orbitaire et on leur imprime un mouvement comme pour constater une fluctuation. Le globe oculaire normal cède quelque peu sous la pression à la manière d'un

ballon fortement tendu, mais le globe oculaire glaucomateux est
dur comme du marbre. Mais s'il existe de l'œdème des paupières, il ne faut pas se laisser tromper par celui-ci. Comme cet
œdème repose sur le globe à la manière d'un coussin, il faut
d'abord traverser en quelque sorte cet œdème pour placer l'index sur le globe. Le globe oculaire de l'autre côté doit être
exploré de même par comparaison.

L'accès disparaît parfois au bout de quelques jours sans traitement, mais l'acuité visuelle reste diminuée par suite de l'atrophie
par compression du nerf optique. Donc opérer de bonne heure:
*periculum in mora*.

Un accès de ce genre conduit nécessairement le malade à la
consultation. Malheureusement on confond souvent le glaucome
avec une maladie générale (voy. plus haut) et en particulier
avec l'iritis, et l'on traite par l'atropine. Mais c'est la plus grande
faute qu'on puisse commettre, car, comme nous l'avons vu,
l'atropine par elle-même, et même l'homatropine et la cocaïne
sont capables de susciter un accès de glaucome dans un œil pré-
disposé. L'œil glaucomateux, traité par l'atropine, arrive trop
souvent et en très peu de temps à l'amaurose complète. Mais
même par un autre traitement, s'il n'est pas approprié, l'œil
peut succomber sous les récidives. On voit souvent un glaucome
chronique passer à l'état aigu.

### 3. Glaucome chronique non inflammatoire.
#### (Glaucome simple).

Le diagnostic du glaucome simple est beaucoup plus difficile
que celui du glaucome inflammatoire. Tandis que dans ce dernier la production par accès est déjà un élément utile du diagnostic, on en est réduit, dans le cas du glaucome simple, aux
symptômes subjectifs, la diminution de l'acuité visuelle et la production de douleurs névralgiques (voy. remarque, p. 149). Comme
ce sont là des manifestations banales, il en résulte qu'on songe
plutôt à d'autres possibilités étiologiques qu'au glaucome. La
forte réplétion des veines ciliaires et parfois la difficulté de réaction de la pupille peuvent faire penser au glaucome. Il faut tenir
grand compte encore des obscurcissements de la vision temporaire dont peut se plaindre le malade. Bien que ce symptôme
puisse se produire dans d'autres affections (l'infiltration du nerf

optique par exemple), on fera toujours bien de songer à la possibilité d'un glaucome, en pareil cas. L'essentiel, c'est que le médecin
dans les cas de diminution graduelle de l'acuité visuelle, sans
cause appréciable, ne perde pas de vue la possibilité du glaucome et n'établisse pas témérairement le diagnostic de « cataracte
grise »; mieux vaut, dans ces cas douteux, envoyer le malade
chez l'oculiste, plutôt une fois de trop que pas assez. Une fois
son attention attirée sur cette possibilité, il y a des chances pour
que les autres symptômes ne lui échappent pas, à savoir :
l'accroissement de la pression intra-oculaire (non toujours déce-
lable), l'excavation marginale du nerf optique, remarquable seulement à l'ophtalmoscope, avec atrophie possible de ce nerf,
et l'aplatissement de la chambre antérieure, la dilatation des
veines épisclérales aux points d'insertion des quatre muscles
droits, et avant tout le rétrécissement nasal (!) du champ visuel.
Voici grosso modo comment cet examen peut être pratiqué :

### Délimitation du champ visuel.

Le médecin place le malade bien en face de lui, lui fait fermer l'œil gauche, et ferme lui-même son œil droit. Puis il or-
donne au malade de fixer son œil sur le sien, et l'opérateur agit
de même vis-à-vis du malade. Le médecin, le bras gauche tendu,
déplace lentement sa main du dehors en dedans à mi-distance
entre lui-même et le malade. Si le champ visuel du malade est
encore normal de ce côté (il est évident que celui du médecin
doit l'être également), il voit la main en même temps que le
médecin. Si au contraire son champ visuel est rétréci, il le voit
plus tard. De la même manière, on explore le champ visuel vers
le haut, vers le bas et du côté interne (nasal); dans ce dernier
cas, on se sert évidemment de l'autre main. L'exploration devient un peu plus exacte si l'on fait usage d'un objet blanc fixé
à un bâtonnet noir.

Lorsque le champ visuel est rétréci du côté nasal, le glaucome devient probable. Si de plus l'on constate que les veines
ciliaires antérieures sont gorgées de sang, que la pupille est
quelque peu dilatée et ne réagit que paresseusement, enfin que
la pression intra-oculaire est accrue, le diagnostic est à peu près
certain. Mais le plus souvent, il ne sera guère possible de se
passer de l'ophtalmoscope et cela précisément dans le glaucome
simple : le diagnostic n'est absolument confirmé que par la

constatation de l'atrophie de la papille dont l'excavation s'étend, même à sa périphérie.

Si la cécité est devenue complète et permanente, il s'agit du glaucome absolu.

## 4. Glaucome secondaire.

Ce n'est pas une maladie sui generis, mais une complication grave d'un grand nombre d'autres affections oculaires. De tous les symptômes, le plus nettement accusé consiste dans l'accroissement de la pression intra-oculaire. Il est donc de la plus haute importance de mesurer cette pression avec le plus grand soin dans les formes morbides ci-après, et de remédier à son augmentation par des moyens appropriés (voy. traitement).

Mentionnons ici les ectasies de la cornée et de la sclérotique, les maladies de l'iris et du corps ciliaire, associées à un trouble de la circulation et à des stagnations d'humeurs, les adhérences de l'iris avec les cicatrices cornéennes ou avec la capsule du cristallin (synéchies antérieure et postérieure), l'enclavement du tissu de l'iris dans des plaies opératoires, le gonflement des masses cristalliniennes, la luxation et le déplacement du cristallin, l'oblitération et l'occlusion de la pupille, et enfin les hémorragies et les néoplasmes intra-oculaires.

## 5. Hydrophtalmie.

### (Buphtalmie).

C'est le glaucome des enfants. En raison du peu de résistance chez eux des tissus vis-à-vis de la pression intra-oculaire, la buphtalmie a un tout autre aspect que le glaucome des adultes.

La sclérotique, mince, apparaît bleuâtre à cause du pigment uvéal qui se voit par transparence. La cornée est plus grande et anormalement saillante, limpide ou nuageuse, la chambre antérieure excessivement profonde, l'iris trémulant, la papille excavée et la pression augmentée.

## Diagnostic différentiel.

Il est à établir entre la conjonctivite, les affections superficielles de la cornée, l'iritis et le glaucome aigu ou subaigu.

Dans cet aperçu, nous n'envisagerons naturellement que celles des formes de ces affections qui peuvent donner lieu à une confusion possible ; d'autre part, il ne faut pas oublier que deux affections peuvent être combinées.

I. *Conjonctivite.* Comme moyen de diagnostic on a, outre la recherche des bactéries au moyen de préparations et de cultures, l'hyperémie conjonctivale et la sécrétion souvent visqueuse. Il y a de la photophobie et une sensation de corps étranger. Les larmes coulent plus ou moins abondamment ; l'hyperémie ciliaire fait défaut ou bien est peu prononcée.

II. *Affections superficielles de la cornée* (pertes de substance de l'épithélium, herpès, etc...). Ces affections peuvent présenter des symptômes tout à fait analogues ; seulement l'hyperémie ciliaire est ordinairement plus accentuée ; les deux maladies se distinguent par la constatation d'un décollement ou d'une désquamation de l'épithélium. Cette lésion ne peut souvent être constatée qu'à la loupe, à l'éclairage latéral, ou à la fluorescéine. (Voy. p. 117, remarque.)

III. *Iritis.* L'iritis peut également, au début, être confondue avec le glaucome, bien que l'hyperémie ciliaire y soit généralement plus intense. Pas de lésion épithéliale. L'état de la pupille permet de faire à coup sûr la distinction (voy. p. 139). La pupille est rétrécie, paresseuse à réagir, et souvent irrégulière par suite de synéchies. L'iris a perdu son éclat, est épaissi et a changé de couleur ; les douleurs et les troubles de la vision existent dès le début.

IV. *Glaucome.* Dans l'accès aigu ou subaigu, l'œil est rouge (hyperémie ciliaire) ; les paupières ou la conjonctive sont tuméfiées ; les douleurs s'irradient vers la tête et la mâchoire, et l'acuité visuelle est très diminuée — comme dans l'iritis.

La cornée est nuageuse, trouble et à opacités ponctuées, presque insensible, — tout le contraire de l'iritis.

La chambre antérieure est aplatie et renferme souvent un contenu trouble ; la pupille dilatée et fixe, la pression très augmentée (voy. p. 151) ; le champ visuel rétréci du côté nasal. (Voy. p. 153.)

Dans l'iritis, la pupille est donc en général étroite, la cornée et la chambre antérieure de structure normale.

Dans le glaucome, au contraire, la pupille est dilatée et fixe, la chambre antérieure plate, la cornée plate et insensible, la pression exagérée.

*Pupille étroite + pression normale = iritis.*

*Pupille dilatée + pression accrue = glaucome.*

## Diagnostic différentiel entre le glaucome chronique et la cataracte.

Ce diagnostic est facile à établir, du moment qu'on se sert de l'éclairage latéral et de la méthode d'éclairage par transparence (ophtalmoscope). Le glaucome aigu ne peut guére être confondu avec la cataracte, il l'est plutôt avec l'iritis ; mais la confusion est plus fréquente entre le glaucome chronique et la cataracte. Les deux maladies ont ceci de commun qu'elles surviennent à un âge avancé et que l'acuité visuelle s'abaisse graduellement et d'une façon continue, souvent sans provoquer de vives douleurs, même dans le glaucome chronique. Mais la cause de la diminution de l'acuité visuelle est aussi différente dans ces deux maladies que leur essence même. Dans le glaucome elle est déterminée par une atrophie par compression progressive du nerf optique, tandis que, dans la cataracte, elle réside dans un trouble du cristallin. Si donc nous faisons un examen à l'ophtalmoscope (voy. p. 12), nous voyons la pupille s'éclairer vivement dans le glaucome, tandis que dans la cataracte on aperçoit dans la région pupillaire des lignes foncées rayonnantes ou une opacité si complète du cristallin que l'on ne voit plus aucune espéce de lueur rouge. Sans doute il existe encore d'autres maladies dans lesquelles le cristallin reste transparent, et qui diffèrent du glaucome. Ce que nous voulons surtout faire ressortir, c'est qu'il n'est permis à aucun médecin d'établir le diagnostic de cataracte et de recommander au malade l'expectation s'il n'a constaté de façon irréfragable l'opacité du cristallin. Souvent aussi on peut reconnaître par l'éclairage latéral que le cristallin est opaque, c'est-à-dire cataracté. (Voy. p. 161.)

N. B. — D'ailleurs il n'est pas nécessaire, en cas de cataracte, de retarder l'opération jusqu'à ce que le malade ne voie plus rien. On peut opérer plus tôt. (Voy. p. 164.)

## Traitement.

La plus grande erreur que l'on puisse commettre c'est de traiter un œil glaucomateux par l'atropine.

Le glaucome, s'il n'est traité à temps et suivant les règles,
conduit à la cécité.

Quant au traitement lui-même qui dans la plupart des cas est
opératoire, le praticien le confiera au spécialiste. Il aura fait
pleinement son devoir, s'il a établi le diagnostic en temps opportun. Mais s'il ne peut immédiatement envoyer le malade au
spécialiste, il doit dans l'intervalle chercher à diminuer la pression par des instillations d'ésérine. En cas de glaucome aigu, on
donnera l'ésérine jusqu'à ce que la pupille se trouve rétrécie,
mais on n'y réussira pas toujours ; on peut instiller au maximum
trois fois par jour 3 gouttes d'une solution à 1/2 p. 100.

> ℞   *Salicylate d'ésérine.* . . . . . . . . .   *0,05*
> *Acide borique.* . . . . . . . . . . . .   *0,1*
> *Acide sulfureux* . . . . . . . . . . .   *une goutte*
> *Eau distillée* . . . . . . . . . . . .   *10*
> *Instiller 2 à 3 fois par jour 2 à 3 gouttes dans l'œil malade.*
> *Ajoutez un compte-gouttes.*

L'huile d'ésérine est encore plus active.

> ℞   *Physostol.* . . . . . . . . . . .   *5*
> *Instiller 3 fois par jour 2 à 3 gouttes dans l'œil malade.*

Le pansement humide est un adjuvant utile.

Il faut prévenir le malade qu'après l'instillation d'ésérine, il
se produit de la céphalalgie et même des nausées et des vomissements. Donc la circonspection s'impose chez les cardiaques et
les femmes enceintes.

Si l'ésérine n'est pas bien supportée, on la remplacera par de
la pilocarpine à 2 p. 100 (formule 119).

Les douleurs vives seront le mieux combattues par les injections sous-cutanées de morphine, celles-ci agissant d'ailleurs
comme un myotique ; la trigémine, à l'intérieur : 0,5 à 1, plusieurs fois par jour, est également très efficace.

Dans le glaucome secondaire et dans la buphtalmie, les instillations d'ésérine sont aussi indiquées, tandis qu'au glaucome
chronique convient mieux la pilocarpine. Le plus souvent il
suffit de 3 gouttes par jour de la solution à 1/2 p. 100 :

*♃ Chlorhydrate de pilocarpine. . . . .	0,05*
*Eau distillée. . . . . . . . . . . . . . 10*
*Instiller 3 fois par jour une goutte dans l'œil malade.*
*Ajoutez un compte-gouttes.*

On peut d'ailleurs élever la dose jusqu'à 3 fois 3 gouttes. (Voy. aussi Partie générale, page 19.)

Je n'entrerai pas ici dans plus de détails sur le traitement, d'autant plus qu'il doit être dirigé par les spécialistes.

*Indications opératoires.* M. von Michel traite les malades atteints de glaucome aigu ou subaigu, tout d'abord pendant deux jours par l'ésérine. Si dans cet intervalle il ne se produit pas une diminution notable de la pression et des autres symptômes, il pratique la paracentèse avec beaucoup de prudence, à l'effet de soulager dans une certaine mesure le globe oculaire et de le préparer à mieux supporter le lendemain l'iridectomie.

Mais si la pression devient normale par l'action de l'ésérine et qu'elle remonte immédiatement après la suppression de la médication, l'iridectomie est également indiquée. Ce n'est que dans le cas seulement où la pression reste normale pendant longtemps après la suppression de l'ésérine qu'on peut différer l'opération. Le succès de l'iridectomie dans le glaucome aigu est généralement durable. Il est rare qu'après l'opération la pression remonte ; dans ce cas on réitère l'iridectomie.

L'effet immédiat est le plus souvent extraordinairement favorable ; les douleurs disparaissent aussitôt, et l'acuité visuelle s'améliore rapidement.

Dans le glaucome chronique, le résultat de l'opération n'est malheureusement pas aussi favorable. Sans doute, dans une série de cas, les progrès du processus sont enrayés, mais dans d'autres, surtout si le champ visuel se trouve fortement rétréci, l'acuité visuelle se trouve au contraire diminuée par l'opération.

Le malade qui doit subir l'iridectomie doit rester cinq à huit jours à la clinique, puis sera placé en observation durant 3 à 4 semaines, attendu que souvent, pendant la cicatrisation de la plaie opératoire, la pression intra-oculaire s'accroît de nouveau, et qu'il s'agit de la combattre par la pilocarpine ou l'ésérine.

L'opération est assez douloureuse, même si l'on emploie en abondance la cocaïne. On a donc avantage à la pratiquer chez les personnes timorées sous anesthésie et spécialement sous l'anesthésie par la scopolamine-morphine. (Voy. p. 53.)

Une série d'autres procédés opératoires ont été préconisés : la sclérotomie antérieure et postérieure, la cyclodialyse, la ponction de la rainure de la chambre antérieure, la sympathicectomie. Ces procédés rendent des services dans certains cas, mais n'ont jamais réussi à supplanter l'iridectomie.

Dans le cas de cécité complète, l'énucléation peut devenir nécessaire à cause des douleurs persistantes.

Pour un usage prolongé, l'huile d'ésérine (le physostol Riedel est de l'huile d'ésérine à 1 p. 100, voy. p. 19), présente des avantages, parce qu'elle provoque moins facilement des catarrhes et agit avec plus de persistance et plus de durée ; on l'administre en gouttes. On en confectionne également une pommade :

> ℞   *Salicylate d'ésérine* . . . . . . . . .   *0,1*
> *Vaseline blanche pure.* . . . . . . .   *10*
> *3 fois par jour faire des onctions dans l'œil malade*
> *avec un fragment du volume d'un demi-pois.*

Catarrhe dû à l'ésérine, voy. p. 95.

Dans le glaucome secondaire, il faut, si c'est possible, faire disparaître par une opération, la cause déterminante (faire écouler les masses cristalliniennes gonflées, extraction du cristallin luxé, etc...). Mais si cela n'est pas possible, comme par exemple dans le leucôme adhérent, l'iridectomie est indiquée, et l'on peut souvent la pratiquer de telle sorte que l'on obtienne en même temps un bon effet optique.

Dans tous les cas, les malades qui souffrent d'une des maladies énumérées page 153, et dans le cours desquelles se révèle une aggravation subite doivent être incontinent envoyés chez le spécialiste, à cause du danger de glaucome secondaire.

Sur le glaucome dans l'iritis, voy. p. 143, 149.

**Pupille rétrécie + pression normale = iritis.**

**Pupille dilatée + pression accrue = glaucome.**

**Ne jamais établir le diagnostic de cataracte sans avoir constaté nettement de visu l'opacité cristallinienne.**

# Cristallin.

Les affections du cristallin ne sont accessibles, au point de vue thérapeutique, qu'aux interventions opératoires. La description de ces dernières n'entre pas dans le cadre de cet ouvrage surtout destiné au praticien. Celui-ci ne s'intéresse qu'à un certain ordre de questions : une forme de cataracte est-elle ou non progressive ? Une cataracte se prête-t-elle à une opération ? A quel moment faudra-t-il l'opérer ?

## 1. — Opacités du cristallin (Cataracte).

### *a)* Diagnostic de la cataracte.

On se sert de l'inspection, de l'éclairage latéral (v. p. 9), et de l'éclairage par transparence (v. p. 11). Ce dernier procédé consiste à faire tomber de la lumière dans l'œil au moyen d'un ophtalmoscope et à examiner l'organe pour voir s'il existe des opacités de la cornée et de quelle nature elles sont. Si c'est nécessaire, on peut dilater la pupille à l'aide d'un mydriatique, la cocaïne ou l'homatropine, mais non l'atropine (veiller à la pression !), afin d'examiner en outre les portions marginales du cristallin.

Il faut soigneusement distinguer de la cataracte la pupille grise, dont la coloration est due à des membranes pupillaires. Comme ces membranes sont toujours adhérentes aux bords de la pupille, l'emploi de l'homatropine (veiller à la pression ! p. 18), préservera d'une erreur de diagnostic.

Le médecin qui fonde le diagnostic « cataracte » uniquement sur l'âge du malade et la diminution de son acuité visuelle, risque de méconnaître un glaucome chronique et laisse devenir son malade irrémédiablement aveugle. Récemment, j'ai vu à ma clinique une malade de 60 ans qui demandait à se faire opérer. Elle avait consulté un médecin deux années auparavant pour une diminution progressive de la vision de l'un de ses yeux. Le médecin lui dit qu'elle souffrait d'une cataracte grise, non encore mûre, et qu'elle devait attendre pour se faire opérer que la vue lui manquât presque totalement. Plus tard elle retourna chez le médecin qui, cette fois, déclara la cataracte mûre, et engagea la malade à entrer dans une clinique. Lorsqu'elle se présenta à nous, nous dûmes reconnaître l'existence d'un glaucome chronique qui avait entraîné une cécité presque totale et incurable.

Si le médecin traitant s'était donné la peine d'éclairer la pupille par transparence (technique, p. 11), il aurait constaté l'intégrité du cristallin et n'aurait pas donné à sa malade le fâcheux conseil d'attendre, mais étant donnée l'incertitude de son diagnostic, il l'aurait envoyée chez un spécialiste.

Sans doute il existe une série de maladies qui s'accompagnent d'une diminution de l'acuité visuelle avec intégrité du cristallin, sans pour cela être du glaucome; entre autres, les affections de la rétine et du nerf optique. Ce qu'il y a lieu de faire ressortir ici, c'est qu'aucun médecin ne doit établir le diagnostic « cataracte » et engager le malade à l'expectation, sans avoir constaté d'une manière nette et irréfragable les opacités de la cornée.

*Remarque.* — 1° Lorsque le glaucome et la cataracte existent simultanément, ce qui arrive parfois, il faut chercher à se rendre compte si le degré d'acuité visuelle accusé par le malade est en rapport avec les opacités constatées. S'il y a quelque disproportion sous ce rapport, consulter l'oculiste.

2° Les troubles ou opacités qui deviennent apparents à l'aide de l'éclairage par transparence peuvent dépendre :

$\alpha$ de la cornée. Faciles à reconnaître par l'éclairage latéral.

$\beta$ d'amas de pigment ou d'exsudats sur la capsule du cristallin. Eclairage latéral.

$\gamma$ d'opacités du cristallin.

$\delta$ de troubles du corps vitré (très mobiles, indépendants des mouvements de l'œil) (voy. p. 207).

### *b)* **La cataracte est-elle progressive ?**

La réponse à cette question dépend de la forme de la cataracte. J'esquisserai donc ici les principales formes de cataracte :

### 1. *Formes non progressives.*

*Cataracte polaire antérieure.* Petite opacité arrondie siégeant au pôle antérieur du cristallin. Elle ne gêne que médiocrement la vision et l'opération ne s'y impose pas. Il en est de même pour la *cataracte polaire postérieure*, qui présente une altération analogue au pôle postérieur.

*Cataracte zonulaire* ou *périnucléaire (cataracte stratifiée)*. Après dilatation de la pupille par l'homatropine (voy. p. 18), on voit à son centre une opacité grise en forme de disque, qui tranche nettement sur les parties périphériques transparentes. La partie centrale du disque est moins opaque que la partie périphérique, au point qu'elle laisse parfois encore transparaître une lueur rougeâtre. Les bords du disque sont quelquefois occupés par de petites saillies qui, éclairées par transparence, se présentent sous la forme de petites stries obscures. Dents rachitiques !

L'opération s'impose (discission ou iridectomie), lorsque la vue est très abaissée, que l'acuité visuelle est inférieure à 1/3 et que les caractères imprimés ordinaires ne peuvent plus être lus. Pour plus de détails, voy. plus bas.

*Cataractes totales congénitales.* Elles peuvent rentrer dans cette catégorie. On les opère par discission, si toutefois les autres conditions sont favorables (projection exacte, etc...). Ce genre de cataractes a pour caractère propre une tendance à se rétracter (cataracte membraneuse).

Les formes non progressives sont donc spécialement celles qui sont congénitales ou dont le début remonte à l'adolescence. Les cataractes traumatiques font exception à cette règle ; sans doute, elles peuvent être acquises dans l'adolescence, mais elles sont nettement différenciables des précédentes par la constatation d'une plaie pénétrante.

### 2. *Formes progressives.*

*Cataracte corticale postérieure.* Opacité étoilée ou en rosette du pôle postérieur. Cette forme a encore reçu le nom de cataracte choroïdale, parce qu'elle est ordinairement liée ou consécutive à une affection de la choroïde. Elle peut rester longtemps stationnaire, mais parfois aussi augmenter rapidement.

*Cataracte traumatique.* Trouble rapide du cristallin après sa lésion. Voy. p. 234.

*Cataracte nucléaire* (sclérose nucléaire). Opacités des par-

1ies centrales du cristallin, qui n'est pas coloré en gris comme dans la cataracte stratifiée, mais offre une teinte variant du jaune brun au noir (C. brunescens, nigra). Elle ne présente jamais de stries et elle est plus dense au centre qu'à la périphérie. C'est une manifestation de la vieillesse (cataracte stratifiée — enfance), et elle constitue une simple amplification du processus physiologique de rétraction et de durcissement du cristallin et surtout du noyau. Pour le traitement, voy. cataracte sénile.

**Cataracte sénile (cataracte grise).**— C'est une combinaison de la sclérose du noyau et de l'opacité du cortex. Cette dernière offre des dispositions diverses; ce sont le plus souvent, au début, des altérations des secteurs, c'est-à-dire des opacités rayonnantes variant de simples lignes grises à des opacités blanches plus larges. Parfois aussi les opacités sont plutôt diffuses (nuageuses) ou punctiformes; parfois l'éclat de certains points est si vivement nacré qu'on croirait voir briller dans le cristallin un fragment d'acier. Aussi longtemps qu'il n'existe que peu d'opacités, en particulier à l'équateur, il ne peut être question de cataracte au début *(cat. incipiens)*. Lorsque les opacités gagnent en intensité et que la chambre antérieure s'aplatit de plus en plus par suite du gonflement du cristallin, la cataracte se trouve à l'état ou stade d'intumescence *(cat. nondum matura)*. Lorsque la chambre antérieure a repris sa profondeur naturelle et que le cristallin est devenu totalement opaque, la cataracte est dite mûre *(cat. matura)*. Au-delà de ce stade survient la métamorphose régressive *(cat. hypermatura)*.

Le temps que met la cataracte à mûrir est très variable (chez les diabétiques il ne faut parfois que quelques semaines); en moyenne on peut calculer qu'il faut de 1 an 1/2 à 3 ans. Plus le sujet est jeune, plus la cataracte mûrit rapidement. Les cataractes claires, ainsi que celles qui présentent de larges secteurs d'opacité, progressent en général plus vite que les cataractes avec secteurs étroits (1).

La cataracte sénile ne mérite d'ailleurs pas ce nom, attendu qu'elle n'est nullement spéciale aux vieillards, bien qu'elle soit

(1) En raison de l'incertitude de l'époque de maturation, il ne convient pas d'effrayer les malades par le diagnostic de cataracte lors de la première apparition d'un trouble léger; cependant le médecin fera bien d'en prévenir les proches, pour mettre sa responsabilité à couvert.

lé plus fréquente entre 55 et 65 ans; toute cataracte qui survient à un âge peu avancé doit faire soupçonner une affection générale (diabète, albuminurie).

### *C)* **Indication opératoire. Chances de succès opératoire. Durée de la cure.**

#### 1. *Cataracte stratifiée.*

Nous avons dit plus haut qu'il fallait opérer dès que l'acuité visuelle descend au-dessous de 1/3 ou que les caractères d'imprimerie ordinaires ne peuvent plus être lus couramment. Cette restriction peut paraître sans utilité, parce que l'on sait que les yeux opérés, munis de verres convexes, possèdent d'ordinaire une acuité visuelle supérieure à 1/3. Mais abstraction faite d'un insuccès possible de l'opération, de la production de suites fâcheuses, il faut considérer avant tout que l'œil — il s'agit d'ailleurs presque exclusivement de malades relativement jeunes — perd sa faculté d'accommodation et aura besoin pour voir de près, outre le verre spécial, d'un second verre.

Ces inconvénients (deux lunettes) ne se présentent pas lorsqu'il est possible d'améliorer la faculté visuelle au moyen d'une iridectomie. Nous avons dit que la cataracte stratifiée laisse libres les parties périphériques du cristallin; il est donc possible d'obtenir une utilisation de ces parties pour la vision par l'iridectomie; pour se trouver à même de juger s'il faut, oui on non, tenter cette opération pour améliorer la vision, il faut commencer par dilater la pupille au moyen d'un mydriatique. La marche inusitée des rayons, la forte dispersion des parties marginales du cristallin empêchent souvent d'obtenir l'effet désiré. Ajoutons-y le résultat peu esthétique obtenu et les éblouissements que provoque un pareil colobome.

Voici donc les indications relatives à l'opération de la cataracte stratifiée :

1° Si le sujet lit couramment les caractères typographiques fins ou que l'acuité visuelle corrigée par des verres pour la vision lointaine est égale à 1/3 ou plus : ne pas opérer;

2° Si les effets ne sont obtenus qu'en dilatant la pupille par des mydriatiques : iridectomie;

3° Si, même en dilatant la pupille, on ne constate pas une amélioration convenable de la vue : discission.

La discission est l'opération typique pour la cataracte juvénile; l'extraction est celle des personnes âgées.

## 2. *Cataracte sénile.*

Jadis on était convaincu que la cataracte devait être mûre pour être opérée et l'on a prescrit des moyens de maturation. Or on peut opérer la cataracte dès que l'acuité visuelle est en déficit, du moins lorsque celle du meilleur œil sera tombée au-dessous de 1/6. On opère donc à la condition que les parties profondes de l'œil ne présentent pas d'altération grossière (voy. plus bas), et l'on commence par l'œil le moins bon. Si l'on se décide à opérer avant la stade de maturation, il ne faut pas oublier : 1° que la chambre antérieure est aplatie en raison du gonflement du cristallin, ce qui rend la technique opératoire plus difficile, et 2° que les parties périphériques restées transparentes se détachent facilement, que les parties marginales restées transparentes sont retenues dans le globe oculaire et peuvent donner lieu de la sorte à des opérations subséquentes; mais dans l'extraction dite à lambeau avec iridectomie, cet inconvénient n'est pas à craindre, vu qu'au moyen de la curette de Daviel il est facile d'enlever les masses corticales.

L'opération de la cataracte au stade de surmaturité présente au contraire des inconvénients plus grands (prolapsus du corps vitré, rétention de la capsule épaissie et opaque, irritation de l'iris par les produits de désagrégation, etc.). Il est donc bon de ne point différer l'opération jusqu'à ce stade.

Ces considérations acquièrent une valeur spéciale dans le cas où l'un des yeux présente une cataracte mûre, tandis que l'autre est encore absolument intact. La vision binoculaire n'est pas améliorée dans ce cas par l'opération. Théoriquement sans doute il semble possible de faire porter le verre spécial correcteur; mais pratiquement il est rare que les images fournies par les deux yeux fusionnent. Il faut donc ne pas se presser de corriger par un verre la vision de l'œil opéré. Le succès de l'opération serait tout à fait illusoire si l'on obtenait grâce à elle un accroissement du champ visuel. Il est vrai que le malade ne voit pas distinctement dans ce segment du champ visuel qui se trouve regagné par suite de la correction de l'œil opéré, mais il y voit assez pour être à même, en traversant par exemple la voie d'un tramway, de voir arriver les voitures du côté corres-

pondant à ce segment. Ainsi donc dans le cas de cataracte mûre
d'un œil et d'intégrité complète de l'autre, l'opération n'est pas
absolument indiquée; il faut prendre le parti qui paraît le plus
avantageux. En général, on prendra pour règle de n'opérer
qu'au moment où l'acuité visuelle du meilleur œil est devenue
inférieure à 1/6.

Une question de la plus haute importance se pose tout naturellement : c'est celle de savoir si l'on a un avantage réel à
tirer de l'opération. Car si derrière la cataracte existe par
exemple un décollement de la rétine, l'effet de l'opération est
nul. Cette indication est d'autant plus importante que certaines
maladies des parties profondes de l'œil se compliquent aisément
de troubles du cristallin (cataracte compliquée). Les opacités qui
surviennent dans ce cas se localisent de préférence au pôle postérieur du cristallin (cataracte corticale postérieure); il est donc
souvent possible d'être renseigné sur l'état des parties profondes
par la nature même de la cataracte.

Le meilleur moyen de *vérification* nous est donné par la **projection**. Nous avons déjà dit que, même dans les cas où l'opacité est le plus dense, la faculté de distinguer la clarté et l'obscurité et la possibilité de localiser la source lumineuse (faculté
de projection) est conservée. Pour vérifier la projection, on
porte une lumière en haut, en bas, à droite et à gauche, et l'on
se fait indiquer la position de la lumière au moyen de l'œil malade, en maintenant l'autre œil fermé. Si la projection est rapide, on peut entreprendre l'opération avec une grande certitude de succès; si elle est moins rapide, on refusera d'opérer.
Ou bien si le malade ou son entourage l'exigent, on insistera
sur le peu d'avantages à en retirer vraisemblablement. En cas
d'amaurose (pupille fixe !), l'opération est naturellement exclue.

Il est essentiel en outre de constater l'état de la conjonctive
et du sac lacrymal avant d'entreprendre l'opération ou avant de
conseiller de la faire pratiquer. S'il existe une forte conjonctivite purulente en particulier, ou même une dacryocystite purulente,
lente, il faut commencer par guérir ces affections avant de songer à l'extraction.

Il y a donc lieu de prendre en considération les points suivants :

1° Acuité visuelle des deux yeux ;

2° Stade de la cataracte ;

3º Projection, réaction de la pupille à la lumière ;

4º Sac lacrymal et conjonctive.

N. B. — Le diabète ne fournit pas en général une contre-indication.

La durée de la cure complète est en moyenne de 4 à 6 semaines. On pourra alors indiquer le verre spécial. Si le sujet a été emmétrope auparavant, il devra être d'environ 10 dioptries pour la vision lointaine et de 14 pour la vision de près.

Comme la capsule est retenue dans l'œil, il se peut que par la suite celle-ci, en devenant trouble, diminue de nouveau l'acuité visuelle ; en pareil cas, une nouvelle opération (discission) est nécessaire. L'opération principale exige généralement un séjour de dix à quinze jours à la clinique, l'opération complémentaire un séjour de quatre à cinq jours seulement.

Quant à la question de savoir si le travail à courte distance exerce une influence sur la cataracte, l'on peut y répondre par la négative ; qu'on laisse les malades se livrer tranquillement à leurs occupations habituelles aussi longtemps que leur acuité visuelle le permettra.

Von Pflugk conseille de traiter la cataracte sénile au début, par les injections sous-conjonctivales d'iodure de potassium. Il cocaïnise la conjonctive, introduit dans le cul-de-sac conjonctival inférieur un tampon d'ouate imbibé de cocaïne et injecte à ce niveau sous la conjonctive 1/2 à 1 cmc. d'une solution d'iodure de potassium et de chlorure de sodium associés à 2 p. 100, additionnée d'une goutte d'une solution d'acoïne à 1 p. 100, en prenant soin que chaque nouvelle injection soit pratiquée en un autre point *(Monatsbl. f. Augenhk.,* 44, p. 400).

En ce qui concerne l'opération de la myopie, voy. Myopie, page 208.

## 2. — Déplacement du cristallin.

Le déplacement du cristallin présuppose toujours des altérations de l'appareil suspenseur (zonule de Zinn). Ces altérations peuvent être congénitales ou se produire spontanément ou bien à la suite d'un traumatisme. Si la zonule de Zinn n'est endommagée qu'en un point, on dit qu'il y a subluxation (rotation ou déplacement latéral) ; si elle est entièrement détachée on dit qu'il y a luxation.

La luxation peut se produire :

1º Dans la chambre antérieure, où elle prend l'aspect d'une goutte d'huile ;

2º Dans le corps vitré (trémulation de l'iris, hypermétropie intense, comme après l'opération de la cataracte [10 dioptries], examen au moyen de l'ophtalmoscope);

3º Sous la conjonctive sclérale. Cette variété de luxation se produit lorsque, par suite d'une contusion, le globe oculaire éclate dans le voisinage du bord de la cornée, et que la conjonctive est restée intacte grâce à sa grande élasticité.

Le grand danger que présente la luxation du cristallin consiste dans la production d'un glaucome secondaire. Il faut donc l'extraire le plus tôt possible, surtout dans le cas où la luxation a eu lieu dans la chambre antérieure, car alors l'acuité visuelle est amoindrie non seulement par le glaucome secondaire, mais encore par l'opacité de la cornée adjacente.

Dans la subluxation, le danger de glaucome n'est pas aussi grand. On peut donc se contenter de faire la correction optique jusqu'à la production des symptômes alarmants. Si le déplacement est assez intense pour que la pupille soit pour la majeure partie dépourvue du cristallin (aphakie), il faut appliquer des verres convexes; mais si le malade voit à travers les parties marginales du cristallin qui sont plus réfringentes que les parties centrales, on prescrira des verres concaves. Il est parfois indiqué de faire disparaître en partie l'aphakie à l'aide d'une iridectomie. Naturellement on recommandera tels verres qui donneront les meilleurs résultats.

Par l'emploi de l'ophtalmoscope, les bords du cristallin en subluxation se présentent parfois sous la forme d'une ligne jaune d'or.

N. B. — Pour le glaucome provoqué par l'enclavement du cristallin dans la région pupillaire, ne point donner d'ésérine, mais de l'atropine.

# Choroïde, rétine, nerf optique.

## Maladies de la choroïde.

On distingue la chorio-rétinite (diffuse et disséminée) ; la panophtalmie, et les tumeurs de la choroïde.

### I. Chorio-Rétinite.

Ce nom a été choisi parce que l'inflammation de la choroïde est toujours accompagnée d'une inflammation des couches les plus superficielles de la rétine. L'inflammation de la choroïde ne se manifeste extérieurement par aucun symptôme, de sorte que pour faire le diagnostic on se trouve obligé de recourir à l'ophtalmoscope. Comme nous avons pour but, dans ce livre, de ne nous occuper que des maladies pouvant être diagnostiquées par l'examen extérieur, nous ne nous arrêterons pas longtemps à celles qui ne sont reconnaissables qu'à l'ophtalmoscope.

Notons que les inflammations de la choroïde sont souvent associées à celles de l'iris et du corps ciliaire. Les symptômes subjectifs qui amènent le malade chez le médecin sont :

1º La diminution de l'acuité visuelle : celle-ci est en général plutôt le résultat du trouble du corps vitré qui accompagne le processus choroïdien que de ce dernier. Le trouble du corps vitré est souvent facile à diagnostiquer à l'ophtalmoscope.

2º La métamorphopsie; les objets sont déformés et les lignes droites paraissent courbes ; (s'observe souvent en premier lieu à la lecture de la musique). Ce symptôme décèle une affection de la région de la macula. Parfois aussi les objets sont vus plus petits (micropsie).

3º Phénomènes irritatifs : éclairs lumineux, scintillements, éblouissements, etc.

La maladie est extraordinairement chronique, très sujette aux récidives et entraîne parfois, mais non constamment, la cécité. Le plus souvent l'acuité visuelle est très abaissée, à moins que le processus ne s'arrête à temps. La cataracte dite choroïdale, qui survient dans les processus anciens, diminue encore davantage la vision.

Le traitement des affections profondes de l'œil, s'est essentiellement enrichi depuis l'époque où l'on a appris à faire des diagnostics étiologiques; von Michel y a beaucoup contribué, et en particulier il a insisté sur la fréquence de la tuberculose en tant que facteur étiologique des affections des membranes profondes.

Les causes les plus importantes de la chorio-rétinite sont l'artériosclérose, la syphilis et la tuberculose. L'ophtalmoscope suffira dans un grand nombre de cas pour faire la distinction entre ces maladies; dans d'autres cas le diagnostic ne peut être établi d'une façon sûre que par l'examen général et en particulier par le séro-diagnostic (voy. p. 36, 41).

Le diagnostic différentiel entre la syphilis, l'artériosclérose et la tuberculose, tout difficile qu'il soit, est cependant possible dans un grand nombre de cas : les altérations vasculaires présentent à cet égard une importance capitale; elles se rencontrent rarement dans la tuberculose, régulièrement dans la syphilis et l'artériosclérose. Elles peuvent siéger aussi bien à la rétine que dans le plexus vasculaire choroïdien; elles consistent au début en une diminution du calibre (épaississement de la paroi sans perte de sa transparence). Parfois on trouve entre deux segments de calibre normal une partie rétrécie. Si le processus progresse davantage et que la paroi vasculaire perd sa transparence, on voit la strie sanguine étroite bordée par deux stries blanches; finalement la strie sanguine disparaît, et le vaisseau est transformé en un cordon blanc. Si le système vasculaire de la choroïde est particulièrement atteint, et plus spécialement encore la couche des capillaires (chorio-capillaire), on voit périr la couche d'épithélium pigmenté, nourrie par ces vaisseaux, ce qui a pour résultat de faire ressortir avec une intensité extraordinaire le dessin de la membrane choroïdienne.

La forme des foyers ne nous permet pas de rien conclure, parce qu'elle peut être exactement la même dans la tuberculose que dans la syphilis; on peut voir de petits foyers miliaires ou des atrophies étendues; il n'y a d'ordinaire de différence que pour la pigmentation. En général elle est bien plus abondante dans la syphilis, tandis que les foyers tuberculeux ne sont en général entourés que d'une bordure délicate ou marqués d'un point fin en leur centre ou bien sont complètement dépourvus de pigment; von Michel considère comme caractéristique pour la tuberculose le changement de coloration de l'épithélium pigmenté dans le voisinage immédiat des foyers; c'est comme si, dit-il, un liquide chimique décolorant, peut-être une toxine provenant du foyer tuberculeux, se trouvait répandu tout autour.

Le diagnostic différentiel entre l'artériosclérose et la syphilis ne peut guère être établi que par un examen général.

*Traitement.* Exclusivement causal. Dans l'artériosclérose et la syphilis ce sont les préparations iodées (p. 39) qui sont employées, avec la condition d'en continuer l'usage régulier assez longtemps. Ainsi l'on prescrira la solution d'iodure de potassium à 15 p. 500, par ex., et l'on en fera prendre en tout de 6 à 8 flacons en interrompant la cure pendant 2 à 4 semaines entre chaque couple de flacons.

Dans la syphilis déclarée, surtout si elle est récente, on instituera encore avec avantage une cure mercurielle.

Dans la tuberculose, outre la vie au grand air, la nourriture fortifiante, etc., on instituera le traitement spécifique (voy. p. 44).

On a renoncé aux cures d'obscurité et de sudation, aux saignées, aux traitements intensifs par l'iode et le mercure qui sont inutiles et un tourment pour le malade.

Les injections sous-conjonctivales si vantées par quelques-uns ne sont pas universellement admises jusqu'à présent.

## II. **Inflammations purulentes de l'uvée.**

*Etiologie. a)* Infection exogène. Lésions perforantes ; opérations. Ulcérations perforantès de la cornée, prolapsus purulent de l'iris. (N. B. L'hypopyon qui survient dans les ulcères non perforants est stérile, voy. p. 127).

*b)* Infection endogène. Septicémie (en particulier pyémie puerpérale), catarrhes intestinaux, maladies infectieuses aiguës.

Méningite, surtout cérébro-spinale, forme relativement bénigne notamment chez les enfants.

On distingue deux formes principales, qui ne se distinguent que par l'intensité et qui peuvent passer de l'une à l'autre.

### 1. *Iridochoroïdite purulente. Abcès du corps vitré.*

Si l'infection est limitée au segment antérieur de l'œil, on constate, outre les signes visibles à l'intérieur de l'inflammation (œdème des paupières et de la conjonctive), une iritis (parfois avec hypopyon) et des opacités du corps vitré. A ce stade on peut, par un traitement approprié, obtenir une guérison ; lorsqu'il y a séclusion de la pupille (voy. p. 143, 144): danger de glaucome secondaire; mais si l'on aperçoit un abcès du corps vitré (reflet jaunâtre de la pupille) ou que l'on est amené, par suite de la gravité des symptômes, à admettre son existence, dans le cas où la pupille oblitérée par un exsudat empêche de le voir, il n'y a pas lieu de s'attendre à un retour de la vision.

Le pus s'épaissit en pareil cas, les phénomènes inflammatoires diminuent et le globe oculaire devient la proie d'une atrophie lente. Danger d'ophtalmie sympathique (voy. p. 238). Il existe en outre une forme chronique, le pseudo-gliome, qui a une grande ressemblance avec le gliome (voy. p. 175).

<h3 align="center">2. Panophtalmie.</h3>

Dans une série de cas le processus ne s'arrête pas là ; les symptômes d'iridocyclite s'aggravent et on observe une véritable destruction purulente du globe. L'œdème des paupières devient si énorme que le médecin a beaucoup de peine à les écarter ; le globe devient saillant et se trouve presque immobilisé, les douleurs deviennent insupportables, il se produit même de la fièvre et des vomissements. Les symptômes ne cessent qu'après éruption du pus au dehors. L'œil se rétracte rapidement et subit une destruction totale.

*Diagnostic différentiel* : Extérieurement la panophtalmie peut être confondue avec les processus suivants :

1° *Abcès ou furoncle des paupières.*
Le globe est entièrement intact. Pas d'exophtalmie, pas de phénomènes inflammatoires, mobilité normale. Constatation de l'infiltration ou de la fluctuation de la paupière ;

2° *Conjonctivite blennorrhagique.*
Ici encore le globe se meut normalement et garde ses rapports habituels ; la sécrétion purulente (constatation de gonocoques) confirme le diagnostic ;

3° *Phlegmon de l'orbite.*
Le globe est saillant, difficilement mobile ou immobile, et parfois il y a en même temps du chémosis de la conjonctive, mais l'iris est intact ;

4° *Panophtalmie.*
Gonflement et rougeur des paupières, exophtalmie, immobilité, iritis purulente.

*Diagnostic différentiel* entre la choroïdite purulente, l'abcès du corps vitré et le gliome (voy. p. 175), et entre les différentes formes d'exophtalmie (voy. p. 187).

*Traitement.* — Les manifestations d'iritis visibles seront traitées comme l'iritis ordinaire, sous un contrôle vigilant de la pression intra-oculaire. Les douleurs vives seront combattues par le pansement humide, la cocaïne et les narcotiques.

Si la porte d'entrée est constituée par un ulcère, un prolapsus de l'iris ou par le point de perforation de la lésion, il faut largement cautériser ces régions (voy. p. 237).

Dans la choroïdite suppurée endogène, l'attention doit surtout se porter sur la maladie générale, qui est généralement très grave (septicémie, méningite). Pour faire disparaître les opacités du corps vitré : iodure de potassium (form. 79). Plus tard, si c'est nécessaire, iridectomie.

Si une panophtalmie s'est produite, l'œil pouvant être considéré comme perdu, on incisera et on évacuera le pus au moyen de drains. On choisit pour cela le point menacé de rupture (en général sclérotique entre l'équateur et le bord de la cornée), reconnaissable au décollement de la conjonctive et à la teinte jaunâtre de la sclérotique en dessous. S'il y a eu pour point de départ un ulcère perforant, c'est à ce niveau qu'on incisera et qu'on établira le drain.

Il ne faut pas pratiquer l'énucléation avant que les phénomènes inflammatoires aient disparu, en raison de la méningite mortelle qui peut survenir après l'opération; on préfére, en pareil cas, faire l'éviscération du globe oculaire.

### Tumeurs de la choroïde.

Le type de ces tumeurs est le *mélanosarcome*, mais on peut observer aussi des carcinomes, surtout des métastases de cancer du sein.

Les premières manifestations subjectives consistent en troubles visuels provoqués par le décollement de la rétine (premier stade). A cette période, la tumeur ne peut être diagnostiquée qu'à l'ophtalmoscope.

Le deuxième stade est constitué par le glaucome inflammatoire (voy. page 151). Lorsque le malade se plaint de cécité rapide suivie de douleurs, il faudra songer à une tumeur. Dans le glaucome essentiel, c'est l'inverse qui se produit.

Le troisième stade est caractérisé par la protrusion prolifératrice hors des membranes du globe. Jusqu'alors la croissance de la tumeur a été lente; à ce moment elle devient rapidement envahissante.

Le quatrième stade est celui de l'envahissement général.

Le diagnostic différentiel portera au premier stade sur le

simple décollement de la rétine, généralement lié à une diminution de la pression intra-oculaire, au deuxième stade sur le gliome. Mais ce dernier ne se rencontre que chez les enfants, tandis que le sarcome est une maladie de l'âge mûr (40 à 60 ans).

Le traitement doit viser à l'extirpation la plus rapide possible de la tumeur. Au premier et au deuxième stades est indiquée l'énucléation, au troisième et au quatrième stades l'exentération de l'orbite.

Le pronostic restera douteux en dépit de l'extirpation précoce de la tumeur. Néanmoins il est d'autant plus fâcheux que l'opération est différée davantage.

## Maladies de la rétine.

Les maladies de la rétine, du moins en ce qui concerne ses couches internes, sont, abstraction faite du décollement de la rétine et des tumeurs (gliome), constamment l'expression d'une maladie générale. Elles se caractérisent d'ordinaire par des altérations vasculaires suivies d'hémorragies et d'altérations du tissu rétinien. Elles dépendent des causes les plus diverses : diabète, syphilis, maladies du sang, septicémie, cachexie, processus d'embolie et de thrombose, etc. La rétinite albuminurique présente un intérêt tout spécial à cause de son importance au point de vue du pronostic. Ceux qui en sont atteints meurent généralement dans l'intervalle de deux ans. (La rétinite qui survient dans la néphrite gravidique n'offre pas un pronostic aussi fâcheux.) Parfois les néphritiques présentent aussi une amaurose soudaine passagère, due à l'urémie.

## Décollement de la rétine.

Cet accident se produit d'ordinaire dans la myopie intense. (Le subit abaissement de la vue chez les myopes est le plus souvent dû à un décollement de la rétine, l'abaissement graduel à une affection de la région de la macula.)

Parfois on peut voir, à l'éclairage latéral ou à l'ophtalmoscope, la rétine décollée se présenter sous l'aspect d'une membrane flottante. Par l'emploi de la dernière méthode on voit la portion décollée s'illuminer moins vivement que dans les parties normales. Le champ visuel (voy. p. 153) est rétréci dans la région correspondant à la partie décollée. La pression intra-oculaire est d'ordinaire abaissée. (Le décollement de la rétine joint à une pression exagérée est un indice de tumeur intra-oculaire.) Parmi les causes du décollement de la rétine, nous avons encore, outre la myopie et les tumeurs, les hémorragies, les traumatismes, les exsudats, l'albuminurie, le diabète, les cysticerques.

Le traitement doit surtout envisager les causes, mais n'est guère efficace. Celui qui donne les meilleurs résultats et est le moins pénible consiste dans l'application prolongée (4 à 6 mois) d'un pansement très serré. Si le malade supporte mal le pansement, c'est-à-dire se produit-il de l'hyperémie ciliaire, il faut l'appliquer moins serré ou même le supprimer complètement par intervalles, et parfois même instiller de l'atropine.

Les injections sous-conjonctivales de sel marin, les ponctions, sections de tractus dans le corps vitré, injections de corps vitré de lapins (d'après Deutschmann) sont d'un emploi bien aléatoire.

## Gliome de la rétine.

C'est une maladie de l'enfance. Les parents arrivent chez le médecin parce qu'ils ont aperçu un reflet jaunâtre dans la pupille. Comme cet œil est aveugle, on le désigne encore sous le nom d' « œil de chat amaurotique ». A l'éclairage latéral on aperçoit nettement la tumeur verruqueuse profonde. L'évolution de la maladie présente des stades analogues à ceux du sarcome de la choroïde (voy. p. 173). Si l'opération n'est pas pratiquée à temps, l'enfant succombe au marasme ou à des métastases, surtout du côté du cerveau. Lorsque la tumeur s'est déjà fait jour à travers les membranes du globe oculaire, il n'y a plus rien à espérer, même d'une exentération de l'orbite. Dans le premier et le deuxième stades, l'énucléation est indiquée. Le gliome peut être bilatéral et se présente assez souvent chez plusieurs enfants de la même famille.

*Diagnostic différentiel.* Nous avons à envisager ici la choroïdite purulente et l'abcès du corps vitré. Dans ce dernier cas la pression est d'ordinaire inférieure à la normale, tandis que dans le gliome elle est au contraire augmentée. Comme l'œil atteint de pseudo-gliome ne peut manquer de s'atrophier, l'erreur de diagnostic, suivie d'énucléation, est sans conséquence grave, tandis que le gliome non opéré est sûrement mortel.

**Héméralopie.** — C'est l'abaissement exagéré de l'acuité visuelle, bonne d'ailleurs, lorsque la lumière diminue. Champ visuel fortement rétréci concentriquement. Elle peut être la suite d'affections oculaires (rétinite pigmentaire, etc.), ou encore elle est idiopathique et parfois liée à du xérosis de la conjonctive.

*Traitement.* Dans le premier cas, il s'adresse à la maladie primitive ; dans le second cas, on tâche de relever l'état de la nutrition (pendant une semaine 250 gr. de foie de mouton par jour ou encore usage de l'huile de foie de morue).

------

## Maladies du nerf optique et du système nerveux central.

On ne peut les diagnostiquer qu'au moyen de l'ophtalmos cope, associé à la détermination du champ visuel et du fonctionnement de l'œil. Elles n'entrent donc pas dans le cadre restreint de notre précis. Au point de vue médical général elles sont de la plus haute importance, vu que si leur existence est mise hors de doute, elles fournissent l'explication d'un grand nombre de maladies générales.

La *stase papillaire* qui peut persister longtemps sans abaissement de l'acuité visuelle est l'expression d'une augmentation de pression intra-crânienne et fait penser à une tumeur cérébrale, à de la méningite séreuse, à l'hydrocéphalie interne, à l'abcès du cerveau, etc. Les moyens à employer ici sont la trépanation du crâne, la ponction lombaire et éventuellement le traitement antisyphilitique. Comme phénomènes subjectifs on observe de fréquents et brefs obcurcissements du champ visuel.

La *névrite optique* peut être le résultat d'une infection syphilitique et tuberculeuse, mais se présente également dans les intoxications et les maladies générales (néphrites !) de nature variée.

L'*atrophie* du nerf optique est un symptôme souvent très précoce du tabès, de la paralysie et de la sclérose multiple, si elle n'est pas une manifestation consécutive une à névrite arrivée à son terme ou à une stase papillaire, ou si elle a été déterminée par des troubles locaux de la nutrition (artériosclérose).

Les *maladies du chiasma* provoquent d'habitude une hémianopsie bitemporale, c'est-à-dire l'impossibilité de distinguer des objets dans la partie temporale du champ visuel. Les malades éprouvent un sentiment spécial ; c'est comme s'ils étaient placés entre deux murs sombres, ou comme s'ils portaient des « œilléres ».

Les *maladies centrales et corticales du nerf optique*, c'est-à-dire les troubles des voies conductrices de la vision dans la masse cérébrale même se manifestent, si elles sont bilatérales, sous la forme de cécité ; si elles sont unilatérales (hémianopsie sous forme de cécité psychique ou homonyme), etc.

Le traitement est celui de la maladie principale, mais il ne faut pas perdre de vue que des cures *exagérées* au mercure ou à l'atoxyl doivent être évitées dans les maladies du nerf optique.

La strychnine n'a aucune valeur curative. Elle reléve bien pour un certain temps la puissance visuelle, mais n'entrave pas la marche du processus.

**Amblyopies toxiques.** — On les observe dans les intoxications par le tabac, l'alcool, le plomb, la quinine, la fougère mâle, l'acide salicylique, l'oxyde de carbone, l'alcool méthylique, le sulfure de carbone, et encore l'aniline, l'antipyrine, l'iodoforme.

On observe des manifestations semblables dans les maladies infectieuses, l'influenza, le rhumatisme, la syphilis, les fièvres intermittentes, l'urémie.

L'intoxication par l'alcool et le tabac se traduit par la production de scotomes centraux, particuliérement vis-à-vis du rouge et du vert et de la nyctalopie (vision meilleure à un éclairage moindre).

Le traitement est causal : dans l'intoxication par l'alcool, le tabac, abstinence et iodure de potassium. Dans le saturnisme : iodure de potassium, bains sulfureux.

Si l'on traite l'intoxication par l'alcool dans des établissements spéciaux, par exemple Waldfrieden, Fürstenwald, etc., on peut espérer de bons résultats, à la condition qu'il n'existe point encore d'atrophie.

**Asthénopie.** — C'est un affaiblissement passager de la vision et un sentiment de tension et de douleur, en particulier en lisant, et à l'occasion de maux de tête.

1º Asthénopie accommodative dans l'hypermétropie, l'astigmatisme, la presbytie, voy. page 209.

2º Asthénopie musculaire : Insuffisance des muscles droits internes, voy. page 181.

3º Asthénopie nerveuse : Le diagnostic n'est valable que si les deux autres variétés sont sûrement exclues. Courant continu, traitement psychique (Fœrster recommande : castoreum canadense 2, extrait de valériane 4; 3 fois 10 gouttes pendant 4 jours).

## Amblyopies sans signe objectif.

— Elles sont souvent associées à des anomalies d'autre nature, au nystagmus, au strabisme (exercices oculaires, voy. page 184), à l'hystérie (traitement approprié).

*Scotome scintillant* : Obscurcissement du champ visuel avec lignes de feu en zig-zag. Traitement : à l'intérieur, validol, 15 à 20 gouttes à prendre jusqu'à 2 fois ; citrate de caféine, 0,2 avec phénacétine 0,3 ou antipyrine 0,5. Trouble central.

## Dyschromatopsie.

— La dyschromatopsie ou cécité pour les couleurs n'est pas guérissable. Pour la reconnaître, on se sert avantageusement des tableaux de Nagel. Une description les accompagne. Voyez Nagel : *Einführung in die Kenntnis der Farbensinnstörung*, etc. (Bergmann, Wiesbaden) [Introduction à l'étude des troubles du sens chromatique].

# Troubles de motilité de l'œil.

### 1. Nystagmus.

L'on désigne sous le nom de nystagmus un tremblement oscillatoire de l'œil, qui ne peut pas en limiter les mouvements. D'ordinaire les objets ne présentent pas pour le malade des déplacements apparents. Le nystagmus est le plus souvent le résultat d'un abaissement considérable du pouvoir visuel acquis dans la première jeunesse. On ne peut espérer la guérison parce que l'on ne peut supprimer la cause ; tout au plus peut-on y pallier par des verres appropriés.

Le nystagmus des mineurs, seul, en sa qualité de névrose professionnelle est curable par la suppression du travail nuisible et par le relèvement de l'état général.

De ce nystagmus oscillant il faut distinguer le nystagmus rythmique qui survient dans les affections de l'oreille et les maladies nerveuses et qui impose un examen dans ce sens.

### 2. Strabisme.

On distingue le strabisme *paralytique* et le strabisme ou louchement *concomitant*. Le premier est provoqué par une paralysie des muscles de l'œil; la cause du dernier (louchement habituel de l'œil) n'est pas encore bien connue.

Diagnostic différentiel.

1° La différence, la plus frappante c'est que dans le strabisme paralylique on remarque de la diplopie et un vif sentiment de vertige, tandis que ces symptômes manquent dans le strabisme concomitant.

2° On observe en outre, lorsque l'on fait regarder le malade dans diverses directions, la disparition de la motilité du côté du muscle paralysé dans le strabisme paralytique, tandis que les yeux sont ordinairement mobiles en tous sens dans le strabisme concomitant.

### a) *Strabisme paralytique.*

La paralysie peut frapper un ou plusieurs muscles : le plus

souvent c'est le muscle droit externe de l'œil (strabisme convergent); si le nerf oculomoteur est atteint dans toute son étendue, l'œil est dévié en bas et en dehors en raison de la contraction du droit externe et du grand oblique, et est ordinairement recouvert de la paupière supérieure également paralysée. Si les rameaux internes participent à la paralysie, la pupille est rigide et dilatée et l'accommodation paralysée.

Les causes de la paralysie des muscles de l'œil sont extrêmement variables. Ce sont généralement le tabes ou la syphilis cérébrale (la paralysie de l'oculo-moteur dans sa totalité correspond plutôt à la syphilis; celle de branches isolées, au tabes); le rhumatisme, l'influenza, les affections de l'orbite peuvent aussi jouer un rôle.

On connaît bien de même la déviation dite conjuguée qui se présente dans l'apoplexie : c'est une paralysie qui a atteint le droit interne de l'un des yeux et le droit externe de l'autre ; « le malade fixe son foyer ».

De toute manière la paralysie musculaire de l'œil est un symptôme sérieux, exigeant une exploration minutieuse de tout l'organisme et en particulier du système nerveux.

La paralysie peut survenir brusquement ou lentement. La marche en est ordinairement extrêmement prolongée et dans un grand nombre de cas, toute amélioration fait défaut en raison de l'incurabilité de la cause; au contraire, par suite de la contraction des antagonistes, la situation s'aggrave encore.

Le traitement doit être entièrement causal, et il y a lieu surtout de rechercher l'infection syphilitique.

On a raison de la diplopie surtout en se servant de lunettes qui soustraient l'œil malade à la vision extérieure au moyen d'un verre dépoli. Localement on emploie une sorte de massage (von Michel) et le courant continu. Pour pratiquer le massage, on saisit l'insertion du muscle paralysé avec une pince à fixation et l'on imprime à l'œil des mouvements de va-et-vient pendant une à deux minutes dans la direction des muscles paralysés. Si l'on applique le courant continu, il faut l'employer à une intensité telle, qu'à sa fermeture les muscles de la face se contractent : on place la cathode sur l'œil fermé dans la région correspondant au muscle paralysé et l'anode dans la nuque, et l'on maintient le courant pendant 2 à 3 minutes.

Si ces moyens ne réussissent pas, on peut tenter une opération suivant les circonstances, bien que les résultats dans le strabisme paralytique ne soient guère encourageants. On n'opérera un ptosis paralytique, que si l'on n'a pas à craindre la production d'une diplopie que précisément elle empêche. On peut également prescrire la lunette à ptosis; ou encore recommander des lunettes spéciales (voy. Kaufmann, *Zentralblatt f. Augenheilkunde,* mars 1903), qui maintiennent la paupière élevée à l'aide d'un fin étrier métallique; le port d'un monocle peut également relever la paupière. Mayer décrit dans *Archiv f. Augenheilk.* (xxvi, p. 153) un ressort, qui permet de relever la paupière sans en gêner le battement.

b) Insuffisance des muscles droits internes.

Les inconvénients que présente l'état pathologique dénommé *asthénopie musculaire* se font sentir surtout lors de la lecture et en général lors de tout travail exigeant la vision de près, parce que les droits internes sont impuissants à produire la convergence. Ce sont surtout les myopes qui en sont atteints, parce que, pour mieux voir, ils rapprochent le travail de leurs yeux et fatiguent ainsi démesurément les droits internes. Les caractères d'imprimerie perdent leur netteté, se mêlent et dansent, et parfois même paraissent doubles. En même temps se produit un sentiment de tension, de douleur dans le territoire de la première branche du trijumeau et une tendance à la fatigue.

Lorsque de pareils inconvénients se produisent, il faut songer soit à une hypermétropie soit à l'insuffisance en question.

Pour déceler des anomalies légères, après avoir déterminé le degré, on procède à ce que l'on appelle l'*épreuve de l'équilibre (binoculaire).*

Sur un fond blanc on trace avec la plume une ligne verticale d'environ 10 c. m. de long et en son milieu on inscrit un gros point rond; on place ensuite devant l'un des yeux du malade un fort prisme (de 12 à 16°), la base tournée en haut, et on lui fait fixer le point avec les deux yeux. Par l'effet du prisme il voit les images en double; celles-ci pour l'œil normal doivent être placées directement l'une au-dessus de l'autre sous l'action du prisme (c'est-à-dire que les deux lignes coïncident et le point seul se trouve placé à des hauteurs différentes); mais lorsque les yeux se trouvent déviés naturellement de leur situation normale en raison de l'insuffisance des droits internes, les points cessent d'être superposés et sont également déviés latéralement, et cela d'autant plus que l'insuffisance est plus grande. Les lignes de leur côté ne fusionnent pas non plus, mais se montrent séparées, et les

points sont placés obliquement l'un au-dessus de l'autre. Pour mesurer
la déviation, on place en outre devant les yeux du malade d'autres
prismes avec la base tournée en dedans (vers le nez). Par là les lignes
se rapprochent; si maintenant on emploie des prismes graduellement
plus forts, on finit par obtenir la fusion des deux lignes et les points
se retrouvent placés l'un au-dessus de l'autre. Le degré du prisme
correspondant indique en même temps le degré de déviation, c'est-à-
dire celui de l'insuffisance.

Le premier prisme, avec sa base dirigée en haut, est nécessaire pour
obtenir finalement la fusion recherchée, c'est-à-dire la coïncidence des
deux images, et par suite la correction de l'insuffisance. De la sorte
on aboutit à ce résultat que les malades n'éprouvent pas en général
de diplopie. Ce même procédé offre cependant l'inconvénient de donner pour le degré d'insuffisance une mesure bien plus faible qu'il ne
l'est en réalité. C'est pour obvier à cet inconvénient qu'on se sert du
prisme à base dirigée en haut.

L'insuffisance des droits internes qui peut être très pénible se
rencontre plus rarement chez les hypermétropes et les emmétropes que chez les myopes. Elle reconnaît parfois des causes bien
définies : travail prolongé à vision rapprochée; affaiblissement
du système musculaire, anémie, maladies infectieuses subies,
neurasthénie, hystérie et excès sexuels.

Pour le **traitement,** il faut tenir compte de ces différentes
causes, tout en recommandant d'éviter le plus possible le travail à vision rapprochée. Mais ce qu'il y a de plus important,
c'est de déterminer exactement la réfraction et de prescrire les
verres appropriés. Souvent tout inconvénient disparaît déjà par
l'usage de lunettes convenables. C'est là surtout le cas des
myopes, vu que, grâce à une bonne correction, le punctum re-
motum se trouve éloigné, et que le malade peut travailler à plus
grande distance; par suite les muscles droits internes se fatiguent moins pour produire la convergence. Si les lunettes se
montrent insuffisantes, il faut prescrire des lunettes prismatiques, associées, si c'est nécessaire, avec le verre produisant la
correction. Le degré du prisme a été déterminé dans l'épreuve de
l'équilibre binoculaire; il suffit alors d'appliquer aux deux yeux
des prismes dont les degrés additionnés correspondent au degré
du prisme déterminé. Si l'on a préalablement trouvé un prisme
de 6 degrés, on prescrit de chaque côté un prisme de 3 degrés
(base tournée en dedans). S'il existe en même temps un défaut
de réfraction, par exemple une myopie de 4 dioptries, on prescrit : des deux côtés verre concave 4 dioptries, combiné avec
prisme 3°, base en dedans.

On ne dépasse jamais 4 degrés pour ces sortes de  prismes, si la déviation dépasse 8 degrés, il convient de faire  la  ténotomie du droit externe.

Dans les degrés légers d'insuffisance, il suffit de décentrer les verres sphériques à employer, afin d'utiliser l'effet prismatique des  portions marginales.

Le degré de l'effet prismatique dépend du degré de  décentration et du pouvoir réfringent de la lentille. Lorsqu'il s'agit d'un verre concave de 5 dioptries, une décentration de 3,5 millimètres correspondrait à l'effet d'un prisme de deux degrés. Il faudrait donc, pour obtenir un effet prismatique de 4 degrés, rendre la distance des milieux des verres plus grande de 7 millimètres (décentration maximum admise) que la distance entre les deux pupilles.

c) Strabisme concomitant (ordinaire).

On distingue :

    un strabisme interne    (strabismus convergens)
    un strabisme externe    (strabismus divergens)
    un strabisme supérieur (strabismus sursumvergens)
    un strabisme inférieur (strabismus deorsumvergens)

Le *Strabisme convergent* est le plus fréquent; il survient le plus souvent à l'âge de 2 à 3 ans et dans tous les cas avant 4 ans chez 60 p. 100 des sujets. Il est associé dans environ 80 p. 100 des cas à de l'hypermétropie et dans 2 p. 100 des cas à la myopie.

Cette dernière se remarque plus souvent dans le strabisme divergent, bien que relativement moins souvent que l'hypermétropie dans le strabisme convergent. Il ne débute pas d'ordinaire au premier âge, comme le strabisme convergent. Si on le rencontre souvent dans l'enfance et dans la première jeunesse (de 10 à 20 ans), il peut aussi se présenter à un âge plus avancé, chaque fois que l'acuité visuelle d'un œil se trouve fortement diminuée par un traumatisme ou une maladie.

La guérison spontanée ne s'observe que dans peu de cas ; au contraire l'acuité visuelle de l'œil atteint diminue d'une façon continue par suite de la réduction de son fonctionnement, et la déviation augmente.

Le **traitement** consiste 1° en une correction optique; 2° en des moyens sensoriels; 3° en une intervention opératoire.

Les soi-disant lunettes à strabisme qu'on trouve encore chez les opticiens, sont des lunettes dont le verre correspondant à l'œil malade est muni d'un trou. La pensée qui a présidé à cette tentative, c'est que l'œil strabique s'efforcerait de regarder à travers ce trou et se trouverait peu à peu ramené à la situation normale. Malheureusement le résultat n'a pas répondu à cet espoir et ce genre de lunettes est absolument inutile. D'autre part la méthode prônée avec emphase par Worth, qui instille de l'atropine dans l'œil normal pour le soustraire à la vision de près et exciter ainsi l'œil strabique à y suppléer, n'a donné à notre avis que peu de résultats.

Le traitement le plus efficace dans ses résultats comporte les procédés suivants :

1° Il faut tout d'abord mesurer la réfraction, et en se servant des instillations d'atropine (au moyen du miroir skiascopique qui sert à déterminer l'état de la réfraction), d'une part parce que l'astigmatisme est fréquent, d'autre part parce que l'acuité visuelle très abaissée de l'œil strabique ne permet pas d'en faire l'examen objectif. En général si l'on a constaté de l'hypermétropie, on prescrira des lunettes convexes corrigeant l'hypermétropie absolue de 2/3 à 4/5.

Parfois, mais rarement, le port de lunettes convenables donne déjà quelques résultats, surtout lorsque l'acuité visuelle est encore passable. Si cela ne suffit pas, on emploiera :

2° *Les exercices visuels méthodiques de l'œil strabique.*

Ces exercices se font au moyen des caractères types en usage (par exemple les optotypes de Jaeger ou Schweigger) en ayant soin de corriger exactement l'œil strabique et de maintenir l'œil normal fermé; les gros caractères des manchettes des journaux peuvent également être utilisés. On commence par les caractères les plus gros et on passe successivement à des caractères plus fins, en répétant cet exercice tous les jours 2 ou 3 fois pendant 15 minutes. De la sorte on réussit en général très vite à passer du Jaeger 24 aux Jaeger 2 et 1, donc jusqu'au type diamant. En même temps l'acuité visuelle à distance s'améliore, quoique pas dans la même mesure que pour la vision à proximité, c'est-à-dire jusqu'à environ 1/6 à 1/3. Il ne faut pas poursuivre ces exercices pendant plus de six semaines; si au bout de ce laps de temps, on n'a pas obtenu un résultat appréciable, il est probable qu'on n'en obtiendra jamais. Parfois en se servant de verres convexes, on gagne encore un peu de terrain, et l'on peut arriver à faire lire avec du +8, du +6, du +4, etc.

Dans le cas de strabisme faible et d'acuité visuelle passable de l'œil strabique, commencer par les exercices stéréoscopiques. Ce sont les tableaux de Hegg qui sont les plus avantageux ; on emploie beaucoup aussi ceux de Pflugk ; une notice qui les accompagne en indique le mode d'emploi. Quant au stéréoscope, celui dit américain suffit. Lorsqu'on a ainsi réussi à rétablir la vision binoculaire, on passe à un autre exercice pour améliorer la vision en profondeur. Dans ce but on se sert avec avantage des tableaux précédents, ainsi que de ceux de Hausmann.

Ces exercices, il est vrai, ne parviennent à guérir que les strabismes de faible degré. Dès que le degré est plus élevé, il faut intervenir activement.

3° *Traitement opératoire.* Ici une certaine somme d'expérience est nécessaire et l'on fera bien d'abandonner l'opération à un spécialiste. Une fois l'opération faite, les exercices visuels et stéréoscopiques sont absolument nécessaires pour assurer là conservation de l'effet obtenu. Il est donc bon en général de ne pas opérer avant l'âge de 7 ans, afin que les enfants, qui à cet âge ont généralement déjà appris à liré, puissent se livrer à ces exercices. On peut d'ailleurs faire commencer les exercices avant l'opération ; les essais stéréoscopiques n'ont un sens qu'après la restitution complète ou approximative de l'œil strabique dans sa position normale. L'opération peut être simplement ambulatoire dans la plupart des cas et le traitement consécutif n'exige pas d'ordinaire plus de 5 à 8 jours environ. Dans un grand nombre de cas, une seule opération ne suffit pas; aussi faut-il s'attendre d'avance à un insuccés complet possible.

Pour conserver le résultat obtenu, nous ferons ressortir une fois de plus la nécessité de pratiquer les exercices optiques et stéréoscopiques, car si l'on n'améliore pas l'acuité visuelle et si l'on n'obtient pas une vision binoculaire qui maintienne les yeux dans leur situation normale par la tendance forcée à fusionner les images, l'on a à craindre qu'au bout de peu de temps le strabisme ne se reproduise.

La diplopie qui survient dans le strabisme paralytique peut servir au diagnostic même de la paralysie. Voici les points à observer ici :

A. Quel est le muscle intéressé?

I. La diplopie croisée résulte de la paralysie d'un muscle adducteur c'est-à-dire agissant dans la direction nasale (droit interne, droit inférieur et droit supérieur).

II. La diplopie homonyme dénote la paralysie d'un muscle abducteur, agissant dans la direction temporale (droit externe, grand oblique et petit oblique).

III. La diplopie dans laquelle l'image est reportée à des hauteurs différentes indique la paralysie d'un muscle agissant soit de bas en haut, soit de haut en bas.

Par exemple si nous avons une double image à un niveau différent avec croisement latéral, on ne peut incriminer qu'un droit supérieur et un droit inférieur ; le diagnostic différentiel entre les deux se fait en portant la lumière en haut et en bas. Si la différence de niveau augmente vers le haut, c'est le muscle droit supérieur qui est atteint, si elle augmente vers le bas, c'est le muscle droit inférieur ; on procède de même pour les deux obliques.

B. Quel est l'œil malade?

I. Si la différence de niveau augmente vers le haut, c'est l'image supérieure qui correspond à l'œil paralysé ; si elle augmente vers le bas, c'est l'image inférieure qui lui correspond.

II. Si la distance entre les deux images augmente vers la droite, c'est l'image droite qui correspond à l'œil paralysé ; si elle augmente vers la gauche, c'est l'image gauche qui y correspond.

# Orbite.

Les maladies de l'orbite sont, abstraction faite des maladies
du rebord orbitaire, caractérisées par l'exophtalmie.

## Exophtalmie.

*Diagnostic différentiel* (abstraction faite des causes rares).

I. Exophtalmie sans manifestations inflammatoires.

    *a)* Survenant subitement après un traumatisme.

        Hémorragie de l'orbite ) avec possibilité de réduction dans
                              le dernier cas et impossibilité
        Emphysème de l'orbite ) dans le premier.

        parfois aussi corps étrangers de l'orbite.

    *b)* survenant dans un court laps de temps : abcès froid de la
        paroi orbitaire ou des sinus accessoires.

    *c)* survenant avec lenteur :

        Tumeurs                       )     exophtalmie
        Epaississements des parois de (    non réductible;
          l'orbite (syphilis).           <     parfois limitation
        Ectasies des sinus accessoires. ) des mouvements.

Basedow (réductible), pas de limitation des mouvements, autres
symptômes.

N. B. La myopie (réfraction) peut en imposer pour de l'exophtalmie;
il en est de même de l'écartement prononcé de la fente palpébrale lors
de l'instillation de cocaïne, dans l'amaurose, etc.

2. Exophtalmie avec manifestations inflammatoires.

    *a)* Phlegmon de l'orbite, avec intégrité du segment antérieur
du globe oculaire.

    *b)* Panophtalmie, iritis purulente, etc.

*Traitement* : il est causal.

1. *a)* Pansement humide, repos, laxatifs et pectoraux (formule 32). (Examen aux rayons Rœntgen !)

1. *b)* Incision, voy. phlegmon de l'orbite, p. 188. Examen des
sinus accessoires.

1. *c)* voy. le chapitre correspondant.

2. *a)* voy. plus bas.

2. *b)* voy. page 172.

Pour éviter les suites : pansement durant la nuit avec pommade (voy. page 32). S'il est nécessaire, rapprochement des paupières au moyen de bandes de diàchylon ou d'un pansement au verre de montre (voy. page 107).

## Maladies de l'orbite.

*Phlegmon de l'orbite.* — Le phlegmon constitue la plus importante d'entre ces affections.

Diagnostic différentiel ; voy. p. 172 et 187.

Il peut être d'origine locale ou métastatique. Sa cause réside le plus souvent dans une affection des sinus accessoires. Il est donc indispensable dans tous les cas de les explorer et de les traiter. Il est caractérisé par une exophtalmie inflammatoire. On constate en outre un gonflement inflammatoire des paupières et de la conjonctive sclérale, une immobilité du globe oculaire, de la douleur et de la fièvre (diagnostic différentiel d'avec la panophtalmie, etc., voy. page 172).

Le phlegmon de l'orbite doit donc être considéré comme une affection grave pouvant amener la mort par méningite, pyémie, etc...

Une intervention rapide est donc de rigueur. Le mieux est tout naturellement de placer le malade aussi vite que possible dans une clinique des maladies des yeux ou du nez. Si cela n'est pas possible, on fera une incision au moment opportun. On la pratiquera au point où il semble s'être accumulé le plus de pus. Si c'est possible, on ménagera les muscles de l'œil et l'on ne fera aucune incision qui pourrait gêner les spécialistes rhinologistes dans une opération de Killian qui peut devenir nécessaire. En pratiquant la ponction en haut et en dedans, on risque de blesser le grand oblique ; en bas et en dedans, le petit oblique ; en haut et au milieu, le releveur de la paupière supérieure ; les autres muscles sont dans un rapport si étroit avec le globe qu'une incision pratiquée sur le bord de l'orbite ne saurait les blesser. Lorsque les circonstances en rapport avec la suppuration le permettront, on pratiquera l'incision principale, après avoir aseptisé la peau, suivant la moitié externe, supérieure ou inférieure du rebord de l'orbite, énergiquement jusqu'à l'os. Après hémostase, on détache le périoste de l'orbite au moyen d'un élévateur ou de ciseaux mousses. Si l'on trouve déjà du pus à ce point, on place un drain et on termine l'opération. Sinon, on incise le périoste et l'on enfonce un instrument mousse dans la profondeur. Il est possible que là encore on ne trouve pas de pus, la fonte des tissus n'étant pas encore assez avancée.

En maintenant la plaie ouverte et en la drainant, on procurera néanmoins au malade un grand soulagement. Si c'est nécessaire on pratiquera le lendemain une seconde ouverture. Si malgré tout on n'arrive pas sur la collection purulente, il faudra sacrifier les muscles, et faire de larges incisions au-dessus et au-dessous du globe oculaire, car la vie du malade, menacée par la rétention du pus dans l'orbite, est évidemment plus précieuse à ménager que la mobilité du globe oculaire. Traitement chirurgical ultérieur. En même temps traiter les sinus accessoires.

Complications : Passage du pus par perforation dans les cavités accessoires ou dans la capsule crânienne ; méningite, abcès du cerveau, septico-pyémie, névrite optique, thrombose des vaisseaux de l'orbite avec cécité.

Limitation persistante des mouvements du globe oculaire et par suite diplopie.

**Périostite et ostéite de l'orbite.** Cette lésion est ordinairement localisée au rebord extérieur ou supérieur de l'orbite. Elle est ou bien traumatique, ou bien, et cela surtout dans la jeunesse, tuberculeuse. Cette dernière altération siège principalement dans la partie latérale du rebord orbitaire inférieur. Incision, résection des os malades et tous les autres moyens chirurgicaux habituels. Si les circonstances le permettent, on remet le malade entre les mains d'un spécialiste, attendu que la conformation ultérieure des paupières demande à être ménagée avec toute la compétence désirable. La périostite des adultes qui atteint de préférence la paroi supérieure de l'orbite dans le voisinage du rebord est d'ordinaire d'origine syphilitique (période tertiaire) et exige un traitement approprié (voy. p. 37). Parfois guérison avec formation d'une cicatrice fortement rétractée et adhérente à l'os.

**Tumeurs de l'orbite.** Elles se manifestent par une exophtalmie non inflammatoire. Le globe oculaire ne peut en ce cas être refoulé dans la cavité orbitaire, comme dans la maladie de Basedow, et se trouve le plus souvent gêné dans ses mouvements.

On observe les tumeurs les plus variées, de nature bénigne et maligne.

Dans les tumeurs bénignes est indiquée l'opération de Krœnlein, c'est-à-dire la résection temporaire de la paroi orbitaire externe avec conservation du globe oculaire, tandis que pour les tumeurs malignes il faut pratiquer l'exentération de l'orbite.

### Tumeurs du rebord orbitaire externe et supérieur.

*Diagnostic différentiel.*

A. Irréductibles.

Dermoïdes : peau mobile.

Kystes sébacés: adhérant à la peau.

B. Réductibles.

1° Tumeurs dures ou tendues :

Dacryops : kystes et sarcomes des glandes lacrymales ; non inflammatoires.

Dacryoadénite, inflammatoire.

2° Tumeurs molles :

Lipome.

Hernie de l'aponévrose orbitaire (prolapsus du tissu graisseux à travers l'aponévrose déchirée).

# Maladies de l'appareil lacrymal.

On distingue les maladies de la glande lacrymale et celles des voies d'excrétion lacrymale.

La **glande lacrymale,** située à l'angle supérieur externe de l'orbite, près du rebord, est rarement malade.

Les maladies **du sac et du canal lacrymaux** sont très fréquentes. Elles se trahissent le plus souvent par un larmoiement plus ou moins intense. Il ne faudrait pas en conclure que tout larmoiement se rapporterait nécessairement à une dacryocystite purulente. Ce serait une grave erreur d'introduire la sonde à propos de chaque cas de larmoiement. Le cathétérisme est loin d'être inoffensif ; il exige des indications formelles. Ce n'est que si l'on réussit à faire sourdre une sécrétion du sac lacrymal par la pression avec le doigt que le diagnostic de dacryocystite peut être posé.

## I. Larmoiement.

### (Epiphora)

De causes très diverses, il s'observe : 1° associé à des phénomènes inflammatoires (éventuellement blépharospasme).

*a)* dans les inflammations du segment antérieur du globe oculaire (en particulier la kératite, la conjonctivite eczémateuse, l'iritis, la sclérite, etc.).

*b)* lors de la présence de corps étrangers (dans la cornée ou sous la paupière supérieure).

2° à l'état chronique, sans symptômes inflammatoires, dans la parésie faciale, l'entropion et l'ectropion des paupières, l'obliquité des cils et les maladies du nez.

Le traitement de toutes ces formes est causal.

Ce n'est que si l'on a réussi à exclure toute autre cause que l'on est autorisé :

3° à rechercher la cause dans les voies lacrymales et à prendre les mesures indiquées au paragraphe II.

## II. **Dacryocystite purulente.**

*(Inflammation de la muqueuse du sac lacrymal)*

Cette affection peut ne se manifester au début que par des symptômes insignifiants. D'ordinaire on constate-les signes d'une conjonctivite catarrhale chronique. On fera donc bien dans tous les cas de catarrhe de la conjonctive, surtout unilatéral, d'examiner l'état du sac lacrymal. A cet effet, on exerce avec l'extrémité du doigt, une pression assez énergique sur le nez, immédiatement au-dessous de l'angle interne des paupières. Si le sac lacrymal est malade, on voit sourdre des points lacrymaux une sécrétion aqueuse ou purulente avec tous les degrés intermédiaires. Tout écoulement de ce genre est l'indice d'un état pathologique, car normalement rien ne doit s'écouler des points lacrymaux.

Le grand danger de l'inflammation purulente du sac lacrymal réside dans l'accumulation de bactéries, qui conduisent à l'infection des plaies cornéennes et à l'ulcère serpigineux de la cornée. Dans le cas de la dacryocystite purulente, le corps étranger le plus. simple, même s'il ne produit sur la cornée qu'une petite érosion, peut être le point de départ d'une perte complète de l'œil.

*Traitement.* A ce point de vue, nous distinguerons diverses formes de dacryocystites :

1° Rétrécissements sans sécrétion purulente (épiphora simple);

2° Sécrétions purulentes, avec ou sans dilatation du sac.

Dans le cas 1°, il faudra d'abord pratiquer l'examen du nez et, s'il n'en résulte pas d'indications spéciales, faire une injection (voy. page 193). Il faudra en outre recommander au malade de comprimer le plus souvent possible le sac lacrymal et de faire deux fois par jour des onctions dans l'œil avec de la vaseline au sulfate de zinc (formule 152). Si l'injection était impossible, il faudrait examiner ce qui pourrait être le plus désagréable de l'affection des voies lacrymales ou du cathétérisme; si nous sommes d'avis que, vu le peu de gravité de la maladie, un traitement aussi prolongé n'est guère admissible, nous continuerons à pratiquer des pressions et des onctions; dans le cas contraire, nous commencerons par le cathétérisme, tel qu'il est décrit page 195. Dans le cas de sécrétion purulente sans dilatation, si le malade peut se soumettre à un traitement prolongé, nous choisirons le traitement par le cathétérisme; sinon il faudra opérer l'extirpation du sac lacrymal. Cette dernière opération est surtout indiquée lorsqu'il existe une ulcération de la cornée, lorsqu'une opération sur le globe oculaire doit être pratiquée, ou si le malade est exposé à de nombreuses blessures de la cornée par sa profession même (aiguiseurs, tailleurs de pierre, etc...). Dans le cas de suppuration avec dilatation du cul-de-sac, extirpation toujours.

P.-S. En cas de dacryocystite double et d'affection de la cornée unilatérale, ancienne ou récente, on extirpera les deux culs-de-sacs.

L'examen du nez est très important, attendu que la maladie peut être déterminée par des tuméfactions du cornet inférieur, de l'ozène, des polypes ou autres. Dans bien des cas, il suffit de traiter l'affection nasale pour permettre l'écoulement du contenu du sac lacrymal et déterminer ainsi la guérison de l'inflammation purulente.

**Injection**. — Elle se pratique soit avec une seringue d'Anel soit avec une seringue de Pravaz, munie en avant d'une canule mousse. En fait de médicaments, tout l'arsenal de la thérapeutique y est passé. Nous recommanderons en toute première ligne l'eusémine ( = cocaïne + adrénaline, oy. page 56) et la solution de sulfate de zinc à 0,5 p. 100.

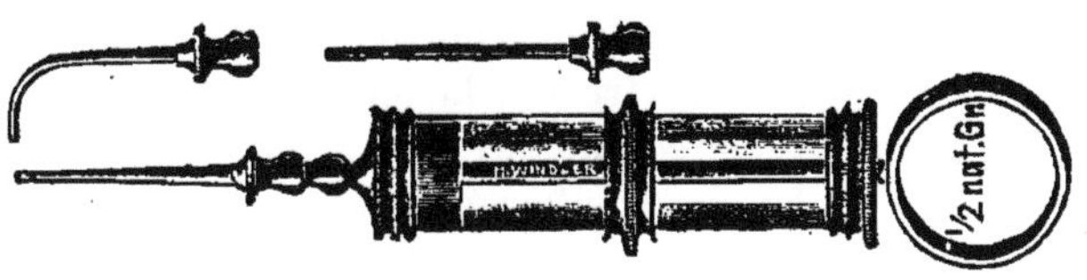

Fig. 31.

1° Après avoir anesthésié totalement le sac conjonctival (4 gouttes de la solution de cocaïne à 10 p. 100 ou de novocaïne à 10 p. 100, nous dilatons d'abord le point lacrymal au moyen de la sonde conique (en général on pratique cette opération sur le point inférieur, et exceptionnellement sur le point supérieur).

On introduit la sonde verticalement dans le point lacrymal, puis on l'incline de 90° en dehors, de sorte qu'elle devient parallèle au bord de la paupière. En même temps on fait tourner

rapidement la sonde entre le pouce et l'index et l'on continue
à effectuer cette rotation en pressant doucement jusqu'à ce que
l'ouverture se trouve suffisamment dilatée pour laisser pénétrer
l'extrémité de la canule mousse.

2° Ensuite on remplit la seringue avec de l'eusémine et l'on
introduit la canule, fixée à l'extrémité de la seringue, verticalement dans le point lacrymal à l'instar d'une sonde, puis on
récline la seringue en dehors, et on l'introduit jusqu'à la moitié
environ du canalicule lacrymal. A ce moment, on vide partiellement la seringue, on attend une minute (pour anesthésier le
restant du canalicule lacrymal), et on enfonce alors la seringue
complètement jusqu'à l'os. On le fait uniquement pour s'assurer de la position de l'aiguille, puis on la retire quelque peu
(d'environ 1 à 2 millimètres), et l'on vide tout doucement avec
quelques pauses tout son contenu (le malade devra cracher ce qui
du médicament lui viendrait dans la bouche). Parfois l'opération
ne réussit pas du premier coup; il faut alors prendre des temps
de repos pour donner à l'adrénaline la possibilité de produire le
dégonflement de la muqueuse; il peut être nécessaire de retirer
ou d'avancer quelque peu la seringue selon les obstacles appor-
tés par la tuméfaction, par la position et par le degré des rétrécissements qu'on ne peut connaître d'avance. Dans tous les cas, il
faut procéder avec la plus grande circonspection pour ne pas
blesser l'épithélium, etc., et pour éviter au malade des douleurs
inutiles.

3° Parfois une injection unique d'eusémine suffit pour dégon-
fler la conjonctive et permettre aux larmes de circuler librement;
on obtient ainsi une guérison durable. Aussi se contente-t-on
la première fois de se servir d'eusémine et l'on attend le résultat. Si ce dernier ne se produit pas, on injecte pour la seconde
fois de l'eusémine d'abord, puis une demi-seringue d'une solution
de sulfate de zinc, en laissant la canule en place et en ne reti-
rant que la seringue pour la remplir de nouveau. On répète cette
opération une à deux fois par semaine. Le traitement peut
prendre de 4 à 8 semaines.

4° Si, malgré tous les moyens employés pour placer la seringue en la reculant, en la faisant avancer, en faisant des pauses, etc., l'injection devient impossible (il ne faut jamais exercer
une forte pression), on fait un nouvel essai au bout de 8 jours,
et si alors on n'y réussit pas encore, il faudra en conclure que

les obstacles sont insurmontables et l'on pratiquera le cathétérisme.

## Cathétérisme.

Cette opération exige une main douce et très exercée, à acquérir le sentiment des différentes sortes de résistances que la sonde
peut rencontrer. Il faut se trouver à même de juger si la résistance
provient d'un rétrécissement excessif; si donc il est facile de
la vaincre, en faisant avancer la sonde, ou si cette résistance
provient d'une fausse route nécessitant le retrait de la sonde.
Voici comment on procède :

1° Après avoir anesthésié totalement et dilaté le point lacry-

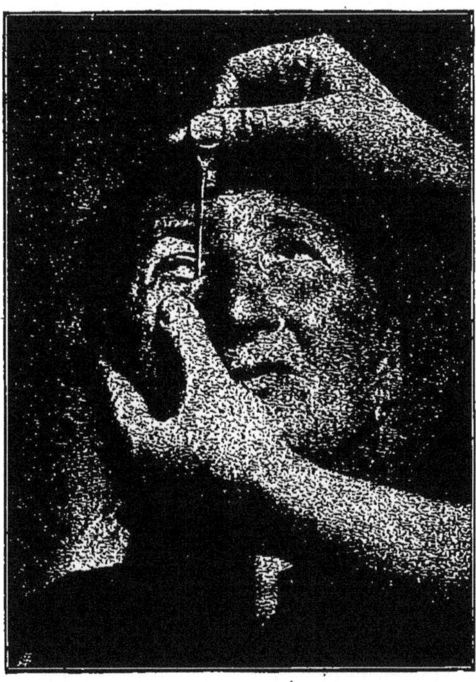

Fig. 32

mal au moyen de la sonde conique ( voy. page 193) on injecte
aussi bien que possible un demi-centimètre cube d'eusémine
dans le canalicule lacrymal et l'on introduit en même temps

un petit tampon d'ouate imprégné du reste de l'eusémine de la
fiole dans le nez au moyen d'une baguette de verre.

2° Après avoir attendu quelques minutes, on saisit la sonde
comme une plume à écrire et on la fait pénétrer verticalement
dans le point lacrymal, en tirant en même temps la paupière un
peu en dehors et en bas (fig. 32) tout en faisant regarder le malade vers le haut. (On a avantage à se servir des sondes de Bowman, qui ne sont pas munies en avant d'un bouton ou qui portent un bouton allongé, et on débute par le n° 2 ou par le n° 1).

Ensuite on récline la sonde vers l'extérieur pour la rendre parallèle au bord de la paupière, avec sa courbure convexe dirigée vers la
face et on la fait pénétrer doucement le long de la paroi antéro-infé-
rieure, le long du canalicule lacrymal, dans le sac lacrymal, jusqu'à
ce que l'on ressente une résistance osseuse

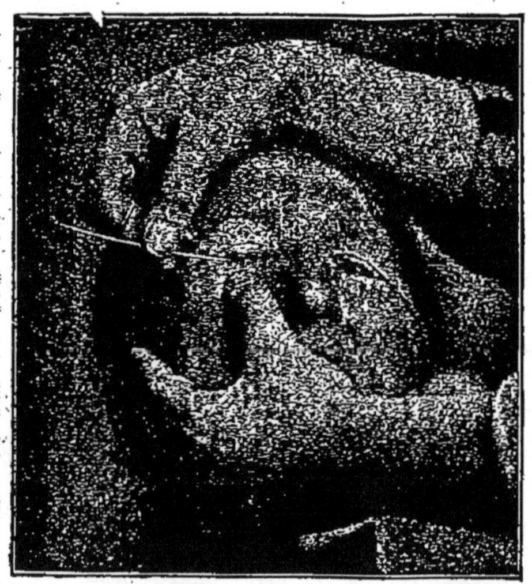

Fig. 33.

Si l'on remarque en poussant la sonde que la peau de la paupière se
plisse à l'angle interne de l'œil ou si l'on sent une résistance élastique
dure, on peut être sûr que l'on a fait fausse route. Il faut donc la
retirer et la repousser dans une autre direction (fig. 33).

Ensuite en faisant glisser l'extrémité de la sonde sur l'os le long de
la paroi antéro-interne du sac, on redresse la sonde et on la pousse
lentement en bas en dirigeant le sommet vers le repli naso-labial, jusqu'à ce que l'on rencontre une résistance osseuse, ou jusqu'à ce que

la partie supérieure plate de l'instrument arrive au niveau des sourcils (fig. 34).

Il ne faut en aucun cas pousser la sonde en avant avec trop de force (le mince os lacrymal et l'apophyse lacrymale du maxillaire supérieur se laissent facilement perforer) ; si l'on éprouve de la résistance, il faut au contraire tâtonner avec circonspection, tourner la pointe en dedans ou en dehors, jusqu'à ce qu'on rencontre le lieu de moindre résistance. On tombe d'ordinaire sur le point le plus difficile à franchir aussitôt après avoir redressé la sonde. Ici encore il est nécessaire que la pointe soit en bonne place, et l'on y arrive le plus sûrement en ne redressant pas la sonde avant d'avoir perçu nettement la résistance osseuse et en laissant alors reposer la pointe sur l'os. Pour s'assurer, après le redressement, qu'on a effectivement pénétré dans le canal, on lâche la sonde ; elle doit alors rester droite ; dans le cas contraire, elle se renverse.

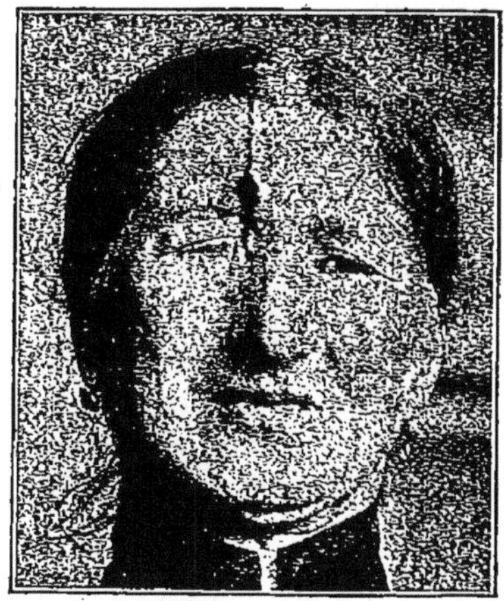

Fig. 34.

Si les sourcils du malade sont très saillants ou s'il les fait descendre par pression, il faut les relever avec l'autre main. Si la sonde est bien placée, on doit en voir le bouton exactement au-dessous du cornet inférieur du nez au moyen du spéculum nasal.

On laisse la sonde en place pendant environ 20 minutes, puis on la retire avec précaution. Si on l'enlève brusquement, il se produit parfois une légère hémorragie du nez. Le cathétérisme est douloureux et provoque facilement des lipothymies, probablement par excitation des nerfs nasaux.

On pratique le cathétérisme tous les jours ou au moins tous les deux jours jusqu'à ce que la sonde n° 4 glisse aisément et que l'épiphora cesse ; il suffit ensuite d'introduire la sonde une fois tous les 8 à 15 jours. Dans les cas particulièrement favorables, on peut espérer en avoir fini au bout de 4 à 5 semaines, mais le plus souvent il se passe des mois et même des années avant que le but ne soit atteint. Les récidives sont la règle.

Le cathétérisme est contre-indiqué :

1º dans les affections inflammatoires toutes récentes ;

2º dans les rétrécissements cicatriciels intenses parce qu'inutiles ;

3º dans les rétrécissements osseux.

## Extirpation du sac lacrymal.

C'est une opération inoffensive et absolument indolore avec l'anesthésie locale. Le malade peut se déplacer pour se faire opérer et le traitement post-opératoire ne demande guère plus de 8 jours. Naturellement il subsiste toujours de l'épiphora, tandis que ce n'est pas le cas après un cathétérisme pratiqué avec succès ; mais il ne devient réellement gênant que par l'irritation de la conjonctive (vents, fumées, etc.)

Pour le drainage permanent du canal lacrymo-nasal, voyez B. Koster, *Græfes Archiv.*, LXVII, p. 57.

### Incision du canalicule lacrymal.

On l'effectue au moyen du couteau de Weber qu'on introduit comme s'il s'agissait d'une sonde, en le poussant en avant et en le redressant. Au moment du redressement l'incision se fait.

Indications :

1º Déviation en dehors des points lacrymaux inférieurs (conduire l'incision seulement jusqu'à ce que la section atteigne le lac lacrymal) ;

2º Occlusion ou rétrécissement dans la région des canalicules lacrymaux ;

3º Polypes, végétations dans le canalicule lacrymal.

### III. Dacryocystite.

*(Phlegmon dans la région du sac lacrymal).*

Diagnostic différentiel : voy. page 70. Tout d'abord on applique un pansement humide qu'il faut renouveler plusieurs fois par jour, mais dès que la fluctuation devient perceptible, on fait une incision. Dans ce but on applique un bistouri pointu immédiatement au-dessous du ligament palpébral interne (on le découvre en tirant en dehors l'angle externe de l'œil, puis on récline le manche du bistouri d'environ 45° vers la tempe et on enfonce l'instrument brusquement dans le sac lacrymal. Après quoi, on abaisse le couteau pour prolonger la section vers le bas. Aussi longtemps qu'il existera une sécrétion purulente, il faudra drainer au moyen de mèches de gaze iodoformée. Mais même après la suppression de la sécrétion purulente, il ne faut pas encore laisser la plaie se refermer ; elle ne doit se fermer qu'après la disparition de toute manifestation inflammatoire, lorsque, grâce au cathétérisme, le canal lacrymo-nasal se trouve rétabli (ce serait une erreur de cathétériser trop tôt). On laisse donc la plaie guérir tout en continuant à cathétériser. C'est une maladie de longue durée (4 à 8 semaines).

La dacryocystite est assez souvent l'expression d'une affection purulente des cavités accessoires et surtout du sinus ethmoïdal. (Examiner le nez !). Mais elle peut aussi être une tuberculose larvée. Dans ce dernier cas évidemment, les phénomènes sont moins aigus, mais le voisinage du sac lacrymal est le siège d'une infiltration plus dure.

### IV. **Fistule lacrymale**.

(Ouverture anormale dans la paroi antérieure du sac lacrymal, laissant écouler une sécrétion.)

On pratique le cathétérisme du canal lacrymo-nasal, on enlève les granulations du conduit fistulaire par curetage et on applique un pansement. Si la fistule ne s'oblitère pas, on extirpe le sac avec la fistule. Pour le traitement de la fistule lacrymale au moyen de l'électrolyse, voy. Lotin, *Archiv. f. Augenheilk.*, LX, p. 197.

# Réfraction et détermination des verres de lunettes.

## Anomalies de la réfraction.

Ces anomalies consistent en une augmentation de la réfraction normale (myopie) et dans une diminution de celle-ci (hypermétropie); enfin dans une inégalité de la réfraction suivant les différents méridiens de la cornée (astigmatisme). La réfraction normale s'appelle l'emmétropie.

Comme la détermination des verres de lunettes à appliquer dépend de la réfraction de l'œil, nous devons dire quelques mots ici du procédé de détermination de la réfraction, fondé sur l'examen de l'acuité visuelle.

Quant aux autres méthodes en usage, la skiascopie, l'ophtalmométrie, nous renvoyons aux traités d'ophtalmologie.

La réfraction se détermine le plus simplement par l'examen de la vision. Pour cela il faut une boîte à verres, munie d'ailleurs d'un petit nombre seulement de verres. Il suffira qu'elle renferme 10 à 12 verres convexes et autant de verres concaves, quelques verres cylindriques et prismatiques, attendu que les autres verres qui seraient nécessaires peuvent se trouver remplacés par la combinaison de plusieurs. Il faut ensuite se servir des échelles d'acuité visuelle. Ce sont des tableaux portant des caractères de dimensions progressives : lettres, chiffres ou crochets (pour les illettrés). Les échelles les plus répandues sont celles de Snellen, puis celles de Schweigger, Kern, de Lapersonne, etc, tout aussi avantageuses. Elles reposent toutes sur le même principe. Il en est qui doivent être placées à 4, 5 ou 6 mètres. Cette distance est d'ordinaire indiquée au-dessus de la rangée des plus petits caractères. Les autres rangées sont aussi pourvues d'un chiffre.

Exemple : Sur le tableau utilisé par nous, on trouve inscrit au-dessus de la rangée inférieure des plus petits caractères un 5 ; cela veut dire qu'un œil normal lira ces caractères encore à une distance de 5 mètres. Au-dessus de l'avant-dernière rangée est inscrit le chiffre 6 ; au-dessus de l'antépénultième, le chiffre 10, etc. ; ces chiffres indiquent toujours en mètres la distance à laquelle un œil normal peut lire les caractères correspondants. Un œil anormal qui ne peut lire qu'à une distance de 5 mètres les caractères de la ligne antépénultième est dit ne posséder que la moitié de l'acuité visuelle normale. Cela peut également s'exprimer áu moyen d'une fraction qui aura pour numérateur la distance 5 et pour dénominateur le chiffre 10 de la ligne. J'obtiens ainsi pour l'expression de l'acuité visuelle :

$$S = \frac{5}{10} \text{ ou } \frac{1}{2}. \text{ Acuité visuelle} = \frac{\text{Distance}}{\text{Numéro d'ordre}}.$$

Si maintenant je fais mes essais à une distance de 5 mètres et que le malade est capable de lire les caractères de la ligne portant le chiffre 30, c'est que son acuité visuelle sera $S = \frac{5}{30} = \frac{1}{6}$ de la normale.

Si l'on possède un tableau calculé pour les essais à faire à 5 mètres, on peut procéder d'une façon plus simple en inscrivant sur chaque ligne l'évaluation de l'acuité visuelle nécessaire pour en lire les caractères. Ainsi pour la ligne 10, $S = \frac{5}{10} = \frac{1}{2}$ ; pour la ligne 15, $S = \frac{5}{15} = \frac{1}{3}$, etc... De la sorte, on fait l'examen de chaque œil séparément. Evidemment, les tableaux doivent être bien éclairés.

Pour reconnaître le caractère supérieur du tableau, il suffira d'une acuité visuelle $S = \frac{5}{50} = \frac{1}{10}$. Pour reconnaître une acuité visuelle encore plus faible, on fait compter le nombre des doigts à une distance déterminée. Cette épreuve des doigts est considérée comme équivalente à l'examen du caractère le plus élevé du tableau (50). Si le malade ne peut plus compter les doigts qu'à une distance de 2 mètres, son acuité visuelle est $S = \frac{\text{Distance } 2}{\text{N}^{\text{o}} \text{ d'ordre } 50} = \frac{2}{50}$ ou, à un mètre de distance, $S = 1/50$.

Dans les rapports ou autres constatations, il suffit de dire que l'acuité visuelle d'un malade se trouve abaissée pour compter les doigts à 2 ou 3 ou 1 mètre.

Si l'acuité visuelle est plus basse encore, on demande s'il est possible de reconnaître encore les mouvements de la main. Lorsque ces mouvements ne sont plus perçus, on cherche à s'assurer si l'œil distingue encore nettement la clarté et l'obscurité. Cet examen se fait en masquant par alternance une source lumineuse. On dit alors que l'acuité visuelle est abaissée jusqu'à un degré donné de perception de lumière.

Après avoir de la sorte déterminé l'acuité visuelle de chaque œil, que l'acuité soit normale ou non, on place des verres successivement devant chaque œil et on fait alors l'essai de l'acuité visuelle. On reconnaît ainsi, grâce à l'amélioration ou à l'abaissement de la vision, quel est l'état de la réfraction de l'œil.

## Détermination des lunettes.

*Méthode de détermination de la réfraction basée sur l'examen de l'acuité visuelle.*

Tout d'abord on détermine l'acuité visuelle, sans se servir de verres, en faisant l'examen successivement pour les deux yeux, et en commençant par le meilleur; puis on applique les verres, en débutant par les numéros les plus inférieurs correspondant à 0,25 ou à 0,5 dioptries. Les verres doivent être placés à une distance aussi rapprochée que possible de l'œil (à distance d'environ 4 à 5 millimètres) ou doivent être insérés dans une monture d'essai, tandis que l'autre œil est maintenu dans une occlusion parfaite. On s'assure alors si l'acuité visuelle devient meilleure ou plus défectueuse, ou si elle se maintient telle quelle. Voici les règles :

1º Dans *l'emmétropie*, l'acuité visuelle n'est pas améliorée par les verres concaves; elle devient plus défectueuse par les verres convexes;

2º Dans *l'hypermétropie*, l'emploi de verres concaves abaisse l'acuité visuelle tandis que les verres convexes l'améliorent ou la laissent sans changement. Si l'acuité visuelle n'est pas modifiée par l'emploi de verres convexes, on essaie des verres de plus en plus convexes jusqu'à ce que l'on arrive à un verre qui diminue l'acuité visuelle. L'avant-dernier verre employé, donc le verre convexe le plus fort avec lequel l'acuité visuelle est la meilleure possible ou ne se trouve pas modifiée, désigne le degré de l'hypermétropie ;

3º Dans *la myopie*, l'acuité visuelle est amoindrie par les verres convexes et améliorée par les verres concaves. Si l'on constate une amélioration de ce genre, on essaie des verres de plus en plus forts jusqu'à ce que l'on n'obtienne plus de nouvelle amélioration. Le verre concave le plus faible, avec lequel on obtient l'acuité visuelle la meilleure possible, désigne le degré de la myopie.

Si l'on a déjà préalablement, donc sans verre, trouvé S = 1, cela ne prouve pas d'une façon absolue l'emmétropie. Les hypermétropes peuvent également triompher d'une anomalie de réfraction par un effort d'accommodation et atteindre sans verre l'acuité visuelle S = 1. Il est donc nécessaire, même dans les cas où S = 1, d'essayer les verres convexes pour au besoin écarter l'influence de l'accommodation. Ce n'est que dans le cas où les verres convexes rendent la vision plus mauvaise que l'on peut admettre l'emmétropie: d'où aussi cette règle que le verre convexe le plus fort est précisément celui qui fixe le degré de l'hypermétropie, parce que l'effort d'accommodation compense en partie l'hypermétropie et la masque.

En général on s'efforcera, dans la pratique, d'obtenir l'acuité visuelle S = 1; mais ce n'est pas toujours possible. Ainsi déjà des fortes anomalies de la réfraction (supérieures à + 4 ou à — 7 dioptries) déterminent un abaissement de l'acuité visuelle; en second lieu des yeux non encore habitués aux verres n'admettent pas toujours la correction qui serait nécessaire pour obtenir S = 1; en troisième lieu, d'autres maladies de l'œil, l'opacité des milieux réfringents, les affections de la rétine et des nerfs optiques, le strabisme, etc., peuvent contribuer avec l'anomalie de réfraction à diminuer l'acuité visuelle; enfin il peut s'agir d'une forme particulière d'anomalie de la réfraction, l'astigmatisme.

*Astigmatisme.* — On distingue un astigmatisme régulier et un astigmatisme irrégulier. Le premier est caractérisé par une différence de réfraction de deux méridiens perpendiculaires l'un à l'autre, les méridiens appelés principaux; dans le deuxième, plusieurs méridiens ou même des portions diverses d'un même méridien sont déformés. La première variété est le plus souvent congénitale; la dernière est d'ordinaire une suite des cicatrices cornéennes.

Pour faire l'examen de l'astigmatisme, sans se servir de la méthode objective, voici comment on procède. On engage le malade à regarder une figure étoilée (cadran astigmatique), constituée par des lignes noires disposées en rayonnant autour d'un point central, et cela à la distance ordinaire d'examen de la vision. On peut se procurer ces sortes de cadres chez les opticiens. Si le malade est affligé d'un astigmatisme assez fort, l'une des lignes lui paraîtra particulièrement noire et les autres grises. Cette ligne noire correspond à la direction de l'un des méridiens principaux. Par là on sait que l'axe du verre cylindrique à appliquer suit cette direction ou la direction perpendiculaire.

Pour examiner la réfringence de ce méridien, on place devant l'œil et dans la direction correspondant à ce méridien une fente sténopéique (naturellement en laissant fermé l'autre œil). Il s'agit ici d'un disque circulaire capable de tourner autour de son centre et portant une fente à laquelle on peut donner la position nécessaire pour l'exploration. Ce petit appareil est muni d'un manche et disposé pour recevoir des verres numérotés. Par ce procédé on détermine la réfringence du méridien en question, puis on tourne le disque ou la fente de 90 degrés et l'on détermine aussi la réfringence du méridien perpendiculaire. La différence de réfringence des deux méridiens indique le degré de l'astigmatisme. Ainsi si nous trouvons pour le méridien horizontal par exemple $+$ 3 dioptries et pour le méridien perpendiculaire $+$ 1 dioptrie, cela veut dire que suivant les deux méridiens, il existe une hypermétropie de $+$ 1 dioptrie et que pour le méridien horizontal il faut encore deux dioptries pour faire la correction. Voici comment on peut prescrire le verre nécessaire : $+$ 1 (sphérique) $\subset$ (combiné) $+$ cyl (indre) 2 diop. L'axe d'un verre cylindrique constitue la portion optiquement inactive du verre et se trouve en conséquence placé perpendiculairement au plan du méridien qu'il s'agit de corriger. Le verre correcteur sera donc prescrit de la façon suivante : $+$1 $\subset$ $+$ cyl. 2 dioptr. Axe perpendiculaire (ordinairement on se sert, pour indiquer la perpendiculaire de l'axe, du signe : $\parallel$ ).

Si le méridien à corriger et par suite l'axe n'est pas vertical ou horizontal, on désigne dans la formule l'angle que l'axe fait avec l'horizontale. On calcule ces angles en direction nasale et en direction temporale de 0 à 180°. Si l'axe n'était pas, comme ci-dessus, vertical, mais un peu incliné vers le nez en formant un angle de 70° avec l'horizontale le verre serait désigné par la formule $+$ 1 $\subset$ $+$ cyl 2 $\parallel$ 70°. Le verre ainsi déterminé est placé devant l'œil et contrôlé, pour s'assurer de sa rectitude.

Si l'on ne veut pas employer cette méthode compliquée, on peut arriver à trouver le verre convenable par tâtonnements ; cependant il faut supposer quelque intelligence chez le malade. On place un verre cylindrique faible devant l'un des yeux et on le fait tourner lentement autour de son centre. Si l'œil n'est pas astigmate, le malade verra également mal dans toutes les positions du verre. Si au contraire il est astigmate, il verra mieux dans l'une des positions.

On peut encore déterminer le méridien au moyen du cadran astigmatique. On fixe ainsi la position de l'axe et on place devant l'œil des verres cylindriques, convexes et concaves, soit plus forts soit plus faibles, dont les axes sont placés soit dans la direction découverte, soit dans la direction perpendiculaire, jusqu'à ce que l'on trouve la combinaison éventuelle avec un verre sphérique procurant l'acuité visuelle la meilleure possible.

Souvent l'attention de l'explorateur est attirée fortuitement sur l'existence d'un astigmatisme. Si l'on fait lire les chiffres des échelles à optotypes, un myope les lira jusqu'à une certaine ligne, puis déclarera qu'il ne peut plus lire au-delà. Mais un astigmate lira encore quelques lignes de plus, lentement et avec hésitation et peut-être en se trompant, parce qu'il ne reconnaît que quelques-unes des lettres, et qu'il est obligé de deviner les autres.

Il n'est pas nécessaire du reste de corriger tout astigmatisme ; cela n'est utile qu'en cas d'accidents d'asthénopie (douleurs, sentiments de pression et vertiges) ou si réellement l'acuité visuelle en est rendue notablement meilleure. Ce sont les faibles degrés d'environ 1 dioptrie ou moins encore et existant avec une hypermétropie ou une myopie qui n'ont pas besoin d'être corrigés.

Pour la détermination d'un verre permettant de lire, voy. Presbytie, pages 209 et suiv.

## I. Hypermetropie.

L'hypermétropie consiste en une diminution anormale de la réfringence de l'œil (généralement déterminée par le raccourcissement du diamètre antéro-postérieur du globe oculaire).

La réfringence de l'œil peut être augmentée par un effort d'accommodation ou par l'emploi de verres concaves. Aussi longtemps que l'effort d'accommodation suffit au jeune âge, l'hypermétrope possède un pouvoir visuel normal ; mais dès que ce dernier diminue, il en résulte des inconvénients que l'on désigne sous le nom d'asthénopie accommodatrice (vision indistincte, sentiment de pression, douleurs, brûlure, vertige). Comme pour voir de près il faut déjà normalement faire un effort d'accommodation, il en résulte que l'hypermétrope sera obligé de faire un effort double. Le traitement consiste à prescrire des verres appropriés (voyez p. 202). Chez les personnes âgées de moins de 40 ans, qui par conséquent ne sont pas encore presbytes, un seul verre suffit pour voir de près et de loin.

L'extraction du cristallin (opération de la cataracte, blessures, etc.) provoque un degré d'hypermétropie particulièrement élevé, qui peut atteindre 10 dioptries pour un œil auparavant emmétrope. Comme l'enlèvement du cristallin supprime en même temps la puissance

d'accommodation, il faut suppléer, pour la vision de près, à la fonction
en question par des verres convexes. Pour voir distinctement à 25 centimètres de distance, l'œil emmétrope doit acquérir un accroissement
de réfringence de $\frac{100}{25} = 4$ dioptries : l'œil emmétrope, aphake, c'est-
à-dire privé de cristallin, devra porter un verre convexe de $10 + 4 = 14$
dioptries.

Remarque : Les yeux hypermétropes sont plus prédisposés au glaucome et au strabisme convergent que les autres.

*Traitement.* Il consiste à prescrire les verres appropriés
(voy. p. 202) ; et ici nous ferons ressortir encore une fois que le
verre convexe le plus puissant permettant d'obtenir l'acuité visuelle la meilleure possible doit être choisi, parce qu'une partie
de l'hypermétropie peut être masquée par l'effort d'accommodation. Lorsque l'hypermétrope arrive à l'âge de la presbytie
(45 ans), il lui faut deux verres : l'un pour voir de loin, l'autre
pour voir de près. Voy. les verres de Franklin, page 217.

## II. Myopie.

Elle consiste en un accroissement anormal de la réfringence
de l'œil (généralement déterminé par l'allongement du diamètre antéro-postérieur du globe oculaire).

La réfringence de l'œil peut être diminuée au moyen de verres
concaves (voy p. 203).

Pour la vision de près, une augmentation de la réfringence
de l'œil est nécessaire, et ordinairement l'effort d'accommodation suffit pour la produire. Pour un œil qui possède déjà par
lui-même une réfringence exagérée, cet effort d'accommodation
n'est plus nécessaire. Le myope voit sans effort d'accommodation,
de près sans se servir de lunettes, et cela même à un âge
avancé, lorsque cet effort n'est plus possible. L'œil du myope
est pour ainsi dire disposé d'une façon continue pour la vision
de près. Pour lui permettre de voir au loin, il faut diminuer la
réfringence au moyen de verres concaves.

La myopie (myopie axiale) ou la prédisposition à la myopie
peut être congénitale ou acquise. Dans ce dernier cas, il s'agit
de la myopie scolaire ; elle se développe pendant le temps des
études, dans les yeux d'abord emmétropes ou même hypermétropes, et surtout chez les élèves des écoles supérieures. Il faut
donc bien admettre l'influence fâcheuse du travail de près sur
le globe oculaire juvénile, et cette influence se fait sentir prin-

cipalement lorsque la sclérotique est, par hérédité, particulièrement mince et flexible. Cette variété de myopie n'est guère
progressive après la période de croissance et atteint rarement
plus de 6 dioptries ; il est aussi relativement rare que des yeux
semblables soient atteints des complications si fréquentes dans
la myopie congénitale.

La *myopie congénitale* (aussi appelée myopie staphylomateuse)
se rencontre plus souvent dans les classes inférieures et est plus
fréquente chez la femme que chez l'homme ; elle peut atteindre
un degré très élevé : 10 à 20 et jusqu'à 30 dioptries même. Elle
provoque souvent des troubles fonctionnels (mouches volantes,
phénomènes lumineux, éclairs, abaissement de l'acuité visuelle,
etc.). Elle se complique plus souvent aussi que la myopie scolaire d'altérations secondaires (affections de la macula, décol-
lements de la rétine, etc.). L'affection de la macula se reconnaît·
subjectivement par l'apparition d'une tache noire (scotome) qui
suit tous les mouvements de l'œil, contrairement aux soi-disant
mouches volantes (troubles du corps vitré) qui se déplacent
indépendamment des mouvements de l'œil.

Une autre forme de myopie, déterminée par la luxation du cristallin, par une courbure exagérée de la cornée (kératocône) etc., est
bien moins fréquente que la myopie axiale.

*Prophylaxie.* Le fait que la myopie est due en grande
partie au travail rapproché à l'école a naturellement fait éclore
un grand nombre de mesures hygiéniques qui sont du ressort
de l'hygiène scolaire. Il faut spécialement faire ressortir que
le travail de près exige un éclairage aussi bon que possible
(voy. p. 218), puis que la lumière vienne de la gauche et un
peu de derrière et qu'enfin l'œil soit éloigné de 35 centimètres
de la table de travail.

Pour assurer une bonne attitude, le livre doit être tenu vertical pendant la lecture, et le dos de l'enfant appuyé. Il doit
écrire sur une table oblique, et la chaise doit être aussi rapprochée que possible de la table.

*Traitement.* La correction de la myopie se fait au moyen
de verres concaves. Cette correction doit être aussi parfaite que
possible et les verres seront portés par les jeunes malades pendant le travail même. On a constaté qu'en observant cette prescription, la myopie est moins progressive.

Dans les degrés élevés de myopie, la correction totale n'est pas toujours possible, les verres un peu forts provoquant parfois une sensation de vertige. En pareil cas on prescrit le verre le plus fort qui puisse être supporté sans malaise, et l'on fait porter plus tard des verres plus forts lorsque l'œil s'y est habitué.

Quant à la combinaison de la myopie et de la presbytie, voy. p. 212.

Il faut veiller à ce que les verres soient bien centrés, c'est-à-dire que le malade regarde bien par leur milieu. Les parties marginales des verres concaves sont en effet plus réfringentes et exercent une action prismatique, d'où surviennent souvent des accidents asthénopiques (voy. p. 178). Dans les degrés élevés de myopie, M. von Michel prescrit pour le soir 1 goutte d'une solution de pilocarpine 1 p. 100 (formule 119) dont l'instillation doit diminuer la pression intra-oculaire et s'opposer dans la mesure du possible à un plus grand refoulement du pôle postérieur (traitement à continuer pendant des années).

Très recommandables sont les verres périscopiques qui ont été taillés de façon à être convexes au dehors et très concaves en dedans. La réfringence de ces verres est à peu près la même dans toutes leurs parties, mais ils sont un peu plus chers que les verres biconcaves ordinaires (verres en cristal de roche (voy. p. 216).

*Opération de la myopie forte.* Dans les forts degrés de myopie, dépassant 15 dioptries, il est parfois indiqué de faire l'extraction ou la discission du cristallin; mais la condition préalable, c'est qu'il n'y ait point d'altération morbide du fond de l'œil. L'opération est le mieux indiquée lorsque la myopie atteint de 18 à 20 dioptries, vu que, en pareil cas, on obtient d'habitude une emmétropie, mais ce n'est pas toujours le cas. Aussi faut-il prévenir le malade que l'opération n'est pas dangereuse en elle-même, mais qu'elle lui fait perdre la faculté d'accommodation et l'oblige éventuellement à se servir de deux verres différents, l'un pour voir de loin, l'autre pour voir de près, enfin que l'opération ne peut enrayer certaines complications. Ainsi il ne conviendrait pas par exemple d'entreprendre une opération de ce genre dans le cas où le malade ne posséderait qu'un seul œil utilisable.

L'opération est absolument indiquée lorsque la myopie est

déterminée par une anomalie de situation ou de forme du cristallin.

Environ 4 à 8 semaines sont nécessaires pour le rétablissement de la faculté visuelle, et dans cet intervalle, il faut bien compter sur environ 3 séjours de 3 à 5 jours chacun à la clinique.

Les maladies de la macula ne sont justiciables d'aucun moyen thérapeutique. On recommande les injections sous-conjonctivales de sel marin (voy. p. 50). Quant au traitement du décollement de la rétine, voy. p. 175.

Une myopie dépassant six dioptries exclut du service militaire actif. Il en est de même dans le cas où, pour une myopie inférieure pleinement corrigée, l'acuité visuelle du meilleur œil n'est que de 1/2 (ou même inférieure).

En ce qui concerne l'astigmatisme, l'essentiel a été dit à l'occasion de la détermination de la réfringence.

### Troubles de l'accommodation.

La paralysie de l'accommodation a été traitée page 146. Nous n'avons donc à envisager ici que le cas de limitation physiologique de l'accommodation, la presbyopie.

### Presbytie.

Sous le nom d'accommodation on comprend la faculté que possède le cristallin de s'épaissir, c'est-à-dire d'augmenter son diamètre de profondeur et par conséquent son pouvoir réfringent.

On peut se rendre compte de cette faculté du cristallin par un exemple. Qu'on imagine un annéau élastique (le muscle annulaire du corps ciliaire) d'où partent un grand nombre de fibres (zone de Zinn) se dirigeant vers une balle de caoutchouc au milieu de l'anneau et à laquelle elles sont solidement liées. Ces filaments sont tendus avec tant de force qu'ils exercent une traction sur la balle et par ce moyen l'aplatissent et lui font prendre une forme lenticulaire.

Si l'on exerce alors une pression uniforme sur l'anneau élastique de manière à en diminuer le diamètre (contraction du muscle annulaire), les fils se relâchent et la balle de caoutchouc reprend, en vertu de son élasticité, une forme plus ou moins approchante de la sphère. C'est ce qui se produit dans l'accommodation. Il y a donc deux facteurs qui entrent en jeu ici : 1° la contractilité du corps ciliaire, et 2° l'élasticité du cristallin ; les deux peuvent influer sur la production régulière de l'accommodation.

Lorsque le muscle ciliaire est impuissant à se contracter, on parle d'une paralysie de l'accommodation ; lorsque le cristallin a perdu son élasticité par l'effet de l'âge, on parle de presbytie. Ces deux modifications produisent le même effet, c'est-à-dire un défaut ou une limitation de l'accommodation et en même temps l'impossibilité de voir de près ou du moins une sérieuse difficulté à cette vision. De là ressort également la différence fondamentale entre l'hypermétropie et la presbytie. La première résulte d'un défaut de réfraction (déterminé par un raccourcissement de l'axe antéro-postérieur du globe oculaire, etc.), la seconde, d'un défaut d'accommodation provoqué par la diminution de l'élasticité du cristallin.

Cette diminution d'élasticité débute dès l'âge de 10 ans, mais ne devient pratiquement sensible qu'au moment où la limitation de l'accommodation devient assez forte pour ne plus permettre au reste du cristallin de travailler à la distance habituelle de la vision distincte, donc à la distance de 25 centimètres ; c'est le cas lorsque ce reste du cristallin comporte moins de 4 dioptries, et c'est alors la presbytie.

L'amplitude de l'accommodation comporte :

| A l'âge de | | Le punctum proximum se trouve à |
|---|---|---|
| 10 ans. | 14 diopt. | 7 cm. |
| 15 » | 12 » | 8,5 » |
| 20 » | 10 » | 10 » |
| 25 » | 8 » | 12,5 » |
| 30 » | 7 » | 14 » |
| 35 » | 5,5 » | 18 » |
| 40 » | 4,5 » | 22 » |
| 45 » | 3,25 » | 30 » |
| 50 » | 2,5 » | 40 » |
| 55 » | 1,75 » | 60 » |
| 60 » | 1,0 » | 100 » |
| 65 » | 0,5 » | 200 » |
| 70 » | 0,0 » | $\infty$ |

Ce qui, traduit en langage ordinaire, veut dire qu'un œil emmétrope ne voit distinctement, aux divers âges, qu'à la distance indiquée ou à distance plus grande. S'il s'agit d'accomplir un travail de plus près, il faut remplacer l'énergie d'accommodation absente par des verres convexes.

Parfois la presbytie peut se produire plus tôt :

1° Lorsque la profession exige un travail de très près (mécaniciens d'art, médecins auristes, etc.). Ainsi s'il est nécessaire de voir distinctement à 20 cm. par exemple, un effort d'accommodation de $\frac{100}{20} = 5$ dioptries est nécessaire; cela n'est plus possible après l'âge de 37 ans (voy. ci-dessus).

2° Lorsqu'il y a de l'hypermétropie. Nous avons dit que l'hypermétropie se corrige en augmentant la réfringence de l'œil. On obtient ce résultat soit au moyen de verres convexes, soit par l'accommodation. Si donc pour corriger l'hypermétropie, c'est-à-dire pour voir le plus nettement possible au loin, il faut déjà, par exemple, 2 dioptries d'accommodation, la force d'accommodation nécessaire pour voir nettement à 25 centimètres est de $2 + \frac{100}{25} = 6$ dioptries. Or, jusqu'à l'âge de 32 ans, le cristallin peut augmenter sa réfringence de 6 dioptries. Mais, cet âge passé, l'hypermétrope qui veut voir de près est obligé de porter des lunettes.

Ordinairement les presbytes, au début, se tirent d'affaire en plaçant leur ouvrage, livre par exemple, à plus grande distance soit 33 centimètres. La force d'accommodation nécessaire sera ici de $\frac{100}{33} = 3$ dioptries, et est donc encore possible à 45 ans.

Les difficultés sont plus grandes le soir que dans la journée parce que, en raison du moindre éclairement, les pupilles sont plus dilatées et le cercle de dispersion plus grand.

*Correction de la presbytie.*

**Détermination des verres de lunettes.** Trois facteurs sont à considérer ici :

1° La réfraction; 2° l'âge du malade, et 3° la distance à laquelle il veut travailler ou lire. On détermine donc tout d'abord la réfraction pour la vision à distance (voy. page 202) et on se sert du verre indiqué dans le tableau suivant, selon l'âge du malade.

Si l'on a constaté que pour la vision à distance il y a emmétropie, on obtient le numéro du verre pour une distance de 25 centimètres par le tableau ci dessous.

$$45 \text{ ans} \ldots \ldots \ldots \ldots \ldots + 0,75 \text{ dioptries.}$$
$$50 \quad \text{»} \ldots \ldots \ldots \ldots \ldots + 1,5 \qquad \text{»}$$
$$55 \quad \text{»} \ldots \ldots \ldots \ldots \ldots + 2,25 \quad \text{»}$$
$$60 \quad \text{»} \ldots \ldots \ldots \ldots \ldots + 3,0 \qquad \text{»}$$
$$65 \quad \text{»} \ldots \ldots \ldots \ldots \ldots + 3,5 \qquad \text{»}$$
$$70 \text{ et au delà} \ldots \ldots \ldots + 4,0 \qquad \text{»}$$

Si le sujet est hypermétrope, il faut ajouter aux verres d'hypermétropie le chiffre indiqué ici. Si le sujet est myope, il faut le retrancher.

Pour une hypermétropie de $+ 2$ dioptries, un homme de 60 ans aurait donc besoin, pour lire, d'un verre de : $3 + 2 = 5$ dioptries.

Dans une myopie de $- 2$ dioptries au contraire, ce serait un verre de $3 - 2 = + 1$ dioptrie.

Si la myopie est équivalente à la presbytie ou aux verres qui la corrigent, il n'est pas nécessaire de porter des lunettes pour voir de près. Les personnes qui se vantent de la force de leurs yeux, parce qu'elles peuvent lire à un âge avancé sans lunettes, sont ordinairement myopes.

Mais si le degré de myopie dépasse la force du verre convenant à un âge déterminé, on prescrit pour les lunettes le numéro de verre obtenu en retranchant le numéro du verre convexe correspondant à l'âge du numéro du verre concave qui permet au myope de voir de loin. La différence entre ces numéros de verres est alors compensée au moyen d'un pince-nez. Exemple : Un malade de 65 ans présente une myopie de 6 dioptries ; or, la presbytie à 65 ans correspond à 3,5 dioptries. Pour voir de près, on lui prescrit des lunettes concaves de $6 - 3,5 = 2,5$ dioptries. Avec ces verres, il voit alors à 25 centimètres sans effort ; si ensuite il veut voir au loin, il ajoute à ces lunettes un pince-nez de 3,5 dioptries (concave) (voy. aussi page 216).

Pour les sujets qui ont besoin de verres pour voir à la fois de près ou de loin, les verres de Franklin sont particulièrement recommandables (Pour plus de détails, voy. page 217).

Le tableau ci-dessus a été établi pour la vision à 25 centimètres. S'il s'agit d'obtenir des lunettes pour une autre distance, il faut d'abord calculer l'effort d'accommodation nécessaire pour la vision nette à cette distance. Cela s'obtient en divisant 100 par la distance voulue exprimée en centimètres. Ainsi par exemple : S'agit-il de lire à une distance de 20 centimètres, l'effort d'accommodation nécessaire sera de $\dfrac{100}{20}$ $= 5$ dioptries. A la page 210 se trouve un tableau qui permet de connaître l'amplitude de l'accommodation aux différents âges de la vie. Si l'on constate que, à l'âge considéré, on ne dispose plus tout à fait de 5 dioptries, il faut que la différence soit compensée par un verre. Ce verre représente donc la différence entre l'amplitude de l'accommodation nécessaire et celle qui existe. Si donc un homme de 60 ans veut lire nettement à 20 centimètres, il faut qu'il y emploie 5 dioptries, mais comme il ne dispose que d'une dioptrie, un verre de 4 dioptries lui est nécessaire. Cela s'applique simplement aux emmétropes ; si le sujet a encore besoin d'un verre pour voir de loin, il n'y a qu'à ajouter son numéro à celui déjà déterminé.

Dans l'**amblyopie forte,** provoquée par la cataracte, les modifications de la macula, etc... les grands verres ronds, munis d'un manche, grossissant considérablement l'écriture, peuvent souvent avoir quelque utilité.

Sous le nom d'**anisométropie** on désigne une différence de réfringence entre les deux yeux ; l'un par exemple est emmétrope, l'autre myope, ou bien les deux yeux diffèrent du degré de myopie ou d'hypermétropie, etc...

Il n'est pas toujours facile, en pareil cas, de trouver le verre convenable. Ordinairement on prend pour point de départ le meilleur œil. Si par exemple nous avons trouvé une myopie de 4 dioptries avec une acuité visuelle $S = 1$, et pour l'autre œil une myopie de 12 dioptries avec une acuité $S = 1/2$, le verre convenant à cet œil sera sans doute celui de $- 8$ dioptries, vu que des différences de 4 dioptries sont d'ordinaire facilement supportées.

La situation peut devenir très précaire chez les opérés de la cataracte lorsque, en raison de l'extraction du cristallin, l'un des yeux est extrêmement hypermétrope, tandis que l'autre est peut-être emmétrope. C'est pour cette raison qu'il convient de ne pratiquer l'opération de la cataracte qu'au moment où l'acuité visuelle du meilleur œil est inférieure à $S - 1/6$. Si alors on opère l'œil le plus mauvais, il arrivera qu'après l'opération l'acuité visuelle de cet œil (avec correction ordinairement $S = 1/2$ à $2/3$) prédominera à un tel degré que la perception visuelle de l'œil non opéré n'entre pas en ligne de compte et se trouve facilement annulée (voy. aussi p. 165).

## Quelques remarques techniques sur le choix des lunettes.

(En partie d'après Oppenheim : Abriss der Brillenkunde. Handbuch von Graefe-Saemisch.)

La question de savoir s'il faut prescrire les verres sous forme de lunettes ou de pince-nez dépend le plus souvent des goûts du sujet. Cependant, dans bien des cas, on ne pourra que difficilement tenir compte de la préférence du malade : des lunettes sont indiquées :

1o Lorsqu'il s'agit de verres forts, surtout des verres à cataracte ou fortement concaves, parce que de semblables verres montés en pince-nez ne tiennent pas bien sur le nez à cause de leur poids et le compriment outre mesure.

2o Lorsqu'il s'agit de verres cylindriques, parce que dans ce cas il faut que le verre soit placé exactement devant l'œil, ce que l'on n'obtient pas toujours avec un pince-nez ordinaire. Il est vrai que des opticiens habiles, grâce au choix d'une monture particulièrement adaptée au nez considéré, monture munie de plaquettes recourbées en dedans et en forme d'Y, peuvent construire un pince-nez convenable pour verres cylindriques, mais c'est certainement là une exception. En général, on fera mieux si l'on tient à avoir un pince-nez pour verres cylindriques, de le prescrire à ressort spirale horizontal, en ne perdant pas de vue que ces sortes de montures sont passablement lourdes et pas précisément esthétiques. Les pince-nez dits orthocentriques sont certainement décorés d'un beau nom, mais leur maintien correct sur le nez n'est pas garanti, et ils sont très chers.

En ce qui concerne la forme spéciale des branches des lunettes, il faut veiller à ce que la portion du ressort qui embrasse l'oreille ne la comprime pas trop, vu que c'est là une cause de douleur et qu'il peut en résulter chez les enfants, en particulier chez les scrofuleux, la production d'un eczéma. En pareils cas, on prescrit plutôt un ressort droit non courbé, dit « ressort de dames » (Damenfeder), ou un ressort à demi-courbure (Halbreitfeder).

Quant à la matière mise en œuvre, c'est pour des lunettes chères, l'or ; pour de moins chères, le nickel, et dans le cas où l'on tient surtout à la légèreté, l'acier bleu.

Les lunettes sans cercle sont ordinairement formées de verres très forts ; elles ne sont pas plus légères pour cela, mais elles sont considérées comme plus élégantes. Les courbures du cercle et les crampons adaptés au côté nasal des lunettes sont parfois gênants, mais on s'y fait aisément par l'habitude.

Pour le choix d'une lunette, on portera son attention particulièrement sur la position en hauteur du centre et sur l'écartement pupillaire.

Les lunettes servant pour lire doivent être un peu plus inclinées que celles qui servent à la vision au loin et doivent avoir leur centre de 2 à 3 millimètres plus bas.

L'écartement pupillaire se mesure simplement en marquant sur des lunettes mises en place dans ce but les points pupillaires à l'encre, et en prenant la distance en centimètres avec un ruban métrique. Lorsqu'il s'agit de lunettes pour voir à distance, on fait regarder le sujet au loin. Lorsqu'il s'agit de lunettes pour voir de près, on s'arrange de manière que son œil se trouve placé à environ 25 centimètres de la racine du nez du médecin ; on lui fait fixer cette racine du nez, et il est facile alors de marquer l'écartement pupillaire. La distance des centres des verres diffère entre les deux variétés des lunettes de deux à quatre millimètres.

Il faut en outre tenir grand compte de la distance de l'œil au verre. Cette distance doit être en général de 1 centimètre. En éloignant les verres convexes de l'œil, leur effet se trouve renforcé ; aussi les presbytes dont les yeux sont insuffisamment corrigés placent leurs verres sur la pointe du nez ; dans le cas de verres concaves c'est l'inverse.

Il a déjà été question, à propos de la myopie (voy. page 208) et de l'insuffisance des droits internes (p. 183), de l'action prismatique des verres sphériques et en particulier des verres concaves.

Les verres convexes, décentrés en dedans, ou les verres concaves, décentrés en dehors, font l'effet d'un prisme à base tournée en dedans.

### Lunettes spéciales.

Les individus borgnes qui sont obligés d'employer des verres différents pour voir de près et de loin se servent avec avantage de lunettes « *à retournement* » (Wendebrillen). Ce sont des montures dont l'arcade peut être réclinée en avant ou en arrière à

volonté et qui permettent ainsi de placer devant l'œil valide
tantôt le verre droit (vision à distance), tantôt le verre gauche
(vision de près).

Au lieu de se servir d'un pince-nez pour compléter la
vision (voy. p. 212), on peut se servir avantageusement de verres
isolés ; ce sont des verres ronds, munis ou non d'un cercle, que
l'on peut suspendre par-dessus des lunettes et ainsi augmenter
leur puissance pour un temps plus ou moins long.

Les lunettes pour le tir se distinguent par un pont mobile qui
permet de les incliner de telle sorte que le tireur puisse, même
couché, regarder perpendiculairement à travers ses lunettes. Au
crépuscule, le chasseur voit mieux avec les verres jaunes, probablement parce qu'ils absorbent la lueur bleuâtre du brouillard vespéral et permettent ainsi de voir avec plus de netteté
les objets.

Les conserves doivent être munies de verres conchoïdes fumés ; elles ne doivent pas être bleues.

*Lunettes à treillis.* Ce sont des lunettes qui, au lieu de verres,
sont formées de disques métalliques percés de trous. Chacun
de ces trous agit comme une fente sténopéique et améliore la
vision au degré que le permet le rétrécissement du cercle de
dispersion. En raison de la multiplicité des trous, le champ
visuel n'est pas aussi rétréci qu'il le serait par un simple dia-
phragme. Ou se sert de ces lunettes dans le cas de cicatrices
minces diffuses de la cornée.

Snellen (*Arch. f. Ophtalmol.*, XLIV, I, p. 105), a imaginé, pour
le cas de kératocône, des lunettes à fente horizontale. Cette fente
est très étroite dans la partie opposée à la cornée, mais s'élargit
vers la droite, de sorte qu'il est possible de voir en lisant la
ligne tout entière et d'obtenir néanmoins des images rétinien-
nes nettes.

### Verres de nature spéciale.

Dans l'hypermétropie intense, on se sert avantageusement de
verres en cristal de roche parce qu'ils sont plus durs et se rayent
moins facilement que les autres.

Comme les verres fortement convexes n'ont pas un joli
aspect et deviennent gênants pour le nez par leur poids, on a
construit des verres, plans dans leur partie périphérique, avec
simplement au milieu un renflement de courbure susceptible

pour produire l'effet convexe désiré. On construit des verres concaves forts d'une façon analogue ; ce sont des verres dits *lenticulaires*.

Pour les hypermétropes et les myopes qui sont devenus presbytes et qui par conséquent doivent se servir de verres pour la vue à distance et pour la vue à proximité, on recommande plus particulièrement les lunettes « *de Franklin* ». Ces lunettes corrigent la vision par leur partie supérieure pour les grandes distances, et dans leur moitié inférieure pour la vision de près ; on leur donne des formes diverses et les meilleures sont celles dénommées verres Unibifo à double foyer.

L'*ancienne numérotation* des verres de lunettes exprimait la distance focale en pouces.

Une lentille n° 12 avait une distance focale de 12 pouces et une réfringence de 1/12. L'optique moderne calcule en dioptries et désigne comme mesurant 1 dioptrie la réfringence d'une lentille de 1 m. de distance focale ; 2 dioptries désignent une réfringence de 1/2 mètre de distance focale ; 4 dioptries une réfringence de 1/4 de mètre, etc.

La conversion des dioptries en pouces se fait d'après la formule $MZ = 40$, dans laquelle M désigne la lentille à distance focale évaluée en mètres, Z la lentille à distance focale évaluée en pouces. $M = \dfrac{40}{Z}$ ou $Z = \dfrac{40}{M}$. Il suffit donc de diviser 40 par l'ancien numéro ou la dioptrie, pour obtenir la dioptrie ou l'ancien numéro cherché ; ainsi 4 dioptries $= \dfrac{40}{4} =$ n° 10 ancien. N° 8 ancien $= \dfrac{40}{8} = 5$ dioptries.

*Détermination de la puissance réfringente d'un verre de lunettes.*

Cette détermination peut être nécessaire dans certains cas. Pour reconnaître si l'on a affaire à un verre concave ou convexe, on le déplace lentement de haut en bas à une distance d'environ 15 centimètres de l'œil, et l'on note le mouvement apparent des objets visibles à travers le verre. Si ces objets se déplacent dans le même sens, il s'agit d'un verre concave ; s'ils se déplacent en sens contraire, il s'agit d'un verre convexe.

La puissance du verre (le numéro) se détermine en superposant à un verre convexe pris dans la boîte à lunettes des verres concaves de puissance variée et en tàtonnant jusqu'à ce que le mouvement apparent des objets cesse ; il y a alors compensation entre le verre concave et le verre convexe. La puissance du verre concave correspond ensuite à celle du verre convexe à déterminer.

### *Eclairage électrique et au gaz par incandescence.*

Cet éclairage n'est en aucune façon nuisible à l'œil. L'éclairage par incandescence au gaz se rapproche le plus de la lumière du jour et ne produit que la moitié de la quantité de chaleur donnée par l'incandescence électrique, mais il y a absorption d'oxygéne et production d'acide carbonique. Pour des espaces, où un grand nombre de personnes se trouvent réunies pour un temps quelque peu prolongé, ce sont donc les lampes à incandescence électrique qui conviennent ; pour tout autre but, l'éclairage à incandescence de gaz est préférable.

Pour de grands espaces, l'éclairage indirect est tout à fait indiqué.

# Blessures.

## Premiers secours dans les blessures de l'œil.

D'une manière générale le praticien, en présence de blessures
graves de l'œil, surtout lorsqu'il s'agit de plaies pénétrantes et
de plaies avec introduction possible dans l'œil d'un corps étranger, fera bien de se borner à faire d'abondantes onctions avec
de la vaseline boriquée dans le sac conjonctival et à faire l'occlusion avec un pansement bien fixé, puis d'envoyer le plus vite
possible le malade dans le cabinet d'un spécialiste.

Les tableaux suivants (p. 220) lui indiqueront d'ailleurs brière-
ment les premiers secours à administrer.

℞ *Novocaïne.* . . . . . 0,5-1   ℞ *Chlorhydrate de cocaïne* 0,5-1
*Solution de supraré-*    *Eau distillée* . . . . . . 10
*nine (1 p. 1.000)* . .   1
*Eau distillée.* . . . . 10

℞ *Chlorhydrate de coeaïne* . . . 0,5
*Acide borique.* . . . . . . . . 0,3
*Vaseline pure.* . . . . . . . . 10

| Nature de la lésion | Traitement |
| --- | --- |
| **Corps étrangers situés sous la paupière supérieure.** p. 228. | Eversion de la paupière supérieure (technique, voy. page 83) ; éclairage latéral suivant les circonstances. Enlèvement au moyen d'un tampon d'ouate humide. Inspection de la cornée. Dans le cas de douleur, une à deux gouttes de novocaïne-suprarénine (voy. formule plus haut). |
| **Corps étrangers dans la cornée.** p. 229. | Examen pratiqué à l'éclairage latéral ou au moyen du réflexe cornéen (voy. page 229). Anesthésie avec 2 à 4 gouttes de novocaïne-suprarénine ou de cocaïne. Ablation à l'aide d'une baguette de verre ou d'une lime enveloppée d'ouate, et ensuite onctions dans l'œil avec une pommade de sublimé (sublimé 0,003, vaseline blanche, 10 grammes), et pansement. Surveiller la suppuration du sac lacrymal, engager le malade à revenir, en raison de l'infection possible. |
| **Erosions, pertes de substance épithéliale, brûlures légères de la cornée.** p. 231, 245. | Instillation de 2 à 6 gouttes de novocaïne-suprarénine ou de cocaïne, et onctions avec la pommade de cocaïne. Pansement, page 30. Si c'est nécessaire, même traitement 3 à 4 heures plus tard, et renouveler une 3ᵉ et une 4ᵉ fois. |
| **Corrosions par la chaux, brûlures par les métaux liquéfiés.** p. 243, 245. | Plusieurs gouttes de cocaïne, puis détersion du cul-de-sac conjonctival inférieur et supérieur (éversion) au moyen d'un jet d'eau (beaucoup d'eau), et d'un tube de verre ou d'une curette tranchante enveloppée d'ouate. Cocaïne-boro-vaseline, (3ᵉ formule plus haut). Pansement. En cas de lésion un peu grave, envoyer à la clinique ophtalmologique. Si la lésion est toute récente, faire d'abord des lotions. |
| **Autres corrosions.** | Corrosions récentes par des acides : lotions avec une solution de soude étendue ; corrosions par un alcali : vinaigre étendu, puis même traitement que précédemment. |

| Nature de la lésion | Traitement |
| --- | --- |
| **Autres brûlures, Fente palpébrale rétrécie.** p. 245. | En abondance cocaïne-boro-vaseline à introduire dans le sac conjonctival. Pansement : le changer toutes les 3 heures et employer de nouveau la cocaïne. Sur les paupières brûlées, boro-vaseline ou pommade spéciale (formule 30), en recouvrant de lint et en fixant avec des bandes. |
| **Plaies pénétrantes du globe oculaire.** p. 233, 235. | S'assurer si un corps étranger se trouvait dans l'œil (si l'on ne peut exclure avec certitude cette éventualité, envoyer sans hésitation à la clinique). 3 à 4 gouttes de cocaïne ; détersion du voisinage de l'œil. Lorsqu'il s'agit de petites plaies pénétrantes de la cornée, instiller au centre de celle-ci, 2 à 3 gouttes d'atropine à 1 % (0,1 p. 10), et à la périphérie de l'ésérine à 1 % (0,1 p. 10) ; en cas de cataracte traumatique, toujours de l'atropine. Pansement.<br><br>Dans le cas de grandes blessures, envoyer à la clinique. Suture de la cornée (page 245). Suture de la sclérotique (page 246).<br><br>Dans le cas d'infection des bords de la plaie : les cautériser (page 237).<br><br>Danger d'ophtalmie sympathique (page 238). |
| **Lésions par agents infectieux (gonocoques, etc)** | Lotions avec de l'eau pure en abondance, une goutte de nitrate d'argent à 2 % (nitrate d'argent, 0,2 ; eau distillée, 10).<br><br>Dans le cas de membranes diphtéritiques, injection prophylactique de sérum (page 48). |
| **Contusions,** | Voy. pages 231, 240, 242. |
| **Blessures par armes à feu.** | Voy. pages 225, 242. |

# Indications spéciales relatives
## à l'examen
## et au traitement des blessures.

Pour se rendre compte de la nature d'une lésion qui a atteint le voisinage de l'œil, la question la plus importante qui se pose est de savoir si le globe oculaire est atteint ou non. Cette participation du globe peut être très variable suivant la nature de la lésion ; un coup de corne de vache produira un autre effet qu'une corrosion, etc... Il est donc absolument nécessaire que le médecin, avant de passer au traitement, examine attentivement l'œil, en observant certaines règles de précaution. Avant tout il faut examiner l'œil lésé au point de vue de la photophobie et de la sensibilité.

Les lésions correspondent à divers types dont nous traiterons en particulier.

*Examen de l'œil lésé.*

Le mieux, c'est de placer le malade dans le décubitus dorsal et d'instiller, sur la paupière tirée en bas, une goutte d'une solution de cocaïne à 5 p. 100 ; on maintient la paupière abaissée pendant un certain temps, afin que la cocaïne ne produise pas une brûlure trop forte et n'incite pas le malade à presser sur l'œil. Mais même au moment de laisser glisser la paupière avec circonspection dans sa position normale, on engage le malade à ne pas contracter les paupières, et l'on se tient tout prêt à l'en empêcher en tirant vers le haut les sourcils, car, dans le cas d'une plaie pénétrante, la contraction de l'œil pourrait faire jaillir au dehors le corps vitré et même le cristallin. Après avoir instillé 3 ou 4 gouttes à des intervalles d'une minute, on lave préalablement avec des mains aseptisées les paupières et tout le pourtour extérieur de l'œil avec du savon et on les désinfecte au moyen d'un liquide antiseptique.

Alors seulement on ouvrira avec précaution l'œil et on cherchera à se rendre compte de la nature de la lésion en utilisant les indications du chapitre suivant. Si nous ne pouvons découvrir de lésion directe, c'est qu'il s'agit des suites d'une contusion, nous faisons asseoir le malade et nous examinons le degré de son acuité visuelle, pour constater si elle a diminué ou non. Après quoi on fait un examen à l'éclairage latéral (voy. p. 9), pour se rendre compte de l'état de la cornée, de la chambre antérieure, de l'iris et du cristallin; on passe ensuite à l'examen au moyen de l'éclairage par transparence, pour reconnaître l'état des milieux réfringents et en particulier du cristallin et du corps vitré, et enfin, si c'est possible, on pratique l'examen à l'ophtalmoscope.

Dans le cas où nous découvrirons une plaie pénétrante, nous procéderons de la même manière pour établir un diagnostic précis; mais dans notre effort d'arriver à un résultat exact, n'allons pas trop loin, de crainte d'endommager l'œil dans notre examen. Beaucoup de circonspection s'impose dans chaque cas.

En général, le praticien fera bien, après avoir constaté l'existence d'une plaie pénétrante, de faire d'abondantes onctions avec de la vaseline boriquée dans le cul-de-sac conjonctival, d'appliquer un pansement occlusif aseptique bien fixé et d'envoyer le malade au plus vite dans le cabinet d'un spécialiste; cela surtout lorsque l'on n'est pas en état d'exclure avec certitude l'existence d'un corps étranger dans l'intérieur de l'œil.

Tout médecin qui n'aurait pas une pratique suffisante, en ce qui concerne le traitement des blessures de l'œil, doit éviter d'irriter mécaniquement les lésions, de tirer sur les portions d'iris prolabées ou d'opérer sans compétence.

Au cours des pages suivantes nous exposons bien en partie la technique opératoire, mais nos descriptions ne sont à la portée que de ceux qui, en suivant des cours pratiques, ont acquis l'expérience opératoire indispensable.

# Coup d'œil sommaire sur les principales blessures de l'œil.

## *a.* **Blessures par objets tranchants.**

### *Extrabulbaires.*

*Paupières :* Blessures chirurgicales.

*Muscles :* Diplopie.

*Orbite :* Exophtalmie par hémorragie rétrobulbaire.

*Fracture de l'orbite :* Rupture de l'os lacrymal, de la lame papyracée, des cellules ethmoïdales (emphysème traumatique) voy. p. 231.

*Section du nerf optique :* par pénétration d'un objet d'avant en arrière dans l'orbite (amaurose subite).

### *Lésions du globe oculaire.*

*Cornée :* Ecoulement de l'humeur aqueuse, prolapsus de l'iris, leucome adhérent.

*Sclérotique :* Parfois simple perte de substance de la conjonctive; lorsque la sclérotique est presque totalement sectionnée : fond gris (uvée); lorsqu'elle est sectionnée totalement, prolapsus de la choroïde. Section de toutes les membranes : prolapsus du corps vitré (masse colloïde, visqueuse).

*Chambre antérieure :* Hyphéma.

*Iris :* Colobome de l'iris ou iridodialyse (arrachement de l'iris).

*Cristallin :* Cataracte traumatique.

*Zone de Zinn :* Par section : trémulations du cristallin et de l'iris, subluxation.

*Corps vitré :* Hémorragie.

*Parties profondes :* Leur lésion peut souvent être reconnue par la pratique de la projection (voy. p. 166). Lorsque la rétine et le nerf optique sont intacts : projection dans tous les sens; s'il y a lésion : plus de projection dans la direction correspondante ou même amaurose.

*Pronostic :* Lorsque la sclérose est lésée et lorsque les parties profondes le sont : Dubia ad malum vergens (ablatio !) en cas de lésion de la cornée avec ou sans cataracte traumatique, en général favorable (éventuellement glaucome secondaire !).

*Traitement :* Vaseline boriquée, pansement par occlusion. En cas de lésion centrale de la cornée : atropine; en cas de lésion périphérique : ésérine; en cas de lésion du cristallin : toujours atropine; en cas de prolapsus de l'iris : ablation, voy. p. 246 ; suture de la cornée, voy. p. 245; suture de la conjonctive et de la sclérotique, voy. p. 246.

### *b)* **Contusions.**

*Extrabulbaires,* voy. plus haut.

#### *Lésions du globe oculaire.*

*Cornée :* Perte de substance de l'épithélium, plissement de la membrane de Descemet (couche postérieure).

*Chambre antérieure :* Hyphéma.

*Iris :* Déchirure, iridodialyse (arrachement).

*Cristallin :* Déplacement, luxation en avant, en arrière, etc., cataracte (rare).

*Corps vitré :* Hémorragie.

*Choroïde, rétine :* Déchirures.

*Rupture de la capsule du globe oculaire* (rupture par contre-coup), siège tout près de la limite cornéo-sclérale et parallèle à elle, du côté opposé à celui où s'est produite la violence (coup de corne, bâton).

Parfois le cristallin sort de l'ouverture, sans déchirure de la conjonctive (luxation sous-conjonctivale).

*Pronostic :* dépend de l'étendue de la lésion.

*Traitement :* Vaseline boriquée ou vaseline boriquée cocaïnée, pansement par occlusion ; lorsqu'il y a irritation ciliaire : atropine ; rupture par contre-coup, voy. p. 240 ; luxation, voy. p. 168.

### *c)* **Projectiles.**

*Projectiles volumineux :* Destruction du globe oculaire (énucléation).

*Grains de plomb :* Force vive variable ; mêmes lésions que par les instruments tranchants. Parfois le globe oculaire et même la paroi de l'orbite sont traversés sans dégâts.

Deux radiogrammes : 1° d'avant en arrière ; 2° de droite à gauche ; la partie lésée tournée du côté de la plaque.

Pas de cathétérisme.

*Traitement.* Voy. sous *a*) : conservateur.

*Coups de feu à gauche du globe oculaire :* Blessure directe du nerf optique, rare. Projectile passant tout contre le globe : déchirure des vaisseaux centraux, exophtalmie ; parfois aussi anesthésie de la cornée et des paupières par déchirure du ganglion ciliaire (danger de production d'une perte de substance de l'épithélium et de panophtalmie par kératite neuro-paralytique). Ce danger existe si le malade est somnolent. Onguent boriqué ; pansement.

### *d*) **Brûlures, corrosions.**

*Paupières :* Brûlures du premier jusqu'au troisième degré.

*Conjonctive :* Soulèvement non bullaire, mais destruction complète, plus tard adhérence entre les feuillets opposés de la conjonctive.

*Cornée :* Brûlure épithéliale : lambeaux blancs ; brûlures plus profondes reconnaissables par le palper sous anesthésie.

*Sclérotique :* Brûlure profonde de la sclérotique, dangereuse surtout si elle est voisine du bord de la cornée.

*Pronostic :* Pour les brûlures superficielles, favorable ; pour les brûlures profondes, fâcheux ; dans la corrosion de la sclérotique, au voisinage du bord de la cornée, nécrose de la cornée.

*Traitement :* Cinq gouttes de la solution de cocaïne à 5 °/₀ ; vaseline boriquée cocaïnée et pansement par occlusion. En cas de symblépharon par adhérence des feuillets de la conjonctive, opération ultérieurement. En cas d'opacité ancienne de la cornée par suite de corrosion, lotions avec :

> ℞ *Tartrate d'ammonium. 5 à 20 p. 100*
> *Trois fois par jour, lotionner l'œil ou l'irriguer*
> *pendant 20 minutes.*

### **Une plaie est-elle pénétrante ou non ?**

1° Nature de la blessure et de l'objet qui l'a déterminée.

2° Aspect de la plaie, dans laquelle peut se trouver logé du tissu uvéen, le corps vitré ou le cristallin.

3° Intensité de la pression intra-oculaire. Si cette pression est fortement abaissée, il y a certainement perforation. On trouve aussi un abaissement faible dans les contusions sans rupture de la capsule du globe oculaire.

4° Etat de la chambre antérieure.

Si elle a été atteinte par une plaie pénétrante, l'humeur aqueuse s'est écoulée et la chambre n'existe plus. Si l'orifice de perforation est petit et que la plaie s'est rapidement fermée, il se peut que la chambre antérieure se trouve déjà rétablie et que seul l'enclavement de l'iris et parfois la cataracte traumatique permettent de conclure à une plaie pénétrante.

5° Etat du cristallin et des parties profondes de l'œil. Si le cristallin est cataracté ou si la projection (voy. p. 166) ne cesse d'exister dans une direction donnée, il y a des raisons sérieuses pour songer à une lésion des membranes externes.

*Remarque.* On observe souvent aussi des hémorragies dans la chambre antérieure et dans le corps vitré, ainsi que des déchirures et des arrachements de l'iris et du ballottement de l'iris (cristallin luxé), dans le cas de lésions non perforantes. Lorsque le diagnostic de plaie pénétrante a été établi, on a encore d'autres questions à résoudre :

## Plaie pénétrante.

1° La plaie est-elle, oui ou non, infectée? Il n'est pas possible d'en décider sans autre forme de procès, pour des lésions récentes ; quand il s'agit de lésions anciennes, on reconnaît l'infection par le changement de couleur de l'iris, les coagulations, l'hypopyon, l'hyperémie ciliaire intense, le chémosis, etc.

2° Quelles sont les parties lésées? En particulier, le cristallin et les parties profondes sont-ils intacts? Eclairage latéral (voy. p. 9). Examen de l'acuité visuelle et de la projection (voy. p. 166) ; la suppression de la projection dans une direction déterminée est en faveur d'un décollement de la rétine, l'amaurose en faveur d'une lésion du nerf optique.

3° Y a-t-il un corps étranger dans l'œil? Du moment qu'on ne peut exclure d'une façon certaine la présence d'un corps étranger, envoyer le malade à la clinique (voy. p. 235).

4° Y a-t-il un foyer d'infection dans le voisinage ; en particulier, existe-t-il une dacryocystite purulente ?

Pour les *corps étrangers dans l'œil,* voy. p. 235.

Pour l'*ophtalmie sympathique,* voy. p. 238.

Pour l'*infection,* voy. p. 237.

## *A.* Plaies non pénétrantes du globe oculaire.

La lésion la plus simple consiste dans l'incrustation d'un corps étranger (escarbille, poussière, etc.), dans les couches les plus superficielles de la conjonctive ou de la cornée.

### Corps étrangers sous la paupière supérieure.

On commence par abaisser la paupière inférieure et l'on inspecte la muqueuse saillante. Si l'on n'y découvre pas le corps étranger ou si les indications données par le sujet nous y engagent, on met la paupière supérieure en ectropion (technique, p. 83) et l'on enlève le corps étranger avec un petit tampon d'ouate humide. Il ne faut pas se servir d'ouate sèche, qui pourrait laisser des filaments sur la conjonctive. Il ne faut pas non plus se laisser induire en erreur par les points blancs qui apparaissent parfois sous la conjonctive de la paupière supérieure. Ce sont là des infarctus calcaires des glandes de Meibomius (voy. p. 81). D'ailleurs, ils donnent quelquefois la sensation de corps étrangers. Si l'on ne réussit pas davantage à découvrir le corps étranger, il importe de refouler vers le bas le pli de passage supérieur (technique, p. 84), parce qu'assez souvent, il s'y cache un corps étranger, surtout lorsqu'il est quelque peu volumineux.

Le pli de passage supérieur est aussi un séjour de prédilection pour les « yeux d'écrevisse » que les gens de la campagne introduisent parfois dans l'œil pour en expulser, avec leur aide, un corps étranger qui y a pénétré. Ce dernier est probablement entraîné, en pareil cas, par les larmes sécrétées, mais l'œil d'écrevisse va se blottir dans le pli de passage et ni friction, ni pression, rien ne réussit à l'en faire sortir.

Après l'extirpation du corps étranger, on instille, au cas où il existe une irritation un peu forte, 1 à 2 gouttes de la solution suivante :

> ♃ Novocaïne........................ 1
> Solution d'adrénaline.............. 1
> Eau distillée ..................... 10
> *Dans un flacon avec compte-gouttes adapté à l'émeri*
> *(Solution de novocaïne-adrénaline à 10 %)*

Cette solution doit toujours être prête pour les heures de consultation.

Parfois, malgré les affirmations formelles du sujet, il n'est pas possible de trouver de corps étranger ; c'est qu'alors il s'agit d'une conjonctivite qui donne faussement cette sensation. (traitement, p. 88)

Pour extraire sur soi-même un corps étranger situé sous la paupière supérieure, on prend celle-ci par les cils et on l'attire vers le bas, par dessus la paupière inférieure, le plus possible. Au moment de rouvrir l'œil, le corps étranger se trouve accroché par les cils de la paupière inférieure. Au besoin, répéter la manœuvre.

### Corps étranger de la cornée.

Un corps étranger de la cornée, s'il est petit, peut être très difficile à extraire. Pour mieux y réussir, il faut employer l'éclairage latéral ou placer le malade de telle sorte que l'image de la fenêtre, à laquelle l'opérateur tourne le dos, tombe sur la cornée du sujet. L'opérateur requiert alors le malade de regarder son doigt étendu ; il déplace ce doigt et par suite l'œil qui suit le mouvement, en tous sens, de telle sorte que l'image de la fenêtre se réflète sur toutes les parties de la cornée. Dans la partie ainsi éclairée de la cornée où se trouve le corps étranger, celui-ci est alors facile à reconnaître. Parfois on est induit en erreur par une petite bulle d'air ou un petit amas de matière sécrétée. Mais on les fait disparaître avec un simple clignement.

Pour extraire le corps étranger, on instille tout d'abord dans l'œil, toutes les deux minutes, 2 ou 3 gouttes de la solution de novocaïne-adrénaline ci-dessus ou d'une solution de cocaïne à 10 %. Dans les intervalles, on frictionne énergiquement la gouge spéciale avec de l'éther et de l'alcool, et l'on enveloppe l'extrémité d'une baguette de verre avec de l'ouate (voy. p. 104). Après s'être assuré par tamponnement de la cornée qu'elle est insensibilisée, on se place derrière le malade assis sur une chaise, on récline sa tête en arrière et on le fait regarder en bas (fig. 35).

On relève alors avec l'index de la main gauche la paupière supérieure et on place ce doigt sur la sclérotique au-dessus du bord supérieur de la cornée. On fait alors regarder le malade droit devant lui, puis tout en abaissant la paupière avec le médius, on applique ce doigt contre le bord inférieur de la cornée. De la sorte, on maintient les paupières largement écartées et l'on peut empêcher le globe oculaire d'accomplir des mouvements gênants. Après quoi, on donne au globe oculaire une position telle que le corps étranger se trouve bien éclairé et soit vu, en outre, sur un substratum convenable. Comme les corps étrangers sont généralement noirs, l'iris s'y prête mieux que la pupille, nòire elle-même. Il est donc préférable, pour produire l'anesthésie, de ne pas se servir de cocaïne, parce que celle-ci dilate la pupille, mais de la solution mixte à la novocaïne indiquée plus haut, qui est sans action sur l'amplitude de la pupille. On essaye ensuite d'éloigner le corps étranger avec la baguette enveloppée d'ouate humide. Si l'on n'y réussit pas, on prend la gouge (fig. 10), on l'engage avec précaution sous le corps étranger et l'on enlève ce dernier. Si l'épithélium avoisinant a été lésé, comme cela arrive lorsqu'il s'agit d'étincelles échappées de la meule d'aiguiseur, on le curette en même temps. Il n'y a pas trop à craindre une perforation de la cornée dans ce genre d'opération, car la cornée a presque 1 mm. d'épaisseur ; d'autre part, on se gardera bien de créer une perte de substance trop profonde, vu que les lésions du parenchyme déterminent la formation de cicatrices.

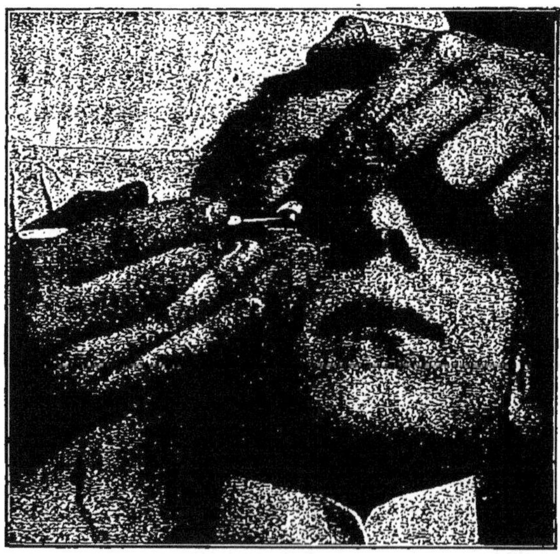

Fig. 35

On fait ensuite des onctions dans l'œil avec un peu de vaseline au sublimé (form. 60) et l'on applique un pansement. En général, la perte de substance est réparée le lendemain et un nouveau pansement est inutile. Parfois, cependant, le corps étranger et l'opération d'extraction sont la cause d'une perte de substance récidivante de l'épithélium (traitement, voy. p. 117) ou d'un ulcère (voy. p. 131). L'ulcération, abstraction faite de l'emploi d'instruments malpropres, se produit surtout dans le cas de dacryocystite purulente. En pareil cas, on ne fera pas de pansement, mais on fera toutes les heures des onctions avec la vaseline au sublimé. S'il se produit néanmoins un ulcère, il ne faut pas hésiter à extirper le sac lacrymal et à faire le traitement approprié (voy. p. 192). Il ne convient donc pas de présenter de prime abord le pronostic comme absolument favorable ni de supprimer prématurément le traitement. Le malade doit être revu au moins une fois encore. La connaissance des complications en question est importante au point de vue des indemnités à fixer en cas d'accident du travail.

### Lésions superficielles de la cornée.

Ces lésions se produisent surtout par égratignures (ongles d'enfants, feuilles de palmier, faux-cols montants, etc.); elles sont très douloureuses, mais faciles à guérir dans les 24 heur s en général : 5 gouttes d'une solution de cocaïne à 10 p. 100, borovaseline cocaïnée (form. 93) ; pansement. A renouveler le pansement toutes les trois heures pour instiller de nouveau de la cocaïne ou introduire de la vaseline cocaïnée.

On n'oubliera pas que ces sortes d'érosions peuvent récidiver. Pour la dacryocystite purulente, voy. plus haut, au chapitre précédent.

Penser aussi à l'herpès de la cornée! surtout s'il se présente de petites pertes de substances arrondies de l'épithélium qui ne guérissent pas en 48 heures (anesthésie de la cornée !) (voy. p. 116).

### Contusions de l'œil.

Le malade a reçu la veille au soir ou dans la nuit un coup de poing sur l'œil. Les paupières sont gonflées et sugillées. La paupière supérieure porte quelques éraflures provenant de la bague. En palpant la paupière inférieure, on constate une sorte de crépitation, et l'on a en même temps la sensation de bulles d'air se propageant sous la peau. C'est là un signe de la destruction des os propres du nez, de la lame papyracée de l'ethmoïde ou de l'apophyse nasale du maxillaire supérieur et de la production d'un emphysème. Ce n'est qu'avec peine qu'on maintient l'écartement des paupières avec le blépharostat de Desmarres. A la place du blanc de l'œil, on constate une hémor-

ragie étendue de la conjonctive sclérale. Dans la chambre antérieure également et la remplissant au tiers environ, du sang
extravasé (hyphéma). A l'éclairage latéral on constate que l'épithélium de la cornée est excorié çà et là, que sur le bord pupillaire
de l'iris se voient une ou deux déchirures (du sphincter de
l'iris), que la pupille est dilatée et immobile (paralysie traumatique du sphincter) et de forme ovale quelque peu oblique. Si
l'on cherche à se rendre compte plus exactement de la cause de
cette déviation, on remarque que l'iris est arraché en haut, dans sa
partie ciliaire, c'est-à-dire à son lieu d'insertion (iridodialyse).
(Sur la trémulation de l'iris, voy. p. 168 et 240). En éclairant par
transparence, on n'aperçoit pas de reflet rouge ; le corps vitré est
plein de sang (hémorragie du corps vitré). Sinon, au moyen de
l'ophtalmoscope, on verrait que la rétine a pris une couleur
blanchâtre sur de grandes étendues (commotion de la rétine).
Si l'on examine l'acuité visuelle, on constate que sont seulement encore perçus les mouvements de la main ou même simplement les alternances du clair et de l'obscur. La projection
(technique, p. 166) s'accomplit rapidement en tous sens ; il
n'existe donc pas de désordres graves des membranes internes
de l'œil. Mais si la projection était rendue impossible dans
un sens donné, on aurait probablement affaire à un décollement
de la rétine.

*Traitement.* L'intervention rapide n'est pas précisément
indiquée. On peut attendre sans préjudice pour le malade. La
lésion principale, c'est l'hémorragie du corps vitré ; elle demande des mois pour se résorber entièrement. Les lésions
cutanées seront traitées suivant les régles de la chirurgie ; dans le
cul-de-sac conjonctival on instille de la cocaïne (form. 92) et on
introduit un peu de vaseline boriquée pour calmer la douleur
provoquée par la lésion de l'épithélium cornéen. On place un
pansement sur l'œil fermé (voy. p. 30), parfois humide, suivant
les cas, et l'on engage le malade à ne pas respirer avec force, à
éviter d'éternuer, pour ne pas accroître l'emphysème cutané et
empêcher ainsi la guérison de la fracture.

Le lendemain, l'épithélium cornéen se trouve généralement
réparé ; on se borne alors à faire des onctions dans l'œil avec la
vaseline boriquée et à renouveler le pansement. Par ce traitement, l'emphysème et l'hyphéma disparaissent d'ordinaire en 5
à 8 jours. Quant aux plaies de l'iris, on ne les traite pas.

Pour accélérer la résorption des hémorragies du corps vitré, on prescrit l'iodure de potassium (15/500); malgré cela, il faut des mois pour en finir. Souvent persistent des troubles durables de la transparence et même il se développe parfois dans le corps vitré des tractus qui déterminent le décollement de la rétine.

Pour la luxation du cristallin, voyez plus bas la rupture par contre-coup (p. 240).

On conçoit aisément que des lésions analogues soient produites par des causes variées, telles que choc contre un loquet, un coin de table, un timon de voiture, ou lancement d'un objet sur l'œil, etc.

## , *B*. Plaies pénétrantes du globe oculaire.

### Lésions de la cornée.

Un enfant s'est enfoncé, il y a deux heures, en jouant, la lame d'un couteau de poche dans l'œil. Au milieu de la cornée se voit une entaille longue d'environ 5 millimètres, unie; l'humeur aqueuse s'est écoulée et de ce fait la chambre antérieure se trouve totalement aplatie; l'iris est partiellement enclavé dans la blessure. La pression intra-oculaire est très abaissée, le globe mou comme un chiffon humide. Voilà du moins les constatations immédiates que l'on peut faire; comment se comportent les parties internes de l'œil? Les dimensions de la plaie et celles du couteau donnent lieu de penser que le cristallin st également lésé. Effectivement, à l'éclairage latéral, nous apercevons une plaie béante de la capsule du cristallin et, partant de là pour s'étendre à l'intérieur du cristallin, une large ligne grise (cataracte traumatique au début). Nous examinons l'acuité visuelle; elle se trouve abaissée à 1/10 par suite de l'opacité commençante du cristallin. Le champ visuel (technique, voy. page 153) est normal; il n'y a donc pas de lésion des parties profondes. Voici dès lors le diagnostic : Plaie pénétrante de la cornée avec enclavement de l'iris dans la plaie et cataracte traumatique.

Traitement : Si la blessure est petite et ses bords unis, elle se ferme en général spontanément; inutile d'appliquer un traitement spécial, sauf le pansement et l'instillation d'atropine ou d'ésérine (atropine pour des plaies centrales et avec cataracte, ésérine pour des plaies périphériques). Mais si la blessure dépasse 3 millimètres environ ou si les bords de la plaie ne se coaptent pas exactement, il faut pratiquer une *suture de la cornée*, ce qui exige naturellement une certaine expérience de la technique opératoire (voy. p. 245).

Le lendemain, la chambre antérieure est d'ordinaire redevenue normale. La *cataracte traumatique* a fortement progressé et elle a envahi tout le cristallin. De ce moment, il faudra exactement surveiller la pression intra-oculaire (technique, voy. p. 151), car les masses cristalliniennes surabondantes, de même que l'étranglement de l'iris, donnent lieu parfois à une augmentation de la pression. Si pareil accident se produit, il ne faut pas retarder même d'un jour l'envoi du malade dans une clinique spéciale, atttendu qu'il devient nécessaire de pratiquer la paracentèse et de rendre leur transparence aux masses cristalliniennes.

Si la pression reste normale, on instille tous les jours 1 à 2 gouttes d'atropine et l'on applique le pansement ; au bout de 15 jours on enlève les fils, s'ils ne tombent pas spontanément. Chez les enfants, la cataracte se résorbe spontanément en 2 à 3 mois ; chez les adultes, l'opération est presque toujours nécessaire.

Le pronostic, en ce qui concerne la conservation du globe oculaire, est généralement bon ; l'acuité visuelle est, en revanche, fortement abaissée par la cicatrice formée et l'absence de cristallin. Pour obtenir quelque amélioration, il est indispensable d'employer les lunettes spéciales à cataracte. Souvent l'œil lésé devient strabique.

En ce qui concerne l'infection et l'inflammation sympathique, voy. p. 237 et p. 238.

De semblables lésions peuvent être produites par des ciseaux, des pointes de flèche, un tuyau de vaporisateur et d'autres instruments piquants ou tranchants, et encore par des éclats de pierre ou de fer. Dans ce dernier cas, on peut se demander si l'éclat se trouve encore ou non dans l'œil, question importante au point de vue du traitement. Pour plus de détails à ce sujet, voy. p. 235 le paragraphe relatif aux « corps étrangers du globe oculaire ».

## C. Plaie pénétrante de la sclérotique et de la cornée avec prolapsus du corps vitré, etc.

Un fragment de fer a sauté dans l'œil d'un forgeron. Celui-ci affirme que le fragment est retombé ; il est probable cependant qu'il s'en trouve encore un morceau dans le globe oculaire. (En pareil cas, envoyer immédiatement le malade à la clinique). On s'assure au moyen du sidéroscope, à la clinique, qu'il se trouve un éclat de fer dans l'œil. Puis, au moyen du même instrument, on en détermine le siège, et enfin on fait l'extraction à l'aide d'un aimant de fortes dimensions. Si l'extraction n'est pas faite, l'œil est irrémédiablement perdu (sidérose du globe oculaire), tandis que le pronostic peut être rendu favorable par l'enlèvement de l'éclat. De là l'indication formelle d'envoyer à la clinique tous les cas où l'on ne pourrait acquérir la certitude qu'il n'existe pas de corps étranger dans l'œil. Même conduite à tenir s'il s'agit d'un éclat de cuivre (explosion de cartouche), de verre, de pierre, d'un plomb de chasse, et autres. La réaction du globe oculaire aux divers corps étrangers est d'intensité variable, abstraction faite de l'infection, laquelle a une action délétère, quelle que soit la nature du corps étranger. Les éclats de verre et de pierre sont relativement les plus inoffensifs ; ils peuvent cependant, après une période non réactionnelle, provoquer une irido-cyclite grave. Les éclats de cuivre sont de tous les plus dangereux. Le fer et le plomb se rangent au milieu.

### Diagnostic de la présence d'un corps étranger dans l'œil.

Divers moyens y aident :

1o L'examen de la nature de la lésion et de l'objet qui l'a causée ;

2o La projection (voy. p. 166).

En particulier la suppression de la projection par le haut, qui correspondrait à une lésion de la partie inférieure de la rétine, est très suspecte, car il est évident qu'un corps étranger, après avoir traversé la paroi du globe, a perdu beaucoup de sa force

vive et se dirige vers le bas, en lésant les membranes internes
dans cette direction;

3° L'exploration du voisinage immédiat de la plaie. On la pratique au moyen d'une pince pointue fermée, désinfectée, et doit
se limiter au voisinage le plus immédiat de la plaie. Il ne faudrait pas entrer plus profondément dans le globe oculaire;

4° Le sidéroscope, l'aimant et la radiographie.

Voici comment se présentera la lésion ci-dessus à l'œil du
médecin :

La paupière supérieure est le siège d'une sugillation; elle
présente dans sa moitié nasale une blessure longue de 3 millimètres, perpendiculaire au bord libre de la paupière, à bords
unis, traversant toute son épaisseur. Au niveau correspondant,
le globe oculaire présente une plaie pénétrante de 9 millimètres environ, qui pour la plus grande partie siège dans la sclérotique (5 millimètres), pour la plus petite dans la cornée (4
millimètres). L'humeur aqueuse s'est écoulée, l'iris est logé
dans la plaie. A la périphérie du bord cornéen on remarque une
masse noire dans la plaie (le corps ciliaire) et plus loin une
masse colloïde comme vitrée, mélangée de lambeaux pigmen-
taires (corps vitré avec choroïde). L'hémorragie empêche l'inspection du corps vitré. La pression intra-oculaire est fortement
abaissée.

*Traitement.* En pareil cas, on se bornera à déterger les paupières, à introduire de la vaseline boriquée dans le cul-de-sac
conjonctival, à appliquer un monocle et à conduire le malade
le plus vite possible à la clinique.

Là, s'il n'y a pas de corps étranger dans le globe oculaire, on
suture la plaie. Suture cornéenne, voy. p. 245. On ferme de même la
plaie de la sclérotique. On sectionne à ras de la sclérotique au
moyen de ciseaux courbes le corps vitré et la choroïde prolabés
et dans certains cas aussi le corps ciliaire, puis on réunit les
bords de la plaie en ne faisant passer l'aiguille qu'à travers les
lamelles supérieures de la sclérotique. Il faut surtout bien se
garder d'embrocher le corps ciliaire avec l'aiguille, autrement
les chances déjà faibles de conserver le globe oculaire se trouve-
raient réduites davantage encore. Si les bords de la plaie ne
s'écartent que faiblement, il peut suffire de les recouvrir de la
conjonctive légèrement décollée à ce niveau et de la fixer au

moyen de quelques sutures. En général, cet emploi de la sclérotique pour clore des plaies du globe oculaire (ainsi que celles de la cornée) est de la plus grande utilité. On soulève la conjonctive au bord de la cornée au moyen d'une pince à mors, on la décolle à l'aide de ciseaux mousses, jusqu'à ce qu'on puisse la tirer par dessus la plaie, et on la fixe là avec quelques sutures. Vaseline à l'atropine (form. 25). Pansement.

Quant à la plaie de la paupière, on applique d'abord à la conjonctive quelques sutures, en y comprenant le cartilage tarse, on fait passer ensuite une aiguille par la bordure intermarginale (c'est-à-dire le bord libre) et alors seulement on suture la peau. Ordinairement cette suture de la paupière nous réserve des mécomptes, car elle suppure fréquemment. Plus tard on est obligé d'aviver de nouveau les bords de la plaie et d'appliquer de nouvelles sutures, pour réparer les dégâts.

Au sujet du pronostic des lésions du globe dans le voisinage du corps ciliaire, une grande réserve s'impose, car on a à craindre non seulement l'infection et un glaucome secondaire ultérieur, mais encore l'irritation mécanique du corps ciliaire et surtout le *péril d'une affection sympathique de l'autre œil* (voyez p. 238). La rétraction de la cicatrice est un signe des plus fâcheux. En pareil cas on a toujours à redouter une perte de l'œil par iridocyclite. Le pronostic est le plus favorable pour les blessures par éclats de verre (verres de lunettes, explosion de flacons, etc.), parce qu'elles sont à bords unis et le plus souvent aseptiques.

## Infection.

L'infection peut détruire un œil, même si la guérison de la plaie est en très bonne voie. Elle ne se manifeste en général qu'au bout de quelques jours. Il se produit tout d'abord une hyperémie ciliaire assez forte et un gonflement de la conjonctive sclérale; mais les suites sont bien différentes selon que l'agent infectieux se localise dans la plaie même ou dans les profondeurs de l'œil. Dans le premier cas, les bords de la plaie se tuméfient et prennent une coloration variant du gris jaunâtre au jaune, en même temps que le trouble peut s'étendre à toute la cornée. A cette période, une cautérisation énergique des bords de la plaie peut souvent encore sauver la situation (technique, p. 125). Parfois l'infection gagne, de là, la profondeur du globe oculaire; dans ce cas, l'anse galvanocaustique doit poursuivre l'infection dans son trajet, sans réussir en général à produire grand effet, vu que la panophtalmie est imminente.

Si l'infection se produit immédiatement dans les profondeurs de l'œil, on en est averti par le changement de coloration de l'iris et la production d'une collection purulente sur le plancher de la chambre antérieure (hypopyon). Parfois l'infection se borne à une iritis purulente; d'autres fois il s'ensuit un abcès du corps vitré ou une panophtalmie. Le traitement doit y être approprié. En ce qui concerne l'iritis, voy. p. 141 et 171, en remarquant que cette variété d'iritis se complique d'ordinaire de nombreuses adhérences et parfois d'un glaucome secondaire; quant à la panophtalmie et à l'abcès du corps vitré, voy. p. 171 et 172. On recommande encore les injections avec le sérum de Deutschmann (voy. p. 48).

## Ophtalmie sympathique.

Le plus grand danger qu'offrent les blessures de l'œil, c'est l'*inflammation sympathique* du congénère. Les causes prédisposantes de cette complication sont :

1° La plaie pénétrante ;
2° L'irido-cyclite.

Les causes adjuvantes résident dans l'incarcération de portions de l'uvée, le séjour d'un corps étranger dans le globe et la proximité du corps ciliaire de la partie lésée.

*Remarque*. On peut déduire de ce qui précède que l'on n'a pas à craindre l'ophtalmie sympathique dans le cas d'inflammation de la cornée, dans le glaucome et la panophtalmie métastatique.

L'ophtalmie sympathique se manifeste d'ordinaire par une phlogose de l'uvée et en particulier de l'iris et du corps ciliaire, plus rarement par une altération du nerf optique ou de la rétine. Les inflammations se présentent par accès aigus ou sous la forme chronique et conduisent graduellement, en même temps qu'à une occlusion et une oblitération de la pupille, à un glaucome secondaire et à une atrophie du globe oculaire.

L'intervalle qui sépare la lésion d'un œil de la production d'une ophtalmie sympathique n'est ordinairement pas inférieur à une quinzaine de jours ; la période la plus dangereuse est comprise entre 4 et 12 semaines ; cependant elle peut se produire plus tard encore, et même après des années.

*Traitement.* Il consiste en l'énucléation prophylactique du globe lésé. Il ne faut pas manquer de la pratiquer dans tous les cas de blessure suivie de phénomènes inflammatoires prolongés, même si une partie de la fonction est conservée. L'opération s'impose surtout lorsque l'œil sain présente de l'hyperémie péricornéenne, de la photophobie, du larmoiement et des troubles de l'accommodation. Un facteur très important, sous ce rapport, c'est l'affirmation du malade, se plaignant de ne pouvoir lire facilement à la distance habituelle, tandis qu'il voit bien mieux lorsqu'il éloigne le livre de ses yeux. Ce fait est l'indice d'une limitation de l'accommodation, l'un des premiers symptômes de l'inflammation sympathique. (Pour l'examen de l'accommodation on se sert avantageusement de l'appareil mentionné p. 147). On veillera incessamment sur l'apparition de ces symptômes et, dès qu'ils se produiront, on ne retardera pas d'un jour l'énucléation. Si le malade s'y refuse, le médecin déclinera toute responsabilité. Une fois l'ophtalmie sympathique produite, l'œil envahi par elle ne pourra en général plus être sauvé. Fera-t-on alors l'énucléation de l'œil primitivement lésé ? C'est l'état actuel de cet œil qui en décidera. S'il y a amaurose ou si l'on est autorisé à craindre cette complication par le fait de la rétraction cicatricielle, il n'y a plus qu'à énucléer. Mais si l'œil blessé possède encore un certain degré d'acuité visuelle, ce sera l'intensité et la nature (séreuse ou plastique) de l'inflammation et le degré d'acuité visuelle conservé qui permettront de décider lequel des yeux présentera le plus de chances favorables pour l'avenir, et on le conservera.

Schirmer conseille, dans l'ophtalmie sympathique, les cures mercurielles intensives.

D'ailleurs le traitement de l'irido-cyclite sympathique ne se distingue pas de celui de l'irido-cyclite ordinaire (voy. p. 141).

Les opérations pratiquées sur l'œil atteint sympathiquement ont souvent pour conséquence un réveil de l'inflammation de l'autre œil, même lorsque ce dernier paraît être totalement au repos. Pour s'assurer qu'on a cet accident à redouter, on applique quelque temps une pièce à fixation ; si alors il se produit de l'hyperémie ciliaire, on renoncera à l'opération.

# *D.* Rupture par contre-coup (Rupture de la sclérotique).

Voici un paysan qui se présente à la visite et raconte qu'une vache lui a enfoncé sa corne dans l'œil. Le médecin remarque dans la moitié temporale de la paupière une forte hémorragie sous-cutanée sans solution de continuité (au point frappé par la corne). Le globe lui-même présente dans son quadrant supéro-interne une déchirure longue de 10 mm., parallèle au bord de la cornée et à 3 ou 4 mm. de celui-ci. Entre les bords de la plaie, on aperçoit, outre la substance colloïde transparente du corps vitré, des lambeaux de tissu dont la pigmentation indique l'origine irienne ou choroïdienne. L'iris lui-même présente au niveau de la déchirure une perte de substance qui, par sa forme régulière, rappelle une iridectomie faite selon les règles de l'art. La pression est très abaissée et l'acuité visuelle notablement diminuée. Si l'on place devant l'œil de forts verres convexes, d'environ 10 dioptries, la vision se trouve notablement améliorée. Ce fait particulier nous apprend que le cristallin s'est également trouvé expulsé de l'œil.

Veut-on s'assurer que l'œil renferme ou non une lentille cristallinienne, voici comment on procède : On place, dans une chambre obscure, à côté et un peu en avant du malade, une bougie et on regarde son œil en prenant la position symétrique de l'autre côté et en faisant regarder le malade droit devant lui ; de la sorte le rayon visuel de l'observateur tombe sur l'œil du malade sous le même angle que la lumière de la bougie. Le médecin doit voir alors, si l'œil est normal, trois images de la bougie placées les unes en arrière des autres. La première, nette et droite, siège sur la cornée ; la seconde, plus grande, droite, mais plus confuse, se trouve à 1$^{mm}$ en arrière sur la face antérieure de la lentille ; la troisième, beaucoup plus petite, mais plus nette et renversée, est produite par la face postérieure de la lentille agissant comme un miroir concave et se trouve à environ 8 à 10 $^{mm}$ en arrière de la cornée. Si ces trois images ou même seulement deux d'entre elles (celle du milieu étant ordinairement très peu distincte) subsistent, c'est qu'il y a une lentille dans l'œil. Si les deux images postérieures manquent et que celle de la cornée reste seule, c'est que la lentille ne se trouve plus dans sa situation normale.

Le cristallin peut être luxé et plongé dans le corps vitré ; on le reconnaîtra à son bord jaune d'or ; mais en général, dans la rupture par contre-coup, il se trouve projeté hors de la blessure. Comme parfois la conjonctive ne participe pas à la déchirure, on peut voir alors la lentille cristallinienne couchée au-dessous d'elle.

On appelle ces lésions ruptures par contre-coup, parce qu'elles ne siégent pas au point même sur lequel a porté le traumatisme. Le globe ne se rompt généralement pas au point atteint par la violence, mais en un point opposé, à l'endroit où il est le plus mince.

Outre les lésions précitées, on remarque assez souvent des déchirures de la rétine et de la choroïde.

Le pronostic n'est guère favorable, surtout lorsqu'il s'agit de lésions profondes ; sans parler du danger de production d'un glaucome secondaire, de l'infection et de l'ophtalmie sympathique (voy. p. 238).

Le pronostic est bien meilleur si, comme cela arrive fréquemment, la conjonctive est restée intacte. En pareil cas, le danger d'infection est notablement diminué.

Le *traitement* consiste à faire des onctions de vaseline boriquée dans l'œil et à appliquer un pansement. A la clinique, où il faudra conduire le malade, on sectionne les parties prolabées, on applique une suture (voy. p. 246) et on recouvre la plaie d'un lambeau de conjonctive. A cet effet, on saisit la conjonctive avec une pince et on la décolle avec des ciseaux mousses jusqu'à ce qu'on puisse l'amener par dessus la plaie. On la fixe dans cette position au moyen de quelques fils.

Si le corps ciliaire est engagé largement dans la plaie, on ne peut évidemment pas le sectionner. On le refoule dans la plaie à l'aide d'une sonde boutonnée aseptique et l'on ferme la plaie, dans la supposition qu'il n'y a pas eu infection. Car s'il y a eu infection, il se produit une irido-cyclite, que l'on n'aurait pas davantage pu éviter si l'on avait sectionné le corps ciliaire sur une grande étendue (c'est-à-dire plus de 1 mm.).

L'hypermétropie intense, produite par l'aphakie, doit être corrigée par la suite au moyen de verres convexes.

Si la conjonctive n'est pas déchirée, on introduit de la vaseline boriquée dans le cul-de-sac conjonctival et l'on applique un pansement. La plaie se ferme alors par cicatrisation graduelle. Lorsque le cristallin se trouve luxé sous la conjonctive, on l'enlève après cicatrisation des plaies en fendant simplement la conjonctive.

### Lésion de l'orbite avec globe oculaire intact.

La pointe d'un parapluie, porté maladroitement sous le bras dans une position horizontale, est entrée dans l'œil d'un jeune garçon et l'a fortement endommagé. Le malade est conduit chez le D$^r$ X..., qui examine l'œil et trouve une dilacération de la paupière et de la conjonctive palpébrale, qu'on peut suivre jusqu'au fond de l'orbite avec la sonde maniée avec précaution. La conjonctive palpébrale est injectée et offre l'aspect d'un chémosis ; le globe oculaire est intact, comme on peut s'en assurer par l'examen direct, la réaction pupillaire, l'acuité visuelle et la constatation de la pression intra-oculaire. Le médecin tamponne la plaie, sans la suturer, et au bout de quelques jours elle est guérie.

Malheureusement il n'en va pas toujours ainsi, car on a à craindre un phlegmon de l'orbite, même le tétanos, des paralysies musculaires, la déchirure du nerf optique, une lésion cérébrale par fracture de la paroi orbitaire, etc. Dès que l'une de ces complications est imminente, le malade doit être envoyé à la clinique.

*Remarque.* Le cathétérisme est nécessaire, parce qu'assez souvent des fragments de l'objet qui a produit la blessure restent dans l'orbite.

S'il s'agit de petits objets, tels que des grains de plomb, on peut les laisser dans l'orbite sans danger. Mais s'il se produit un phlegmon de l'orbite, il n'y a qu'à le traiter suivant les règles. (Voy. p. 188).

### Blessure par arme à feu dans la région temporale.

Le médecin est appelé auprès d'un malade qu'on a trouvé il y a une heure sans connaissance, le revolver dans la main droite. On remarque à la tempe droite une petite blessure arrondie, avec des traces de poudre dans le voisinage. Comme la connaissance est revenue au blessé dans l'intervalle, on ne peut guère admettre l'existence d'une lésion grave du cerveau. Mais à l'examen des yeux, on constate que la paupière supérieure est en prolapsus (ptose traumatique), que l'œil regarde en bas et est saillant, en outre que l'œil droit a perdu sa faculté de vision ; il ne distingue même plus les alternatives de lumière vive et d'obscurité. Comme le globe oculaire a conservé son tonus normal et ne présente aucun signe de destruction, il est probable que le nerf optique a subi une rupture avant son point de pénétration dans l'œil. En même temps on est obligé d'admettre une déchirure des nerfs innervant le releveur de la paupière supérieure et les muscles supérieurs de l'œil, ou bien une rupture des muscles eux-mêmes, tandis que l'exophtalmie est conditionnée par un épanchement sanguin. Effectivement les lésions de ce genre sont assez fréquentes, car, d'après Hirschberg, sur 100 cas de suicidés de ce genre, il en meurt la moitié, tandis que le tiers des survivants perd l'usage de l'œil droit. Il faut toujours rechercher les symptômes cérébraux !

En pareil cas, la seule chose que le médecin ait à faire, c'est d'appliquer, après nettoyage de la plaie externe, un pansement aseptique qui doit en même temps recouvrir l'œil, puis de l'envoyer à la clinique. Là on tâchera de découvrir le siége de la balle au moyen des rayons Rœntgen, et s'il se produit des accidents quelconques ou des phénomènes inflammatoires, on l'extraira. Si elle est logée dans l'orbite, il sera possible de l'enlever par l'opération de Krœnlein avec conservation du globe oculaire, aveugle il est vrai, mais du moins utile au point de vue esthétique.

*Blessures par grains de plomb,* voy. p. 225.

## Corrosions par la chaux.

Instiller 5 gouttes d'une solution de cocaïne à 10 %.

Enlévement des parcelles de chaux du cul-de-sac conjonctival. On réussit le mieux cette dernière opération en y dirigeant un jet d'eau, soit en comprimant un tampon d'ouate, soit en laissant l'eau tomber goutte à goutte d'une ondine. Les parcelles non entraînées de la sorte seront enlevées avec la pince ou la baguette de verre enveloppée d'ouate. Aux points où la chaux se trouve incrustée dans la conjonctive, on se servira, si c'est nécessaire, de la curette. Quand on aura ainsi nettoyé le cul-de-sac conjonctival, on mettra la paupière supérieure en ectropion, on refoulera en avant le pli de passage (technique, p. 84) et on enlèvera les parcelles les plus minimes. On inspectera une fois encore l'œil et l'on instillera quelques gouttes de cocaïne, puis l'on fera une onction abondante avec de la vaseline boriquée (form. 1). Dans ce but, on ne se bornera pas à introduire la vaseline dans le cul-de-sac, mais on en fera passer aussi sous la paupière supérieure tirée en avant par les cils. Sur les paupières on appliquera une petite compresse de lint enduite de vaseline boriquée et on la maintiendra à l'aide d'un pansement (p. 30). Si c'est possible, on enverra le malade à la clinique. Mais si cela ne peut se faire, on renouvellera le pansement toutes les trois heures, et plus tard deux fois par jour, pour réinstiller de la cocaïne (3 à 4 gouttes) et réintroduire de la vaseline boriquée en abondance. A surveiller l'iritis (atropine) et l'accroissement de pression (ésérine) possibles et les traiter selon les règles. Dès qu'on pourra le faire sans provoquer de douleur, on laissera de côté le pansement ; on se bornera à la vaseline boriquée et on engagera le malade à tirer fréquemment la paupière en avant pour empêcher toute possibilité d'adhérence avec le globe oculaire. Malheureusement tous les efforts sont inutiles en général, et il se produit un symblépharon plus ou moins accentué. Le pronostic est entièrement défavorable dans les cas graves, avec anesthésie complète de la cornée ; celle-ci se nécrose, tombe, et à sa place se forme une cicatrice opaque.

Lorsque la corrosion a été moins forte et qu'il reste encore un peu de tissu cornéen translucide, on pourra plus tard, au bout de 2 à 3 mois peut-être, lorsque les symptômes se seront calmés, améliorer l'acuité visuelle par une iridectomie optique et l'aspect de l'œil par un tatouage. Si l'on n'a aucune raison d'espérer une amélioration par l'iridectomie, on peut faire porter au malade, à un point de vue esthétique, devant le globe oculaire un appareil prothétique en forme de coquille étroite. Pour le faire sans inconvénient, il faut d'abord reconstituer le cul-de-sac conjonctival, ce qui s'obtient par la transplantation d'un lambeau de peau ou de conjonctive. Mais il ne faut pratiquer cette opération qu'au bout de six mois au moins, faute de quoi la rétraction serait trop forte et l'effet de cette pénible opération problématique. Les opacités cornéennes consécutives à des corrosions sont généralement très épaisses et défient souvent tout traitement. Quant aux bons effets qu'on prétend avoir obtenus de l'usage des lotions au chlorure d'ammonium à 5 % (3 à 4 fois par jour pendant 10 à 20 minutes) ou au tartrate d'ammonium à 10 %, nous ne pouvons les confirmer en ce qui concerne les corrosions graves, mais on pourra toujours les essayer. Les lotions se pratiquent au moyen des œillères renfermant une certaine quantité de liquide et le malade, d'abord traité par l'alypine (2 %), tiendra l'œillère appliquée sur l'œil ouvert, la tête réclinée. Clausen recommande de remplir une ondine du liquide et d'arroser l'œil cocaïnisé 3 à 4 fois par jour pendant 20 minutes. A continuer, suivant les cas, pendant des mois. Pfalz préconise les préparations plastiques à appliquer de bonne heure, c'est-à-dire immédiatement après la chute de l'eschare, parce qu'alors on a moins à redouter une forte rétraction. Quant aux autres opérations esthétiques (ectropion ou entropion), il ne faut pas y procéder trop tôt.

## Brûlures.

On traite de même les brûlures par explosions, flammes, coup de feu à bout portant, eau bouillante, vapeur, gaz, métal en fusion, cendres incandescentes et les corrosions par les acides ou les alcalis.

On instille d'abord de la cocaïne en abondance, on déterge le cul-de-sac conjonctival, on y introduit de la vaseline boriquée et on applique un pansement qu'il faudra renouveler toutes les trois heures, pour instiller de nouveau de la cocaïne, jusqu'à ce que les douleurs se trouvent amendées, après quoi on ne renouvelle plus le pansement que deux fois par jour. Si la peau des paupières et du visage a été brûlée en même temps, on la recouvre de vaseline boriquée en abondance ou de la pommade spéciale (form. nº 30) ; on en maintient l'application par une compresse de lint et l'on fixe au moyen de bandes. (La gaze ne convient pas parce qu'elle absorbe trop l'onguent.)

Plus tard, on fera les opérations plastiques nécessaires.

Le pronostic diffère selon le degré de la brûlure ; mais souvent le résultat final est meilleur qu'on ne l'espérait tout d'abord, surtout lorsqu'il s'agit de brûlures par coup de feu à bout portant. Pour les brûlures pénétrantes en cas d'explosions, voy. p. 233 et 234.

Les brûlures les plus bénignes sont celles faites avec le fer à friser ou le cigare.

Elles sont très douloureuses et souvent inquiètent extraordinairement les malades. Mais si, comme c'est le cas le plus fréquent, l'épithélium cornéen seul est brûlé et forme alors un lambeau blanc attaché à la cornée, le pronostic est tout à fait favorable. D'ordinaire, l'épithélium se trouve restauré dès le lendemain et la brûlure soi-disant grave est guérie à la grande satisfaction du médecin et du malade. On instille 4 à 5 gouttes de cocaïne, on introduit de la vaseline boriquée et l'on applique un pansement.

## Opérations nécessitées par les lésions de l'œil.

### *1. Suture de la cornée.*

Il ne faut pas oublier que ce doit être une opération aseptique et que les instruments qui y servent doivent être stérilisés. On aseptise d'ailleurs la région opératoire même par des lotions avec une solution de chlorure de sodium physiologique (0°, 7) stérile. Les aiguilles doivent être très fines et recourbées (fig. 19), la soie aussi fine que possible. On commence par faire l'anesthésie locale (5 à 6 gouttes d'une solution de cocaïne à 10 0/0 fraîchement bouillie), on applique alors le blépharostat et on irrigue le champ opératoire avec la solution de chlorure de sodium. Puis on sectionne à ras, avec des ciseaux courbes, le prolapsus de l'iris, et on écarte le reste de l'iris de la plaie avec une spatule. Après quoi on saisit avec une pince chirurgicale l'une des lèvres de la plaie et on fait passer l'aiguille de façon à ne léser que les lamelles superficielles de la cornée, puis on pique la lèvre opposée au point correspondant et l'on fait passer l'aiguille au dehors tout près du bord de la plaie. On ferme la plaie par une suture à nœud chirurgical. En cas de plus grande extension de la plaie, il peut être nécessaire d'appliquer 2 ou 3 sutures. On évitera le plus possible de blesser la région pupillaire et on ne pratique que le nombre de sutures strictement nécessaire pour bien coapter les bords de la plaie, parce que les petits canaux produits par le passage de l'aiguille restent visibles par la suite. On coupera les fils au plus près possible pour qu'ils ne viennent pas frotter sur la cornée. La suture opérée, on instille 2 gouttes d'atropine et on introduit de la vaseline atropinée, d'une part en raison de la cataracte traumatique (dans tout cas récent de cataracte traumatique, il faut faire usage d'atropine, d'autre part pour faciliter l'extraction de l'iris engagé dans la plaie. Lorsque la plaie est très périphérique, on fait mieux de donner de l'ésérine pour libérer l'iris de son enclavement à l'aide de la tension produite. Mais ce moyen ne doit être mis en œuvre que si l'on peut exclure la cataracte avec certitude. Dès qu'il existe une cataracte traumatique, il faut donner de l'atropine, même si la plaie est périphérique. On termine l'opération par l'application d'un monocle.

2. Opérations conjonctivo-plastiques.

Dans les blessures avoisinant le bord de la cornée et dans celles de la sclérotique, on pratique avantageusement des opérations conjonctivo-plastiques. Dans ce but, on décolle la conjonctive avec des ciseaux courbes mousses, jusqu'à ce qu'on obtienne un lambeau suffisant pour recouvrir la plaie, et on fixe ensuite ce lambeau au moyen de quelques sutures.

### Enucléation.

Cette opération devant être pratiquée d'urgence dans des cas pressants, par exemple dans le cas d'ophtalmie sympathique ou de destruction du globe oculaire, voici en peu de mots le procédé à appliquer.

Comme instruments, on doit disposer : 1° d'un élévateur (fig. 15) ; 2° d'une pince à griffes ; 3° de petits ciseaux courbes et mousses (fig. 17) ; 4° d'un crochet à strabisme (fig. 36) ; 5° du blépharostat de Desmarres (fig. 13), et 6° de grands ciseaux courbes mousses, appelés ciseaux d'énucléation, mais qu'on peut remplacer par les petits ciseaux mentionnés.

Préparatifs, désinfection, voy. p. 53 et 59.

Fig. 36.

Anesthésie. Pendant l'anesthésie on façonne une boule avec de la ouate humide, du volume du globe oculaire, et on la revêt d'un morceau de protective en soie ou de papier de gutta-percha, qu'on a fait tremper préalablement dans le sublimé (1 p. 1000).

*1er temps :* On place l'élévateur (fig. 15) et on incise la conjonctive tout autour de la cornée à environ 2 mm. de son bord jusqu'à ce qu'on atteigne les insertions musculaires ; on passe ensuite le crochet à strabisme sous le droit interne et on le coupe de manière à en laisser un bref moignon sur le globe ; on recherche alors de même les autres muscles droits et on les coupe au ras du globe, après quoi on cherche à reconnaître une fois encore, avec le crochet à strabisme, si tous les muscles sont sectionnés.

*2e temps :* On enlève ensuite l'élévateur, on met en place le blépharostat de Desmarres et on pratique des mouvements de levier pour luxer et faire sortir le globe de l'orbite ; on le saisit ensuite avec une pince placée sur le moignon du droit interne, on le tire en dehors et l'on introduit les ciseaux d'énucléation fermés dans l'orbite, du côté nasal, en les enfonçant de haut en bas et l'on tâtonne pour trouver le nerf optique. Lorsqu'on l'a trouvé, on ouvre les ciseaux, en les serrant toujours aussi peu obliquement que possible afin de laisser adhérent au globe un fragment aussi grand que possible du nerf et on le sectionne d'un seul coup, ce qui produit un bruit particulier de craquement. On extrait alors rapidement le globe et on sectionne assez ras les tissus adhérents sans entailler le globe. On introduit dans la cavité abondamment saignante la boule d'ouate préparée et l'on a soin d'enfoncer dans l'orbite la conjonctive avec l'ouate. Inutile de suturer.

Alors, tout en enfonçant la boule, on nettoie soigneusement le pourtour de l'orbite et l'on applique avec force un monocle.

On enlève ce dernier le lendemain ainsi que la boule d'ouate et l'on introduit dans la cavité de la vaseline boriquée. Nouveau pansement.

On renouvellera pendant environ cinq jours ce pansement, en abandonnant la boule d'ouate et l'on combat toute sécrétion en instillant du nitrate d'argent à 1/2 p. 100.

Au bout de quelques semaines on pourra placer un œil artificiel (Prothèse, p. 249).

Indications de l'énucléation :

1° Destruction du globe oculaire ;
2° Imminence d'ophtalmie sympathique ;
3° Amaurose douloureuse.

L'énucléation peut aussi être pratiquée sous anesthésie locale.

1° Après cocaïnisation complète de la conjonctive (5 gouttes de la solution à 10 p. 100), on injecte 2 gouttes d'alypine-adrénaline (voy. p. 56), sous la conjonctive dans le voisinage des points d'insertion de chacun des 4 muscles droits ; on passe ensuite autour du globe oculaire une aiguille recourbée en cercle et l'on injecte 1 à 2 cmc. du même anesthétique dans l'espace de Tenon.

2° Pratiquer l'anesthésie du corps ciliaire : Après cocaïnisation de la conjonctive, on introduit entre le muscle droit externe et la paroi de l'orbite jusqu'à une profondeur de 5 cm. une canule, on la fait tourner quelque peu en dedans et on injecte 1 cmc. d'alypine.

# Appendice.

## Prothèse oculaire (Œil artificiel).

La prothèse est importante : 1° au point de vue esthétique :
Des borgnes ne trouvent parfois une situation sociale qu'après
intervention de la prothèse (œil artificiel) ;

2° au point de vue médical.

On sait par expérience que, après l'énucléation, le côté correspondant subit un arrêt de développement ou régresse, si l'on
ne remplace pas l'œil absent par un œil artificiel. Cela est vrai,
surtout pour les enfants ; mais on constate même chez les
adultes que les paupières se rapetissent, lorsque l'orbite reste
vide.

La fonction des voies lacrymales se trouve également rétablie
grâce à la prothèse, tandis que sans elle les larmes coulent dans
l'orbite et y occasionnent des inconvénients.

Il est donc nécessaire de faire porter un appareil prothétique
convenable.

Un œil artificiel remplit bien son but lorsqu'il s'adapte sans
la moindre douleur et suit les mouvements de l'œil naturel.
C'est une erreur de croire qu'il ne remplit son but que dans le
cas où il paraît aussi grand que l'œil naturel. Sans doute faut-
il également à ce point de vue chercher à se placer dans les
conditions naturelles, mais dans un grand nombre de cas, l'orbite est tellement diminué qu'il est impossible d'y placer un
œil aussi volumineux que l'œil sain sans provoquer de douleur.

Les yeux artificiels portent d'ordinaire une entaille. Celle-ci
est destinée à recevoir l'insertion du muscle grand oblique.
C'est à cette entaille que l'on reconnaît comment l'œil doit être
placé, ou encore si l'on a affaire à un œil droit ou à un œil
gauche. L'entaille doit donc siéger vers le haut et en dedans.

*Introduction de l'œil artificiel.* — On commence par humecter
la surface de l'œil artificiel au moyen de l'haleine, et après
avoir tiré en haut, avec la main gauche, la paupière supérieure,

on l'introduit dans l'orbite en relevant son extrémité la plus longue (longueur évaluée à partir de l'iris), on le pousse le plus haut possible ; on tourne alors l'œil un peu en dehors et en même temps on attire en avant la paupière inférieure, et ainsi l'œil artificiel va prendre la position désirée.

*Extraction.* — A cet effet, on tire la paupière inférieure assez en bas pour voir le bord inférieur de l'œil prothétique, puis l'on fait glisser au-dessous un instrument (crochet à strabisme, épingle à cheveux, etc.) ; on le soulève tout en le ramenant un peu en avant, et alors une légère pression le fait glisser au dehors sous la paupière supérieure. Pour qu'il ne se casse pas en tombant dehors, on le reçoit sur un linge.

*Conservation, remplacement.* — L'œil artificiel doit être extrait le soir, nettoyé, essuyé et conservé à sec pendant la nuit (non dans l'eau !).

Dès que la cornée commence à devenir rugueuse, il faut remplacer cet œil par un nouveau.

N. B. Il existe d'ailleurs des pièces prothétiques qui peuvent être appliquées sur le moignon. Les yeux « réformés » (Snellen) se distinguent des autres appareils prothétiques par leur paroi postérieure entièrement close et leurs angles arrondis, grâce à quoi ils sont parfaitement maintenus et n'occasionnent aucune gêne. Comme ils renferment dans leur intérieur un espace presque vide d'air, il arrive parfois, au moment d'un changement brusque de température, qu'ils éclatent.

Un œil ainsi endommagé ne doit pas être porté un instant de plus.

Lorsque l'orbite vide sécrète abondamment, on recommande les pulvérisations au thioforme.

# Le Rapport médico-légal.

(en partie d'après Maschke : *Die augenärztliche Unfallpraxis.*
Wiesbaden, Bergmann, 1899.)

Il doit être conçu d'une façon intelligible pour tout le monde ;
les termes techniques devront être traduits en langage ordinaire
et, dans certaines circonstances, ajoutés entre crochets.

1° Dans le préambule, on mentionnera le but et le motif du
rapport, les maladies antérieures de l'intéressé et tout ce qui
lui est personnel ; et si l'on a eu des actes à consulter, on les
résumera.

2° On exposera ensuite, d'après le récit même du blessé, l'époque, le lieu et les circonstances dans lesquelles la blessure lui
est survenue, la durée du traitement que lui a fait suivre son
médecin qui sera nommé. On notera s'il a travaillé ou non
après l'accident, s'il travaille actuellement, quels sont les inconvénients dont il se plaint et s'il les attribue à l'accident, enfin
comment il évalue le préjudice qui peut en être résulté pour lui.

Il convient, en outre, de se renseigner sur les autres lésions
et maladies subies, sur l'acuité visuelle antérieure (militaires), etc.

3° On décrira les constatations objectives faites dans un langage
intelligible à tous, mais cependant assez exact pour qu'un
autre médecin, interrogé par la suite sur des modifications
éventuelles survenues, puisse répondre au besoin. Il faudra
fournir, en outre, des indications sur l'acuité visuelle et, si c'est
nécessaire, sur le champ visuel de l'œil malade et de l'œil sain.
On ajoutera quelques brefs détails concernant l'état général (on
dira, par exemple, que le sujet a l'aspect d'un homme sain et vigou-
reux). S'il y a lieu de tenir compte d'autres recherches ressor-
tissant à des spécialités médicales, on les mentionnera avec le
nom du spécialiste.

4° Après quoi se trouvera formulé le *diagnostic* qui est

5· La raison d'être du *rapport* à rédiger.

Ce rapport doit considérer :

*a)* si les phénomènes morbides décrits se ramènent réellement à l'accident, si ce rattachement se légitime par les données scientifiques acquises ;

*b)* si les symptômes sont susceptibles d'une amélioration et comment celle-ci peut être obtenue ;

*c)* jusqu'à quel degré ils sont préjudiciables au blessé, au point de vue de son travail professionnel (par exemple chez les borgnes : perte de la vision binoculaire et par suite de la perception du relief, réduction du champ de la vision binoculaire de $\frac{1}{6}$ et de ce fait danger plus grand à travailler sur les échafaudages, près des machines, en contact avec des animaux, abaissement de l'acuité visuelle qui est plus élevée dans la vision avec les deux yeux que dans la vision monoculaire, la défiguration et par suite la diminution des chances d'emploi, de mariage, etc., etc.) ;

*d)* enfin, le degré d'incapacité de travail exprimé en pourcentage ; et si cette incapacité sera de longue durée, si on peut s'attendre à une amélioration ou à une aggravation, dans quelles conditions ces modifications sont susceptibles de se produire et à quel moment un nouvel examen sera nécessaire.

6º Pour terminer, on exprime que le rapport a été rédigé en connaissance de cause et en bonne foi, on signe et l'on indique le lieu et la date.

Il n'est permis de donner une attestation de simulation ou d'aggravation, dans un rapport, que si l'on peut en apporter la preuve certaine.

## Barême de rentes.

Ce barême est établi d'après un tableau schématique de Maschke, suivant les règles en usage à la première clinique ophtalmologique de l'université de Berlin, et s'applique aux ouvriers dont le métier ne comporte que des exigences visuelles de peu d'importance (cultivateurs, boulangers, domestiques, briquetiers, maçons, forgerons, etc.). Il présente donc les limites inférieures applicables pour l'évaluation des suites d'accidents. Pour les ouvriers dont le métier comporte des exigences visuelles supérieures, il faut compter 5 à 10 p. 100 en plus. Une virgule placée à la suite de l'un des chiffres de la table indique que, suivant les circonstances, on pourra prendre le chiffre supérieur le plus proche ou celui représentant une valeur moyenne.

| | $2/3-1$ | $1/2$ | $1/3$ | $1/4$ | $1/6$ | $1/10$ | $3/50$ | 0 |
|---|---|---|---|---|---|---|---|---|
| $2/3-1$ | 0 | 0 | 5 | 10 | 10' | 15 | 20 | 25 |
| $1/2$ | 0 | 5 | 10 | 10' | 15 | 20 | 25 | 30 |
| $1/3$ | 5 | 10 | 15' | 20 | 20' | 25 | 30 | 35 |
| $1/4$ | 10 | 10' | 20 | 30 | 30' | 35 | 40 | 45 |
| $1/6$ | 10' | 15 | 20' | 30' | 45 | 45' | 50 | 55' |
| $1/10$ | 15 | 20 | 25 | 35 | 45' | 60 | 65 | 70 |
| $3/50$ | 20 | 25 | 30 | 40 | 50 | 65 | 80 | 90 |
| 0 | 25 | 30 | 35 | 45 | 55' | 70 | 90 | 100 |

Le barème doit être lu de la façon suivante :

La première colonne verticale indique l'acuité visuelle d'un œil ; la première colonne horizontale, celle de l'autre œil.

*Les deux yeux sont normaux avant l'accident :*

S'il s'agit de la blessure d'un seul œil, tandis que l'autre est resté intact, on ne prendra en considération que les chiffres disposés dans la première rangée, derrière le gros trait.

Si les deux yeux ont été blessés lors d'un accident, dans ce cas on cherche dans la première colonne verticale la fraction qui correspond à l'acuité visuelle de l'un des yeux, et dans la première colonne horizontale celle qui correspond à l'acuité visuelle de l'autre œil.

Au point de rencontre des deux rangées en question, on

trouve alors le chiffre qui correspond à l'incapacité de travail en cas d'accident intéressant les deux yeux; par exemple : acuité visuelle d'un œil 1/10, de l'autre œil, 1/4. Rente = 35°.

Si l'acuité visuelle de l'un des deux yeux avant l'accident était déjà amoindrie, il faudra évaluer quelle part de sa capacité individuelle professionnelle le blessé a perdue par suite de l'accident, et il faudra calculer la rente partielle ou totale, suivant le pourcentage ainsi obtenu (Radke) ; on doit en effet admettre que la faculté visuelle, qui existait déjà amoindrie avant l'accident, s'exprime par un salaire annuel plus faible, ou en d'autres termes : la faculté visuelle actuelle doit être posée comme égale à 100, et il s'agit d'évaluer combien le blessé a perdu de cette acuité visuelle.

Si un borgne perd son second œil du fait d'un accident du travail, on évaluera la rente d'après le salaire annuel d'un borgne, 100 étant toujours pris comme point de départ pour l'évaluation d'une rente totale.

*Que faut-il comprendre par cécité au sens professionnel?*

Comme toute occupation professionnelle, même la plus grossière, exige toujours un certain degré d'acuité visuelle, on ne doit donc pas tenir pour aveugle au sens professionnel, celui-là seulement qui n'a plus aucune perception de la lumière, mais encore celui dont l'acuité visuelle est tombée au-dessous de la possibilité de compter les doigts à deux mètres et au-dessous de cette distance.

Remarque. Au sens légal, un œil est bon et peut être considéré comme n'étant pas atteint de cécité, s'il peut encore reconnaitre les doigts à 33 centimètres de distance (1 pied).

Comme limites supérieures d'acuité visuelle professionnelle, pour les ouvriers dont le métier comporte des exigences visuelles élevées, on peut admettre 2/3 de l'acuité visuelle normale, et, pour ceux qui sont soumis à des exigences optiques inférieures, 1/2 de l'acuité visuelle normale évaluée scientifiquement, de sorte qu'une diminution dans cette proportion ne détermine pas encore d'incapacité professionnelle.

L'aphakie unilatérale et les troubles de la motilité de l'œil, à la suite desquels l'usage d'un œil est aboli, doivent être considérés comme équivalents à la cécité unilatérale.

La défiguration (1), l'irritabilité, les éblouissements, la conjonctivite, le larmoiement, peuvent faire allouer un supplément de rente de 5 à 10 p. 100.

Les altérations du champ visuel doivent être évaluées suivant leur étendue ; des rétrécissements concentriques inférieurs à 15° environ ne sont pas considérés comme entraînant une incapacité professionnelle, tandis que le rétrécissement concentrique allant jusqu'à 5° détermine l'incapacité absolue.

Les scotomes centraux unilatéraux, avec une forte diminution de l'acuité visuelle, peuvent être évalués de 10 à 20 p. 100, en raison de la conservation de la vision périphérique.

Rente d'accoutumance. Comme le malade s'habitue à son état, dans l'espace de 6 mois à un an, notamment dans le cas de cécité unilatérale, il est d'usage parmi maintes associations professionnelles, de diminuer la rente de 5 à 10 p. 100 environ après ce laps de temps.

Rente d'infirmité. La rente d'infirme est élevée au plein salaire de l'ouvrier devenu absolument incapable de travailler et ayant besoin de l'assistance et des soins continus d'une autre personne.

----

(1) La loi française n'indemnise pas la défiguration. (Note du traducteur).

# Etablissements et hospices ouverts aux aveugles.

*Principales institutions et fondations existant en France,
en Belgique et en Suisse (1).*

## FRANCE.

**Paris.** *Association Valentin Haüy, pour le bien des aveugles* (fondée en 1889), 7 et 9, rue Duroc (VII⁰). Son but est d'étudier, d'appliquer et de propager tout ce qui peut concourir à l'instruction, au soulagement, en un mot au bien moral et matériel des aveugles. Embrassant toute la question des aveugles, elle constitue entre les groupes spéciaux et les œuvres locales, qui restreignent leur action à certaines catégories, 'un intermédiaire éclairé et influent. Elle pratique, dans la plus large mesure possible, l'assistance par le travail ; elle exerce en faveur des aveugles tous les modes de patronage. Fondations : *Caisse de loyers, Cercle Valentin Haüy, Consultations gratuites,* 31, avenue de Breteuil.

» *Institution nationale des jeunes aveugles,* 56, boulevard des Invalides. Entrée de 10 à 13 ans (cécité incurable). Enseignement professionnel et éducation intellectuelle ; études musicales approfondies. Durée du séjour : 5 ans pour les professions manuelles, 8 ans pour les musiciens.

---

(1) Nous devons la plupart des renseignements qui nous permettent de dresser une liste des établissements pour aveugles dans les pays de langue française, à l'extrême obligeance de M. Maurice de la Sizeranne, secrétaire général et fondateur de l'*Association Valentin Haüy,* à Paris. (Note du traducteur.)

**Paris.** *Hospice national et clinique ophtalmologique des Quinze-Vingts,* 28, rue de Charenton. Admission à l'hospice : 40 ans au moins, et cécité absolue, incurable ; à la clinique, aveugles curables, et en particulier les nouveau-nés atteints d'ophtalmie purulente.

» *Maison des sœurs aveugles de Saint-Vincent-de-Paul,* 88 rue Denfert-Rochereau. Ecole et asile ; ateliers.

» *OEuvre de l'assistance aux aveugles par le travail,* 62, rue St-Sauveur.

» *Asile d'aveugles,* 223, rue Lecourbe.

» *Société des ateliers d'aveugles,* 1, rue Jacquier.

» *Fondation ophtalmologique Adolphe de Rothschild,* 29, rue Manin. Affections oculaires curables. Consultations et hospitalisation.

» *Frères de Saint-Jean-de-Dieu,* 223, rue Lecourbe. Ecole.

» *Atelier pour aveugles,* 11, rue du Moulin-Vert.

» *Hôpital Rothschild,* 75, rue de Picpus. Asile pour incurables (israélites).

» *Hospice de la Salpêtrière,* 47, boulevard de l'Hôpital (Femmes indigentes aveugles).

SAINT-MANDÉ, près Paris. *Institut départemental des aveugles de la Seine.* Entrée de 3 à 13 ans ; aveugles incurables. Instruction professionnelle ; les aveugles sont employés dans les ateliers jusqu'à leur majorité.

SAINT-MANDÉ. *Ecole Braille,* 7, rue Mongenot.

CHILLY-MAZARIN (Seine-et-Oise). *Asile-Ecole des aveugles* (jeunes filles aveugles-arriérées).

COURBEVOIE. *Asile Lambrechts,* 46, rue de Colombes (Aveugles protestants des deux sexes).

ARGENTEUIL. Atelier, 78, rue de Saint-Germain.

*Alençon.* Ecole, rue de la Poterne.

*Amiens.* Hospice Saint-Victor. Ecole.

*Angers.* 53. rue Toussaint. Ecole et asile.

*Arras.* 4, rue des Augustines. Ecole et asile.

*Auray.* La Chartreuse. Ecole.

*Bicêtre* (Seine). Hospice (incurables).

*Bordeaux.* Ecoles, 61, rue de Marseille, et 13, chemin des Briques, à Talence. Atelier, 208, rue de Pessac.

*Chartres.* Hospice Saint-Brice.

*Clermont-Ferrand.* 1, rue Sainte-Rose. Ecole.

*Déols* (près Châteauroux, Indre). Ecole et asile.

*Dijon.* 39, rue de l'Ile. Ecole et atelier.

*Laon.* Institution Notre-Dame. Ecole.

*La Force* (Dordogne). Asile.

*Larnay* (près Poitiers). Ecole.

*Le Mans.* Asile de Bonnière, 102, rue de Flore.

*Lille.* Ecoles : 131, rue Royale ; et Ronchin.

*Lyon.* Ecoles : 12, chemin Saint-Simon (Vaise), et 20, chemin de la Rize (Villeurbanne). Asiles, 10, rue de Jarente, et Hospice du Perron.

*Marseille.* Ecole et asile, 2, montée de l'Oratoire. Atelier, 20, chemin de la Corniche.

*Montpellier.* Ecole, 16, rue Saint-Vincent-de-Paul. Atelier, 18, rue des Sourds-Muets.

*Moulins.* Ecole, aux Charmettes, Izeure.

*Nancy.* Maison Saint-Paul (Ecole et asile). Atelier, 8, rue de la Garenne.

*Nantes.* Ecole, rue du Frère-Louis.

*Poitiers.* Ecole, route de Bordeaux.

*Rouen.* Ecole, 19, route de Neufchâtel.

*Saintes.* Asile et atelier, 9, rue des Ballets.

*Saint-Médard-les-Soissons* (Aisne). Ecole.

*Souchez* (Pas-de-Calais). Hospice.

*Toulouse.* Ecole, 35, rue Monplaisir.

Mentionnons également la *Ligue pour la préservation de la cécité et pour le bien des aveugles,* (siège social à Paris : 14, rue Saint-Guillaume), qui a organisé à Paris, en mai 1910, un congrès et une exposition très réussie, concernant les œuvres de prophylaxie et d'assistance aux aveugles.

## BELGIQUE.

Institutions pour aveugles :

*Anvers*, 86, rue Brederode.

*Bruges*, 17, rue Snoggaert.

*Bruxelles*, 105, rue Rempart-des-Moines.

*Ghlin-les-Monts*.

*Liège*, rue Monulphe.

*Maeseych*.

*Woluwe-Saint-Lambert*, près Bruxelles, avenue Georges-Henri.

Atelier d'aveugles :

*Bruxelles*, 36, rue Ruysbrœch.

Hospices pour aveugles :

*Bruxelles*, 136, boulevard du Midi.

*Gand*. 13, coupure.

— *Fédération des aveugles belges*, 24, Grand'Place, à Bruxelles.

— *Société protectrice des aveugles*, 71, Longue-Rue-Neuve, à Anvers.

## SUISSE.

*Bâle*. Etablissement pour aveugles (*Blindenheim*), rue Kohlenberg.

» Atelier d'aveugles de la Société d'utilité publique.

*Berne*. Atelier d'aveugles de la Société de prévoyance des aveugles bernois.

» Société de prévoyance des aveugles bernois.

*Ecublens*. Institution d'aveugles arriérés « Le Foyer ».

*Fribourg*. Institution d'aveugles.

*Genève*. Association suisse pour le bien des aveugles.

» Association internationale des étudiants aveugles.

*Jegenstorf* (Berne). Asile pour aveugles.

*Kœniz*, près Berne. Institution d'aveugles ; établissement privé.

*Buchsee-Gut*, près Kœniz. Etablissement (*Blindenheim*).

*Aubonne* (Waadt). Caisse des aveugles.

*Lausanne.* Asile des aveugles.

» Atelier pour aveugles. Institution (ateliers pour hommes et femmes).

*Lucerne.* Société de patronage des aveugles.

*Olten.* Fondation Schevendimann.

*Saint-Gall.* Atelier d'aveugles de la Société suisse orientale pour le bien des aveugles.

» Union centrale suisse pour le bien des aveugles.

» Société suisse orientale pour le bien des aveugles.

*Schaffouse.* Société d'assistance aux aveugles et aux malades atteints d'affections oculaires.

*Soleure.* Société de patronage des aveugles.

*Zürich.* Institution des aveugles.

» Société des ateliers d'aveugles.

» Société de patronage des aveugles.

# Formulaire.

Les noms des médicaments les plus importants, employés à la clinique, sont imprimés en caractères gras. Pour les médicaments usités en gouttes, nous prescrivons en même temps un compte-gouttes ; pour les onguents, une baguette de verre ; et pour les deux genres de prescriptions, 25 gr. d'ouate à pansement.

1. **Acide borique**..... 0,3.
*Vaseline blanche*..... 10.
*3 fois par jour introduire la valeur d'un demi-pois dans l'œil malade.*
*Ajouter une baguette de verre et 25 gr. d'ouate.*

1 a. *Acide iodique, voyez formule 86.*

2. **Acide salicylique**.. 0,5.
*Oxyde de zinc* }
*Poudre d'amidon* } .āā 5.
*Vaseline blanche*..... 10.
*Bols rouges*.......... 0,2.
*Suivant prescription.*
(Eczéma des paupières).

3. **Acide tannique**....... 1.
*Soufre précipité*...... 2.
*Vaseline blanche*..... 20.
*Le soir, graisser le bord de la paupière.*
(Eczéma du bord de la paupière, sycosis).

4. **Acoïne**............... 0,1.
*Chlorure de sodium* .. 0,08
*Eau distillée*......... 10.
*Dans une ampoule stérilisée.*
(En injections sous-conjonctivales).

5. **Solution d'adrénaline à 1 p. 1.000 ou diluée.**
*Adrénaline* ......... 1.
*Eau distillée*......... 10.
*Instiller 3 à 4 fois par jour dans l'œil malade.*
(Hyperémie de la conjonctive, etc.).

6. **Alypine**............. 0,2.
*Eau distillée*......... 10.
*3 fois par jour, instiller une à deux gouttes.*
(Anesthésique).

7. **Alypine** ......... 0,02.
*Borate de suprarénine, 0,00013.*
*En tablettes de Pohl-Schœnbaum n° XX.*
(Réservé au médecin).
[*Une tablette dans 1 c. m. c. d'eau bouillie donne une solution à 2 p. 100 d'alypine*].

8. **Chlorure d'ammonium (sel ammoniac).**
*En solution à 2-12 p. 100.*
*3 fois par jour baigner l'œil 10 à 20 minutes.*
(Infiltrations calcaires de la cornée).

9. *Ichthyolate ammoniacal 0,15*
*Oxyde de zinc* ....... 5.
*Vaseline blanche* ..... 15.
*Triturer intimement la pré-*
*paration.*
*Une fois par jour introduire*
*dans l'œil la valeur d'un*
*demi-pois ; et ensuite mas-*
*ser une demi-minute.*
(Catarrhe chronique de la conjonctive).

10. *Sulfo-ichthyolate d'ammo-*
*niaque* ............. 2.
*Carbonate de chaux* .. 10.
*Oxyde de zinc* ....... 5.
*Poudre d'amidon* }
*Oléate de zinc* } .āā 10.
*Eau de chaux* }
(Onguent pour les brûlu-res).

10 a. *Anesthésiques, voy. p. 19.*

11. *Tartrate d'ammonium, 5 à*
*10 à 20 p. 100.*
*3 fois par jour baigner l'œil,*
*ou bien l'irriguer durant 20*
*minutes.*
(Infiltrations calcaires de la cornée).

12. *Anesthésine* .. ....... 10.
*Insuffler à plusieurs reprises*
*dans le nez.*
(Fièvre des foins, conjoncti-vite).

13. *Antisclérosine.*
*2 à 6 fois par jour 2 tablet-*
*tes.*
(Artériosclérose).

14. *Antitulase (Behring), voy.*
*p. 47.*

15. *Argentamine* ..... 0,5 à 1
*Eau distillée* ......... 10.
*1 à 2 fois par jour, instiller*
*dans l'œil malade.*
*Faire suivre d'une lotion.*
(Pour cautériser la conjonc-tive).

16. *Nitrate d'argent* .... 0,3.
*Eau* ............... q. s.
*Baume du Pérou* ..... 3.
*Vaseline blanche* .... 30.
*Suivant prescription.*
(Plaies cutanées guérissant difficilement).

17. **Nitrate d'argent 0,02 à 0,2.**
*Eau distillée* ...... .. 10.
*Dans un flacon coloré (au-*
*tant que possible avec un*
*compte-gouttes à l'émeri).*
*1/4 à 2 p. 100 de nitrate*
*d'argent. (Au moment de la*
*consultation).*

18. **Nitrate d'argent** . 0,05.
*Lenicet véritable* ..... 1.
*Vaseline blanche* ..... 10.
*2 à 3 fois par jour, intro-*
*duire dans l'œil malade.*
(Trachome).

19. *Argyrol* ........ 0,1 à 0,2.
*Eau distillée* ........ 10.
(Cautérisation).

20. *Argent colloïdal. 0,3 à 0,5.*
*Eau distillée* ........ 10.
(Antiseptique non irri-tant).

20 a. *Arsacétine, voy. p. 38.*

21. *Liqueur de Fowler 1 à 2,5.*
*Eau de menthe poivrée 80.*
*Sirop simple........ 100.*
*3 fois par jour une demi-cuillerée à soupe.*
(Syphilis héréditaire).

22. *Atoxyl............. 2.*
*Eau distillée ....... 10.*
(Pour une injection intra musculaire).
*Au début deux divisions gra-duées, augmenter tous les jours de deux divisions, jusqu'à injecter la seringue entière.*
(Remplace l'arsenic),

23. *Atoxyl......... 0,4 à 0,5.*
*Eau distillée....... 4 à 5.*
*Dans une ampoule stérilisée. En injection intramusculai-re. Pour les femmes 0 gr. 4, pour les hommes 0 gr. 5 ; au début, tous les deux, ensuite tous les trois jours ; en tout 5 à 6 grammes.*
(*Circonspection, voy. p. 38*).
(Syphilis).

23 a. *Atrabiline = Adrénaline.*
*(Chlorhydrate), voy. form. 5.*

24. **Sulfate d'atropine, 0,05 à 0,1.**
*Eau distillée........ 10.*
*Avec une étiquette : Poison.*
*Dans un petit flacon, avec un compte-gouttes à l'émeri.*
*Deux fois par jour, instiller une goutte dans l'œil malade.*

25. **Sulfate d'atropine, 0,05 à 0,1.**
*Vaseline blanche pure. 10.*
*Avec une étiquette : Poison.*
*Introduire dans l'œil ma-lade, deux fois par jour, la valeur d'un demi-pois.*
*Ajouter une baguette de verre.*

26. *Sulfate d'atropine .. 0,05*
*Chlorhydrate de cocaïne 0,1*
*Dionine.......... .. 0,1.*
*Solution de cyanure de mer-cure (à 1 p. 1.000). 10.*
*Toutes les deux heures, ins-tiller une goutte dans l'œil malade.*
(Iritis).

27. *Baume du Pérou.... 3.*
*Nitrate d'argent .... 0,3.*
*Eau.............. q. s.*
*Vaseline blanche pure 30.*
*Suivant prescription.*
(Pour plaies des paupières guérissant difficilement).

28. **Bleno-Lenicet à 5 p. 100**
*Tube d'origine.*
*Bleno-Lenicet à 10 p. 100.*
*Tube d'origine.*
(Blennorrhée des adultes).

28 a. *Sous-nitrate de bis-muth.*
*Précipité blanc d'hy-drargyre.* } *āā 2,5*
*Lanoline............. 25.*
*2 fois par semaine, pendant la nuit.*
(Ephélides).

29. *Bromure d'éthyle*... *3 à 5.*
(Anesthésie).

30. *Carbonate de chaux*.. *10.*
*Oxyde de zinc* .. .... *5.*
*Poudre d'amidon* \
*Oléate de zinc*   } *ãã 10.*
*Eau de chaux* /
*Sulfo-ichthyolate d'ammo-*
*niaque* ............. *2.*
*Usage externe.*
Onguent pour les brûlures
(Brûlures des paupières,
etc.).

31. *Castoreum canadense.* *2.*
*Extrait de valériane..* *4.*
*3 fois par jour, prendre X*
*gouttes.*
*A employer pendant 4 jours.*
(Asthénopie nerveuse).

32. *Phosphate de codéine* *1.*
*Sirop simple...:...... 100.*
*Une à 3 cuillerées à thé par*
*jour. — 1 cuillerée à thé*
*contient 5 centigrammes*
*de codéine.*
(Toux).

33. *Citrate de caféine...* *0,2.*
*Phénacétine* ......... *0,3.*
*ou Antipyrine* ....... *0,5.*
*Diviser. Poudre n° V ; à pren-*
*dre 1 à 2 paquets de pou-*
*dre.*
(Scotome scintillant).

34. *Citrate de cuivre (cuproci-*
*trol)*............... *1.*
*Vaseline blanche pure* *10.*
*Deux fois par jour, onctions.*
(Trachome).

35. *Citrate de cuivre..* *0,5 à 1.*
*Glycérine* ........... *q. s.*
*Onguent glycériné*.... *10.*
*Onctions 2 fois par jour.*
(Trachome).

36. **Dionine 0,2-0,5 à 1.**
*Eau distillée 10.*
*ou Solution de bichlorure de*
*mercure (à 1 p. 1000) 10.*
*3 fois par jour, instiller une*
*goutte. (Réservé au méde-*
*cin).*
*Contre-indications : Opéra-*
*tion, plaies perforantes de*
*l'œil.*
(Pour rendre la transpa-
rence aux cicatrices de
la cornée, — ou comme
analgésique).

37. *Sérum antidiphtérique —*
*1.500. I. E., voy. p. 48.*

38. *Chlorhydrate d'éphédrine 1.*
*ou Pseudo-chlorhydrate d'é-*
*phédrine* .......... *1.*
*Eau distillée*........ *10.*
(Mydriatique).

39. *Solution d'épirénane (1 p.*
*1.000).*
*En mixture commerciale.*
*ou Solution d'épirénane (1 p.*
*1.000)* ............ *1.*
*Eau distillée*........ *10.*
*Trois fois par jour, instilla-*
*tions dans l'œil malade.*

40. *Chlorhydrate d'euphtalmi-*
*ne*............ *0,1 à 0,2.*
*Eau distillée*........ *10.*
(Mydriatique).

41. *Salicylate d'ésérine 0,05 à 0,1.*
*Eau distillée........ 10.*
*Etiquette : Poison. Dans un flacon vert avec un compte-gouttes à l'émeri.*
*2 à 3 fois par jour, instiller 1 à 2 gouttes dans l'œil malade.*

42. *Salicylate d'ésérine 0,1.*
*Acide borique........ 0,1.*
*Acide sulfureux, une goutte.*
*Eau distillée........ 10.*
*Trois fois par jour, instiller 1 à 2 gouttes dans l'œil malade.*

43. *Sulfate d'ésérine.... 0,02*
*Chlorhydrate de pilocarpine.............. 0,05*
*Eau distillée........ 10.*
*Trois fois par jour, instiller 1 à 2 gouttes dans l'œil malade.*

44. *Sulfate d'ésérine .... 0,02*
*Pilocarpine.......... 0,2.*
*Cocaïne............. 0,05*
*Dionine............. 0,2.*
*Eau distillée........ 10.*
*Deux à trois fois par jour, instiller 1 à 2 gouttes dans l'œil malade.*

45. *Salicylate d'ésérine 0 1.*
*Vaseline blanche pure. 10.*
*Avec une étiquette : Poison.*
*Deux fois par jour, introduire dans l'œil malade la valeur d'un demi-pois.*
*Ajouter une baguette de verre.*

45 a. *Huile d'ésérine, voy. Physostol (formule 118).*

46. *Chlorhydrate de cocaïne B. 0,2.*
*Eau distillée........ 10.*
(Anesthésie).

47. *Europhène.*
*(Remplace l'iodoforme).*

47 a. *Eusémine.*
*Dans des fioles à 1 gr.*
(Anesthésique local excellent).

48. *Euvaseline.*
*En tube d'origine, ou dans une boîte de 100 gr.*
*Donne une consistance plus ferme aux onguents.*
(Lagophtalmie : opérations plastiques).

49. *Fibrolysine........ 2,3.*
*En ampoules (de Merck-Darmstadt).*
*Tous les deux à trois jours une ampoule, en injection intra-musculaire ou intra-veineuse.*

50. *Formaline..... III gouttes.*
*Chlorure de sodium... 1,8.*
*Eau distillée........ 300.*
*Collyre.*
(Blennorrhée).

51. *Sirop d'iodure de fer. 10.*
*Sirop simple........ 90.*
*Trois fois par jour, une cuillerée à thé.*
(Syphilis héréditaire).

52. *Saccharate d'iodure de fer*................ 1.
*Poudre de rhubarbe* .. 0,5.
*Sucre blanc*.......... 2.
*Diviser. Poudre n° X.*
*3 fois par jour un paquet de poudre, à prendre après les repas.*
(Syphilis héréditaire).

53. *Fluorescéine*........ 0,25
*Carbonate de soude*... 0,3.
*Eau distillée*........ 10.
(*Réservé au médecin*).
(Diagnostic des érosions épithéliales).

53 a. *Graminol, voy. p. 95.*
(*Fièvre des foins*).

54. *Carbo-* { 0,1 à 0,3 (*enfants*)
*nate de* { 0,5 à 1 (*adultes*)
*gaïacol* (
*Diviser en poudre n° XXX.*
*Trois fois par jour, un paquet de poudre; après les repas.*
(Tuberculose).

55. *Carbonate de gaïacol* 3.
*Huile de foie de morue* 200.
*Agiter.*
*Deux fois par jour une cuillerée à bouche, à prendre après les repas.*
(Tuberculose infantile, etc.)

56. *Sérum de levure, voyez p. 48.*

57. *Chlorhydrate d'héroïne* 0,1.
*Eau distillée*........ 100.
*Une à trois fois par jour, une cuillerée à thé.*
(Toux).
*Une cuillerée à thé contient 0,005 d'héroïne; — pour les enfants 0,01 p. 100.*

58. *Holocaïne* .......... 0,1.
*Eau distillée*........ 10.
(Anesthésique). *Toxique.*

59. **Bromhydrate d'homatropine**............ **0,1.**
*Eau distillée*........ 10.

60. **Bichlorure de mercure (sublimé corrosif) 0,003**
*Vaseline blanche pure.* 10.
*Deux fois par jour (suivant les circonstances, toutes les demi-heures), introduire dans l'œil malade la valeur d'un demi-pois de cet onguent.*

61. **Bichlorure de mercure 0,5 (l).**
*ou Sublamine.*
*Chlorure de sodium* .. 2,5.
*Eau distillée*........ 50.
*Réservé au médecin.*
*Deux fois par semaine, 1 centimètre cube; — en tout 20 injections.*
(Syphilis).

62. *Salicylate de mercure* 1.
*Paraffine liquide*..... 10.
*En injection intra-musculaire.*
*Tous les 5 à 7 jours, une seringue de Pravaz dans les muscles fessiers (6 à 10 injections).*

63. *Bichlorure de mercure 0,02*
*Solution de chlorure de so-*
*dium* .............. *0,2/10.*
*Réservé au médecin.*
*1/2 à 1 seringue de Pravaz*
*par jour, ou tous les deux*
*jours, dans les muscles fes-*
*siers.*
(Syphilis héréditaire chez
les enfants).

64. *Bichlorure de mercure 4 à 6*
*Eau distillée* ........ *200.*
*Avec une étiquette : Poison.*
*Le quart, pour un bain de*
*nourrisson, voy. p. 40.*

65. *Onguent gris.*
*ou Mercure colloïdal 1 à 10.*
*Lanoline* ............ *30.*
*En paquets nº X.*
*1 paquet par jour pour onc-*
*tions.*
*Onctions chez les enfants :*
*âgés de 1 à 6 mois, 1 à 5 gr.;*
*plus âgés, 5 à 10 gr.*

66. **Onguent gris.**
*avec Résorcine* ....... *4.*
*Poudre en paquets nº VI.*
*(Suivant prescription).*
*ou en tubes. — 4 divisions*
*par jour.*
(Pour frictions).

66 a. *Onguent gris* ...... *3.*
*Cinabre* ............. *1.*
*Frictions.*
(Pommade rouge pour rem-
placer l'onguent « gris »).

67. *Emplâtre mercuriel (de Vi-*
*go)* .............. *1/2 m.*
*Pour remplacer les frictions*
*chez les enfants (voy. page*
*40).*

68. *Solution de cyanure de*
*mercure (1 p. 1.000). 10.*
*Réservé au médecin.*
(Injections sous-conjonctivales).

69. *Chlorure de mercure 0,002*
*à 0,01.*
*Sucre blanc* ......... *0,3.*
*Deux fois par jour un pa-*
*quet de poudre.*
(Syphilis héréditaire ; enfants âgés de 2 à 3 mois).

70. *Iodure jaune de mercure*
*0,01 à 0,02.*
*Sucre blanc* .......... *0,3.*
*Poudre n X.*
*Deux fois par jour 1/2 à 1*
*paquet de poudre.*
*Enfants de 1 à 3 mois : 0,01 ;*
*plus âgés :* ......... *0,02.*

70 a. *Voy. aussi Mergal, (for-*
*mule 103), — et Injection*
*de Hirsch (formule 78).*

71. *Oxycyanure de mercure 0,1*
*Eau distillée* ........ *100.*
*Avec une étiquette : Poison.*
*Réservé au médecin.*
(Pour irriguer le canal la-
crymo-nasal).

71 a. *Sulfure rouge de mercure 1*
*Soufre sublimé* ....... 24.
*Vaseline blonde.*
*ou Lanoline Liebreich 75.*
*Huile de bergamote XXX*
*gouttes.*
(Impétigo contagieux; eczéma du bord palpébral).

72. *Eau oxygénée* ..... 5 à 10.
*Eau distillée* ........ 100.
*Réservé au médecin.*
(Pour irriguer le canal lacrymo-nasal).

73. **Précipité jaune de mercure** ............ 0,05
*Vaseline blanche pure.* 10.
*Deux fois par jour, introduire la valeur d'un demi-pois dans l'œil malade.*
*Ajouter une baguette de verre et 25 gr. d'ouate.*

74. *Oxyde jaune de mercure (fraîchement préparé) 0,15*
*Lanoline*
*Eau distillée* $\Big\}$.. $\bar{a}\bar{a}$ 1,5.
*Vaseline blanche* ..... 10.
*Deux fois par jour, onctions (Schanz).*
(Conjonctivite eczémateuse, eczéma du bord palpébral).

75. *Ichtargan* ..... 0,05 à 0,3.
*Eau distillée* ........ 10.
*Deux à trois fois par jour, instillations dans l'œil malade.*
(Cautérisation).

76. *Ichthyol*
*Oxyde de zinc* $\Big\}$.. $\bar{a}\bar{a}$ 5.
*Gélatine*
*Eau distillée*
*Glycérine* $\Big\}$ ... $\bar{a}\bar{a}$ 25.
*(Von Michel).*
*Chauffer avant de s'en servir.*
(Eczéma palpébral).

76 a. *Sulfo-ichthyolate d'ammoniaque, voy. formule 10.*

77. *Jéquiritol (Merck).*

78. *Injection de Hirsch.*
*Un flacon d'origine.*
*Réservé au médecin.*
(Injection mercurielle indolore).

79. **Iodure de potassium 5 à 15.**
*Dissoudre dans un demi-litre d'eau bouillie, et de cette solution prendre :*
*3 fois par jour* $\Big\{$ *1 cuillerée à soupe pleine. 1 cuillerée à thé pleine.*

80. *Iodure de sodium* .... 10.
*Extrait de belladone.* 0,1.
*Eau distillée* .... .. 200.
*Trois fois par jour, une cuillerée à thé.*
(Syphilis héréditaire).

81. *Sirop d'iodure de fer*
*Sirop simple* $\Big\}$. $\bar{a}\bar{a}$ 10.
*Trois fois par jour, V à X gouttes dans du lait ou dans de l'huile de foie de morue, après les repas.*
(Tuberculose infantile; anémie).

81 a. *Saccharate d'iodure de fer,
voy. formule 52.*

82. *Sajodine — 1 tube d'origine
de 0,5 gr.
3 fois par jour, 1 à 2 tablettes.*

83. *Iodoglidine — 1 tube d'origine.
3 fois par jour, 1 à 2 tablettes.*

84. *Iodoferratose.
3 à 4 cuillerées à thé (enfants), cuillerées à soupe
(adultes) par jour; après
les repas.*

85. *Iothion
Vasogène* { ..... *āā 12.*
*Pour badigeonner la peau.*
(Badigeonnage de la peau
après les onctions).

86. *Iothion*............... 2.
*Lanoline
Vaseline* { .... *āā 1.*
*Pour une dose n° VI.*
(Frictions).
*Moyen d'administrer l'iode
dans les cas où ce médica-
ment ne pourrait être toléré
par l'estomac.*

87. *Iodipine (à 10 p. 100). 100.
Deux à trois cuillerées à thé
par jour, ou 10 c. m. c. tous
les 8 jours, en injection
dans les muscles fessiers.*

88. *Acide iodique*... 0,1 à 0,3.
*Eau distillée*......... 10.
*Trois fois par jour, instiller
1 goutte dans l'œil malade.*

88 a. *Acide iodique*...... 0,15
*Vaseline blanche pure. 10.
Trois fois par jour, onctions
dans l'œil malade.*
(Trachome).

89. *Itrol (citrate d'argent)* 1.
*Eau distillée*......... 10.

*Une à deux fois par jour,
instillations dans l'œil malade.*
(Pour cautériser la conjonctive).

90. *Iodoforme*.......... 10.
*Glycérine*............ 90.
*Réservé au médecin.*
(Injection à l'intérieur du
canal lacrymo-nasal, con-
tre la carie de l'os unguis,
etc.).

91. *Calomel. Voy. Chlorure de
mercure, formule 69.*

92. **Chlorhydrate de co-
caïne**......... 0,5 à 1.
*Eau distillée*........... 10.
*Avec une étiquette : Poison.
Dans un flacon avec compte-
gouttes. Deux à cinq fois
par jour, instiller une goutte
dans l'œil malade.*

93. **Chlorhydrate de co-
caïne**........... 0,5.
*Vaseline blanche pure. 10.
Etiquette : Poison. Deux à
cinq fois par jour, onctions
avec la valeur d'un demi-
pois de l'onguent dans l'œil
malade.*
*Ajouter une baguette de
verre.*

94. *Créosotal*............ 20.
 *Trois fois par jour VI à VIII gouttes (enfants), XX gouttes (adultes) ; dans de l'huile de foie de morue ou dans du lait, après les repas.*
 (Tuberculose).

95. *Largine (albuminate d'argent)*.............. 1.
 *Eau distillée*........ 10.
 *Une à deux fois par jour, instillations dans l'œil malade.*
 (Pour cautériser la conjonctive).

96. *Foie de mouton, à la dose de 250 gr. pendant 8 jours.*
 (Héméralopie).

97. *Vaseline Lenicet (vaseline à l'acétate basique d'alumine)* ........... 20 gr.
 *Onctions deux à trois fois par jour.*
 (Catarrhes sécrétants, trachome).

98. *Lenicet véritable (acétate d'alumine pur).* 1.
 *Nitrate d'argent* ..... 0,05
 *Vaseline blanche pure* 10.
 *Deux à trois fois par jour, onctions dans l'œil malade.*
 (Trachome).

99. *Lenicet véritable (acétate d'alumine pur)*...... 3.
 *Novocaïne*........ 0,5 à 1
 *Solution d'épirénane*.. 1.
 *Euvaseline* .......... 10.
 *Plusieurs fois par jour.*
 (Conjonctivite dans la fièvre des foins).

100. *Bleno-Lenicet à 5 p. 100 et 10 p. 100.*
 *En tube d'origine.*
 (Blennorrhée des adultes).

101. *Benzoate de lithine 0,25 à 1.*
 *Eau distillée*........ 10.
 *Deux à trois fois par jour, I goutte.*
 (Kératite des goutteux).

102. *Sérum antistreptococcique de Marmorek, voy. p. 49.*

103. *Mergal.*
 *Capsules n° L.*
 (Suivant prescription).
 *3 à 6 capsules par jour après les repas, durant 3 à 6 semaines.*
 (Syphilis).

104. *Mydrine*........... 1.
 *Eau distillée*........ 10.
 (Mydriatique).

105. *Naphtol*........... 10.
 *Soufre précipité*...... 50.
 *Savon à la potasse* } āā 25.
 *Lanoline* }
 (Enlever par une lotion avec de l'eau chaude au bout d'une demi-heure à une heure.
 (Eczéma palpébral).

106. *Nargol (nucléinate d'argent)*.............. 2.
 *Eau distillée*........ 10.
 *Une à deux fois par jour.*
 (Pour cautériser la conjonctive).

107. *Bicarbonate de soude 20.*
   *Une pincée sur la pointe
   d'un couteau, contre l'iodisme.*

108. *Chlorure de sodium. 0,8.*
   *Acoïne*.............. *0,03*
   *Eau distillée*........ *20.*
   *Dans une ampoule stérilisée.*
   *Réservé au médecin.*
   (Injections sous-conjoncti-
   vales.).

109. *Sozoiodolate de soude 0,3
   à 0,5.*
   *Eau distillée*........ *10.*
   *Deux fois par jour, instilla-
   tions.*
   (Conjonctivite catarrhale
   chronique).

110. **Novocaïne.... 0,5 à 1.**
   *Solution d'épirénane..  1.*
   *Eau distillée*......... *10.*
   *(Deux à trois gouttes, pour
   l'extraction des corps étran-
   gers).*

111. *Novocaïne*......... *2.*
   *Solution d'épirénane..  2.*
   *Lanoline*........... *q. s.*
   *Vaseline blanche pure 20.*
   *Deux à trois fois par jour,
   onctions dans l'œil malade.*
   (Anesthésie sans mydriase).

112. *Novocaïne*....... *0,5 à 1.*
   *Solution d'épirénane..  1.*
   *Lénicet véritable*..... *0,3.*
   *Euvaseline*.......... *10.*
   *Plusieurs fois par jour, onc-
   tions dans l'œil malade.*
   (Conjonctivite dans la fièvre
   des foins).

113. *Goudron de hêtre (ou huile
   de cade ou goudron de bou-
   leau)*..............  *2 à 4.*
   *Huile d'olives*........ *20.*
   *Suivant prescription.*
   (Eczéma des paupières).

114. *Goudron de bouleau 0,3 à
   1.*
   *Pâte de Canquoin*.... *30.*
   *Appliquer une à deux fois
   par jour sur les parties
   malades.*
   *Ajouter une baguette de
   verre spatulée.*

115. *Goudron de bouleau 1 à 2.*
   *Poudre de gomme adragante
                              1.*
   *Glycérine*.......... *0,4.*
   *Eau distillée*........ *20.*
   *Une à deux fois par jour,
   instiller dans l'œil malade.*

116. *Orthoforme*........ *1 à 2.*
   *Vaseline blanche pure. 10.*
   *4 à 5 fois par jour, instiller
   dans l'œil malade.*
   (Analgésique).

117. *Paraldéhyde*....... *20.*
   *Sirop simple*........ *30.*
   *Teinture d'écorces d'oran-
   ges*............... *15.*
   *Eau distillée*........ *200.*
   *3 petites cuillerées le soir,
   ou 3 fois par heure une petite cuillerée (1 petite cuillerée = 1 p. 100 de paraldéhyde).*
   (Délirium tremens).

118. *Physostol* (*Riedel*) 5
(= *1 p. 100 d'huile d'ésérine*).

Deux à trois fois par jour,
instiller 1 à 2 gouttes dans
l'œil malade.

119. *Chlorhydrate de pilocarpine....* 0,05 à 0,2.

Eau distillée........ 10.

Deux à trois fois par jour,
instiller 1 à 2 gouttes dans
l'œil malade.

120. *Pâte de pithylène* (1) à
10 %............ 20.

(Eczéma du bord de la paupière).

121. *Acétate de plomb* 0,05.

Vaseline blanche pure.

Deux fois par jour, onctions.

(Ne pas l'employer en cas
d'ulcérations de la cornée).

122. *Sérum antipneumococcique, voy. p. 47.*

123. *Protargol........* 1 à 2.

Eau distillée........ 10.

Une à deux fois par jour,
instillations dans l'œil malade.

(1 goutte à titre prophylactique contre la blennor-
rhée).

124. *Protargol..........* 1,5.

Oxyde de zinc
Poudre d'amidon } ... 0,5.

Vaseline............ 10.

Onguent pour le bord des
paupières.

(Eczéma ulcéré de la pau-
pière).

125. *Rhinoculine........* 20.

Plusieurs fois par jour.

125 a. *Sajodine, voy. formule 82.*

126. *Pâte salicylée.*

Pour 1 dose n° I.

Suivant prescription.

(Eczéma des paupières).

127. *Nouvelles solutions de Schleich.*

|  | I | II | III |
|---|---|---|---|
| Cocaïne | 0,01 | 0,05 | 0,1 |
| Alypine | 0,01 | 0,05 | 0,1 |
| Chlorure de sodium | 0,2 | 0,2 | 0,2 |
| Eau distillée | 100 | 100 | 100 |
|  | Pour les opérations de longue durée. | Pour les tissus faiblement hyperesthésiés. | Pour les tissus fortement hyperesthésiés. |

(1) Mélange de goudron et de formaldéhyde (Note du traducteur).

128. *Siroline ou*
    *Thiocol* .............. 10.
    *Eau distillée* ......... 45.
    *Sirop d'écorces d'oranges 95.*
    *3 à 4 cuillerées à soupe par*
    *jour, après les repas.*
    (Tuberculose infantile, chlo-
    rose).

129. **Bromhydrate de scopo-**
    **lamine.. 0,025 à 0,05.**
    *Eau distillée* ........ 10.
    *Deux à trois fois par jour,*
    *une goutte dans l'œil malade.*

130. **Bromhydrate de scopo-**
    **lamine... 0,05 à 0,1.**
    *Vaseline blanche pure. 10.*

131. *Scopolamine-morphine*
    *(Riedel)* ..... ..... 2.
    (Narcose, voy. p. 53).

132. *Sophol* .......... 0,5 à 1.
    *Eau distillée* ........ 10.
    *Une à deux fois par jour,*
    *instillations dans l'œil ma-*
    *lade. (Catarrhe de la con-*
    *jonctive. — Une goutte à*
    *titre préventif contre la*
    *blennorrhée).*

133. *Stovaïne* .......... 0,3.
    *Eau distillée* ........ 10.
    (Anesthésique).

134. *Sublimé et sublamine.*
    *Voy. Bichlorure de mercure*
    *(formules 60, 61, 63, 64).*

135. *Soufre précipité* .... 1.
    *Résorcine* ........ 0,2 à 0,5.
    *Vaseline blanche pure. 20.*
    *Le soir, onctions du bord*
    *palpébral.*
    (Eczéma du bord de la pau-
    pière, sycosis).

136. *Soufre précipité* .... 1.
    *Acide salicylique* ..... 0,5.
    *Teinture de benjoin* .. 0,5.
    *Vaseline blanche pure. 20*
    *Le soir, onctions du bord*
    *palpébral.*
    (Eczéma du bord palpébral).

137. *Soufre précipité* .... 2.
    *ou Résorcine* ........ 0,5.
    *Oxyde de zinc* $\Big\}$ $\bar{a}\bar{a}$ 10.
    *Poudre d'amidon*
    *Vaseline blanche pure. 20.*
    *Deux fois par jour, onctions*
    *du bord palpébral.*
    (Eczéma du bord palpébral).

138. *Soufre précipité* .... 2.
    *Acide tannique* ....... 1.
    *Vaseline blanche pure.' 20.*
    *Le soir, onctions du bord*
    *palpébral.*
    (Eczéma du bord palpébral,
    sycosis).

139. *Solution de suprarénane*
    *(1 p. 1.000).*
    *Pour la dose, voy. Adréna-*
    *line (formule 5).*

139 a. *Préparations de goudron*
    *(formules 113 et suivantes).*

139 b. *Thiocol (formule 128).*

140. *Poudre de thioforme.*
    *Pour saupoudrer dans l'or-*
    *bite après énucléation de*
    *l'œil.*
    *(En cas de sécrétion intense).*

141. *Thiosinamine* ....... 15.
    *Antipyrine* .......... 7,5.
    *Eau distillée* ........ 100.
    (Pour rendre la transpa-
    rence aux cicatrices de la
    cornée).

142. *Trigémine*....... 0,5 à 1.
*Pour une dose n° X.*
*Trois fois par jour, donner*
*un paquet de poudre.*
(Douleurs ciliaires, glau-
come, etc.).

143. *Tropacocaïne*... 0,3 à 0,5.
*Eau distillée*........ 10.
(Anesthésique).

144. *Tuberculine de Koch (an-*
*cienne)* ....... 0,01 p. 10.
*Réservé au médecin.*
*Injection d'épreuve avec une*
*seringue de Pravaz, voy.*
*page 41.*

145. *Tuberculine de Koch (an-*
*cienne)*............. 5.
*Lanoline anhydre* .... 5.
(Réaction par l'onguent
(Morro), voy. p. 43).

146. *Nouvelle tuberculine de*
*Koch (T. R.), voy. p. 44.*

146 a. *Nouvelle tuberculine*
*(émulsion bacillaire), voy.*
*p. 46.*

147. *Tulase lactine (Behring)*
*voy. p. 47.*

148. *Pommade au sulfure rouge*
*de mercure.*
*Pour une dose n° I.*
(Eczéma du bord de la paupière, impétigo).

149. *Validol*............. 10.
*Une à deux fois par jour XV*
*à XX gouttes.*
(Scotome scintillant).

150. *Xéroforme.*
(Succédané de l'iodoforme).

151. **Sulfate de zinc 0,03 à**
**0,05.**
*Eau distillée*........ 10.
*Eventuellement, associé à*
*une solution d'épirénane*
*(1 p. 1.000)*......... 1.
*Dans un petit flacon, avec*
*un compte-gouttes à l'é-*
*meri.*
*Deux fois par jour, instiller*
*une goutte dans l'œil ma-*
*lade.*

152. **Sulfate de zinc.. 0,05.**
*Vaseline blanche pure 10.*
*Deux fois par jour, onctions*
*avec un fragment de la gros-*
*seur d'un demi-pois dans*
*l'œil malade.*
*Ajouter une baguette de verre.*

# Formulaire.

---

## DOSES MAXIMA
## des médicaments prescrits par gouttes.

(Doses qu'il ne faut pas dépasser en général pour les instillations
dans le sac conjonctival.)

---

NITRATE D'ARGENT *à 0,5 %. 2 fois par jour I goutte.*
SULFATE D'ATROPINE *à 0,5 à 1 %. 3 fois par jour III gouttes.*
DIONINE *à 2 à 10 %. III gouttes par jour.*
EPIRÉNANE ET AUTRES PRÉPARATIONS DE CAPSULES SURRÉNALES. *1 %.*
 *I goutte par heure.*
ESÉRINE *à 0,5 %. 3 fois par jour III gouttes.*
COCAÏNE *à 5 %. I goutte par heure.*
   » *à 10 %. VI gouttes par heure.*
PILOCARPINE *à 1 à 2 %. I à II gouttes par heure.*
SCOPOLAMINE *à 0,5 %. 3 fois par jour I goutte.*

Chez les **enfants,** on doit diminuer ces doses ; il est préférable
aussi de ne jamais employer la scopolamine et d'être très prudent
avec l'atropine.

### Noms de médicaments spécialisés, avec leur
### équivalence chimique.

ANTIPYRINE — *Phényldiméthyl-pyrazolone.*
ASPIRINE — *Acide salicylacétique.*
CRÉOSOTAL — *Carbonate de créosote.*
DERMATOL — *Sous-gallate de bismuth.*
DIURÉTINE — *Salicylate double de soude et de théobromine.*
MIGRAININE — *Antipyrétique composé.*
SALIPYRINE — *Salicylate de phényldiméthyl-pyrazolone.*
SALOL — *Salicylate de phényle.*
THIOCOL — *Gaïacolsulfonate de potasse.*
UROTROPINE — *Hexaméthylène-tétramine.*

BIBLIOTHÈQUE NATIONALE

# Index alphabétique.

(Les chiffres renvoient aux pages)

**L. HORTALA et F. GITTLER, Libraires-Éditeurs**
*12, Rue Jacob, Paris*

# ATLAS D'ANATOMIE PATHOLOGIQUE

## D'APRÈS DES PIÈCES FRAICHES
### AVEC UN TEXTE ANATOMO - CLINIQUE EXPLICATIF
PAR
le Docteur ALFRED KAST (†)
Ex-professeur de clinique médicale à Breslau
ET
le Docteur EUGÈNE FRANKEL,   le Docteur THÉODORE RUMPEL,
Professeur à l'hôpital général   Medecin-chef à l'hôpital général
de Hambourg-Eppendorf   de Hambourg-Eppendorf
TRADUIT par le Docteur F.-L. HAHN
Bibliothécaire en chef de la Faculté de Médecine de Paris
**En 26 fascicules dont chacun contient 4 planches en couleurs
et 2 à 4 pages de texte. Chaque fascicule coûte 6 fr. 50. Complet, 170 fr.**
Format :  31 × 43,5 c/m

# LA PRATIQUE DE LA CLIMATOTHÉRAPIE
# ET DES CURES HYDROMINÉRALES

Fondée sur les travaux de Sir HERMANN WEBER et du Dr F. PARKES WEBER
Par le Docteur PAUL MAYER (de Karlsbad)
TRADUIT par le Docteur F.-L. HAHN
Bibliothécaire en chef de la Faculté de Médecine de Paris
**Prix : 9 francs**

# ATLAS DES MALADIES EXTERNES DE L'ŒIL

### à l'usage des Praticiens et des Étudiants
Par le Docteur RICHARD GREEFF
Professeur d'Ophtalmologie à l'Université de Berlin,
et Directeur de la Clinique royale des Maladies des yeux, de la Charité
TRADUIT par le Dr F.-L. HAHN   PRÉFACE du Dr VICTOR MORAX
Bibliothécaire en Chef   Ophtalmologiste
de la Faculté de Médecine de Paris   de l'Hôpital Lariboisière
**54 planches avec 84 reproductions en 4 couleurs, avec texte explicatif
de 120 pages. Format 19 × 28. Prix relié : 45 fr.**

# ATLAS DE CHIRURGIE CLINIQUE

Avec ses applications au diagnostic et à la thérapeutique à l'usage
des Praticiens et des Étudiants
Par le Professeur PH. BOCKENHEIMER
Professeur de Chirurgie à l'Université de Berlin
TRADUIT par le Dr LUCIEN HAHN   PRÉFACE par le Dr FÉLIX LEJARS
Bibliothécaire-adjoint   Professeur agrégé à la Faculté
de la Faculté de Médecine de Paris   de Médecine de Paris
Chirurgien de l'Hôpital Saint-Antoine
**120 planches avec 150 reproductions en 4 couleurs et un texte explicatif**
Format 18 × 29. Prix relié : 75 fr.

www.ingramcontent.com/pod-product-compliance
Ingram Content Group UK Ltd.
Pitfield, Milton Keynes, MK11 3LW, UK
UKHW021507090726
13657UKWH00001B/90